R. Gürkov

BASICS Hals-Nasen-Ohrenheilkunde

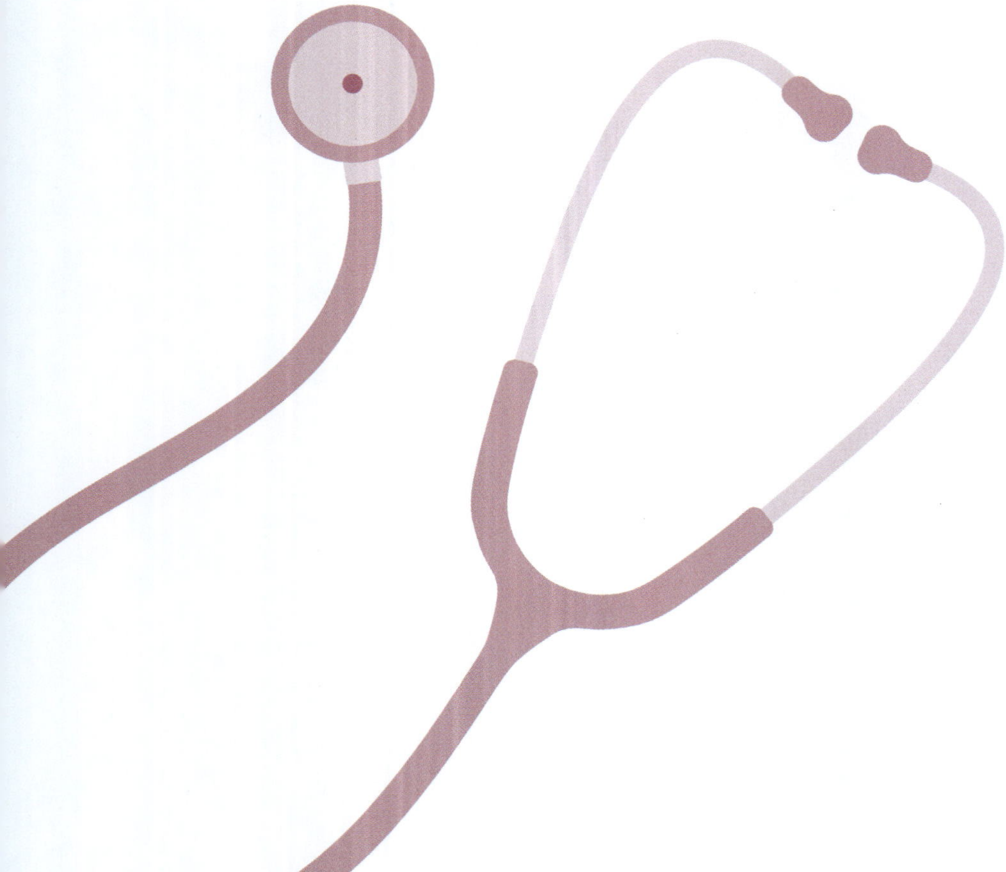

BASICS

Robert Gürkov

BASICS Hals-Nasen-Ohrenheilkunde

7. Auflage

ELSEVIER

Elsevier GmbH, Bernhard-Wicki-Str. 5, 80636 München, Deutschland
Wir freuen uns über Ihr Feedback und Ihre Anregungen an: kundendienst@elsevier.com

ISBN 978-3-437-41373-5 eISBN 978-3-437-06471-5

Aus Gründen der Barrierefreiheit sind die Bilder in elektronischen Ausgaben dieses Buches mit Alt-Text-Beschreibungen (Alternativ-Text) versehen, die von Elsevier bereitgestellt werden. Mehr Informationen erhalten Sie unter https://www.elsevier.com/about/accessibility.

Bücher und Zeitschriften, die von Elsevier veröffentlicht werden, entsprechen den geltenden Produktsicherheitsanforderungen. Für etwaige Bedenken oder Fragen zur Produktsicherheit wenden Sie sich bitte an unseren autorisierten Vertreter, Elsevier B.V., productsafety@elsevier.com.

Elsevier nimmt eine neutrale Position in Bezug auf territoriale Meinungsverschiedenheiten oder Zuständigkeitsansprüche in seinen veröffentlichten Inhalten ein, einschließlich von Landkarten und institutionellen Zugehörigkeiten.

7. Auflage 2025

Wichtiger Hinweis: Die medizinischen Wissenschaften unterliegen einem sehr schnellen Wissenszuwachs. Der stetige Wandel von Methoden, Wirkstoffen und Erkenntnissen ist allen an diesem Werk Beteiligten bewusst. Sowohl der Verlag als auch die Autorinnen und Autoren und alle, die an der Entstehung dieses Werkes beteiligt waren, haben große Sorgfalt darauf verwandt, dass die Angaben zu Methoden, Anweisungen, Produkten, Anwendungen oder Konzepten dem aktuellen Wissensstand zum Zeitpunkt der Fertigstellung des Werkes entsprechen.
Der Verlag kann jedoch keine Gewähr für Angaben zu Dosierung und Applikationsformen übernehmen. Es sollte stets eine unabhängige und sorgfältige Überprüfung von Diagnosen und Arzneimitteldosierungen sowie möglicher Kontraindikationen erfolgen. Jede Dosierung oder Applikation liegt in der Verantwortung der Anwenderin oder des Anwenders. Die Elsevier GmbH, die Autorinnen und Autoren und alle, die an der Entstehung des Werkes mitgewirkt haben, können keinerlei Haftung in Bezug auf jegliche Verletzung und/oder Schäden an Personen oder Eigentum, im Rahmen von Produkthaftung, Fahrlässigkeit oder anderweitig übernehmen.
Obwohl alle Werbemittel mit ethischen (medizinischen) Standards übereinstimmen, stellt die Erwähnung in dieser Publikation keine Garantie oder Anerkennung der Qualität oder des Wertes dieses Produkts oder der Aussagen der Herstellerfirmen dar.

Für die Vollständigkeit und Auswahl der aufgeführten Medikamente übernimmt der Verlag keine Gewähr.
Geschützte Warennamen (Warenzeichen) werden in der Regel besonders kenntlich gemacht (®). Aus dem Fehlen eines solchen Hinweises kann jedoch nicht automatisch geschlossen werden, dass es sich um einen freien Warennamen handelt.

Bibliografische Information der Deutschen Nationalbibliothek
Die Deutsche Nationalbibliothek verzeichnet diese Publikation in der Deutschen Nationalbibliografie; detaillierte bibliografische Daten sind im Internet über https://www.dnb.de abrufbar.

25 26 27 28 29 5 4 3 2 1

In ihren Veröffentlichungen verfolgt die Elsevier GmbH das Ziel, genderneutrale Formulierungen für Personengruppen zu verwenden. Um jedoch den Textfluss nicht zu stören sowie die gestalterische Freiheit nicht einzuschränken, wurden bisweilen Kompromisse eingegangen. Selbstverständlich sind **immer alle Geschlechter** gemeint.

Planung: Veronika Rojacher; Projektmanagement: Dr. Nikola Schmidt, Berlin; Karin Kühnel
Redaktion und Bildredaktion: Dr. Nikola Schmidt, Berlin
Rechteklärung: David Seeliger
Herstellung: Dietmar Radünz, Leipzig
Gestaltungskonzept: Waltraud Hofbauer, Andrea Mogwitz, Rainald Schwarz
Satz: STRAIVE, Puducherry/Indien
Druck und Bindung: EGEDSA, Sabadell (Barcelona)/Spanien
Umschlaggestaltung: SpieszDesign, Neu-Ulm
Titelfotografie: Stethoskop © ville – stock.adobe.com; Tabletten © colourbox.de; Skalpell © MVshop/stock.adobe.com

Aktuelle Informationen finden Sie im Internet unter **www.elsevier.de**

Vorwort

Man soll die Welt nicht belachen, nicht beweinen, sondern begreifen.
Benedictus d'Espinoza (1632–1677)

Die HNO-Heilkunde ist heute spannender als je zuvor! Neben der andauernden Weiterentwicklung der operativen Therapien haben in den letzten Jahren zahlreiche Innovationen aus der Forschung ihren Eingang in die klinische Praxis gehalten, z. B. die Sonderstellung der HPV-assoziierten Oropharynxkarzinome, die molekulare Allergiediagnostik und -therapie sowie die bildgebende Diagnostik des endolymphatischen Hydrops, um nur einige zu nennen.

Beim richtigen Umgang mit evidenzbasierter Medizin besteht in unserem Fachgebiet zugegebenermaßen noch Potenzial nach oben. Dabei können wir alle von den Medizinstudenten lernen, die (noch frei von medizinökonomischem Zwängen) neugierig und unbeschwert nach dem Warum fragen. Denn dadurch fördern sie nicht nur das eigene Lernen, sondern zwingen – völlig zurecht – selbst die routiniertesten und erfahrensten Kliniker zum Nachdenken. Dieses Fragenstellen und Nachdenken muss unser Leitstern sein, sowohl bei der Lehre als auch in Forschung und Praxis.

München, im Frühjahr 2025
Robert Gürkov

Abkürzungsverzeichnis

A., Aa.	Arteria, Arteriae
ACE	Angiotensin converting enzyme
asc.	ascendens
ASS	Acetylsalicylsäure
AV	arteriovenös
B-Mode	Brightness Mode
BPLS	benigner paroxysmaler Lagerungsschwindel
Ca^{2+}	Kalzium
cAMP	zyklisches Adenosinmonophosphat
CI	Cochlear Implant
Cl	Chlorid
CMV	Zytomegalievirus
CO_2	Kohlendioxid
COX	Cyclooxygenase
CRP	C-reaktives Protein
CT	Computertomografie
CUP	Carcinoma of Unknown Primary
d	Tag (*lat.* dies)
dB	Dezibel
DD	Differenzialdiagnose/n
desc.	descendens
EBV	Epstein-Barr-Virus
Echo	Echokardiogramm, Echokardiografie
EKG	Elektrokardiogramm, Elektrokardiografie
EMG	Elektromyografie
ENoG	Elektroneuronografie
ERA	elektrische Reaktionsaudiometrie
EZ	Ernährungszustand
GERD	gastroösophageale Refluxkrankheit
Ggl.	Ganglion
GIT	Gastrointestinaltrakt
Gl., Gll.	Glandula, Glandulae
Hb	Hämoglobin
HF	Herzfrequenz
HIV	Human Immunodeficiency Virus
HNO	Hals-Nasen-Ohren
HPV	humanes Papillomavirus
HSV	Herpes-simplex-Virus
HWS	Halswirbelsäule
HWZ	Halbwertszeit
Hz	Hertz
i. a.	intraarteriell
IE	Internationale Einheiten
Ig	Immunglobulin
i. m.	intramuskulär
inf.	inferior
INR	International Normalized Ratio
i. v.	intravenös
J	Joule
K^+	Kalium
KG	Körpergewicht
/kg	pro Kilogramm
KI	Kontraindikationen
LAUP	laserassistierte Uvulopalatoplastik
Lig., Ligg.	Ligamentum, Ligamenta
Lj.	Lebensjahr
M., Mm.	Musculus, Musculi
MALT	Mucosa-Associated Lymphatic Tissue
M-Mode	Motion Mode
MRT	Magnetresonanztomografie
N., Nn.	Nervus, Nervi
Na^+	Natrium
Ncl., Ncll.	Nukleus, Nuklei
nCPAP	nasal Continuous Positive Airway Pressure
neg.	negativ
Nl., Nll.	Nodus lymphaticus, Nodi lymphatici
NNH	Nasennebenhöhlen
OAE	otoakustische Emissionen
OMA	Otitis media acuta
OP	Operation
OSAS	obstruktives Schlafapnoesyndrom
P	Druck
p. o.	per os
pCO_2	Kohlendioxidpartialdruck
PET	Positronenemissionstomografie
pO_2	Sauerstoffpartialdruck
PORP	Partial Ossicular Replacement Prosthesis
PTT	partielle Thrombinzeit
PVA	Polyvinylalkohol
R., Rr.	Ramus, Rami
SES	Schallempfindungsschwerhörigkeit
SLS	Schallleitungsschwerhörigkeit
Sono	Sonografie
TIA	transiente ischämische Attacke
TORP	Total Ossicular Replacement Prosthesis
U	Internationale Einheit (Enzymaktivität)
UPPP	Uvulo-Palato-Pharyngoplastik
UV	Ultraviolett
V., Vv.	Vena, Venae
V. a.	Verdacht auf
VEMP	vestibulär evozierte myogene Potenziale
VNG	Videonystagmografie
W	Watt
Z. n.	Zustand nach
ZNS	Zentralnervensystem

Fehler gefunden?

An unsere Inhalte haben wir sehr hohe Ansprüche. Trotz aller Sorgfalt kann es jedoch passieren, dass sich ein Fehler einschleicht oder fachlich-inhaltliche Aktualisierungen notwendig geworden sind.
Sobald ein relevanter Fehler entdeckt wird, stellen wir eine Korrektur zur Verfügung. Mit diesem QR-Code gelingt der schnelle Zugriff.

https://else4.de/9783437413735

Wir sind dankbar für jeden Hinweis, der uns hilft, dieses Werk zu verbessern. Bitte richten Sie Ihre Anregungen, Lob und Kritik an folgende E-Mail-Adresse: kundendienst@elsevier.com

Inhaltsverzeichnis

Ohr

GRUNDLAGEN UND DIAGNOSTIK

LEITSYMPTOME UND KRANKHEITSBILDER

THERAPIE

Nase und Nasennebenhöhlen

GRUNDLAGEN UND DIAGNOSTIK

LEITSYMPTOME UND KRANKHEITSBILDER

Mundhöhle und Rachen

GRUNDLAGEN UND DIAGNOSTIK

LEITSYMPTOME UND KRANKHEITSBILDER

Larynx und Trachea

GRUNDLAGEN UND DIAGNOSTIK

LEITSYMPTOME UND KRANKHEITSBILDER

Hals und lymphatische Strukturen

GRUNDLAGEN UND DIAGNOSTIK

LEITSYMPTOME UND KRANKHEITSBILDER

Fallbeispiele

Anhang

Ohr

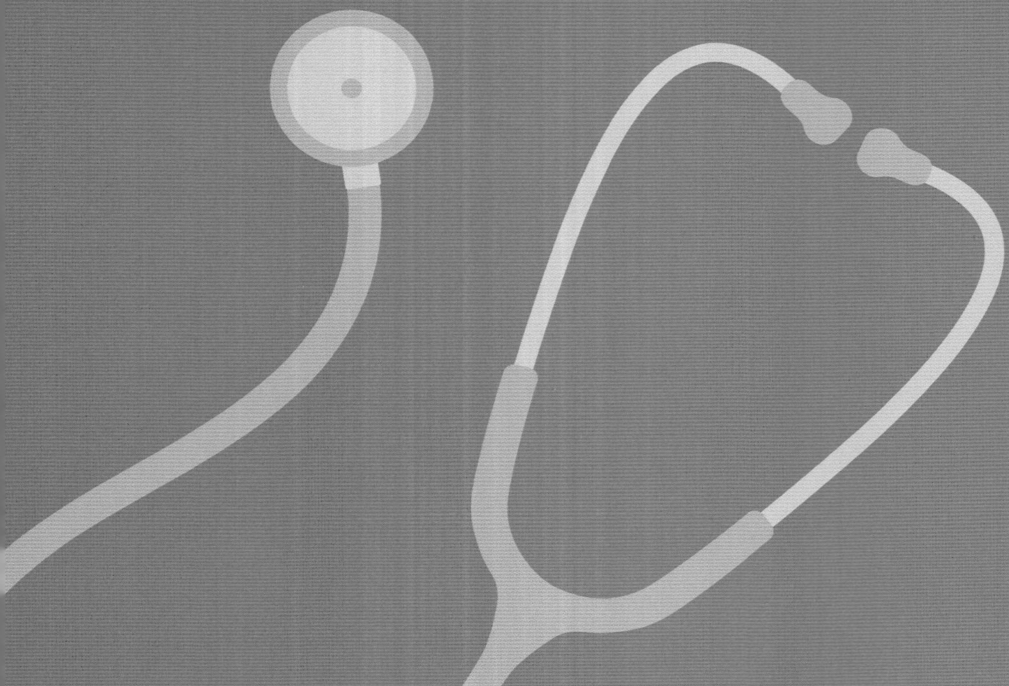

BASICS

Grundlagen und Diagnostik

Leitsymptome und Krankheitsbilder

Therapie

1 Anatomie, Symptome, klinische Tests

Anatomie und Physiologie

Das Hör- und Gleichgewichtsorgan wird in einen peripheren und einen zentralen Anteil unterteilt. Zum **peripheren Abschnitt** gehören das äußere, das mittlere und das innere Ohr sowie der N. vestibulocochlearis, welcher durch den Porus acusticus internus verläuft. Nach Eintritt in den Hirnstamm enden die peripheren Fasern in den Ncll. cochleares bzw. Ncll. vestibulares der Medulla. Von dort aus erstreckt sich der **zentrale Anteil** des Gehörs über Oliva superior, Colliculus inferior, Ncl. geniculatus medialis (im Thalamus) und die Hörstrahlung bis zum auditorischen Kortex.

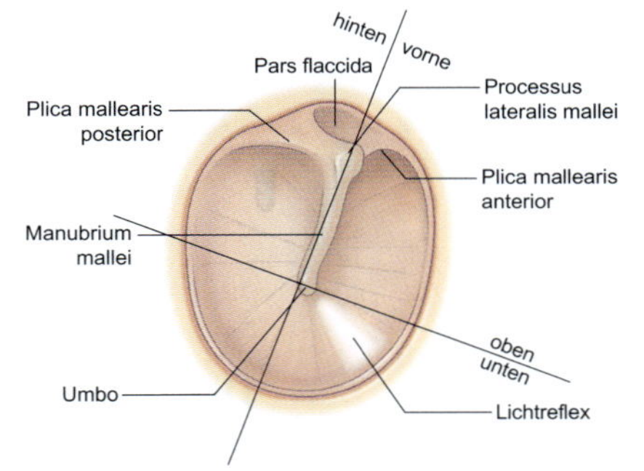

Abb. 1.1 Normales rechtes Trommelfell mit Quadranteneinteilung. Wichtigste Leitstruktur ist der Hammergriff. Im hinteren-oberen Quadranten scheint oft das Amboss-G-Steigbügel-Gelenk durch. [E580]

Das äußere Ohr

Zum äußeren Ohr gehören neben der Ohrmuschel auch der äußere Gehörgang und das Trommelfell. Die Ohrmuschel besteht aus Haut und einem elastischen knorpeligen Skelett, das sich kontinuierlich in den äußeren Anteil des Gehörgangs fortsetzt. Die inneren zwei Drittel des Gehörgangs sind wiederum knöchern. Der periphere knorpelige Anteil wird durch seine unmittelbare Nähe zum Kiefergelenk beim Schließen des Munds eingeengt und bei Mundöffnung erweitert. In der Haut dieses Abschnitts finden sich **Haarfollikel, Talgdrüsen** sowie die Ohrschmalz produzierenden **Gll. ceruminosae.** Das Wachstum des Epithels von zentral nach außen sorgt für einen physiologischen Abtransport des Zerumens, der jedoch durch übermäßige Manipulationen (Wattestäbchen!) gestört wird. Das **Trommelfell** stellt die Verbindung zum Mittelohr her und erscheint beim Gesunden als grau schimmernde Membran. Otoskopisch erkennt man zentral an der Verwachsungszone des Hammergriffs mit dem Trommelfell eine Einziehung, den **Umbo** (→ Abb. 1.1). Der größere Teil des Trommelfells wird durch die straffe **Pars tensa** gebildet, die **Pars flaccida** (Shrapnell-Membran) befindet sich nur im hinteren oberen Quadranten. Letztere stellt eine relative Schwachstelle dar, hier treten beispielsweise im Rahmen eines Cholesteatoms Perforationen auf. Bei Mittelohrentzündungen kommt es allerdings eher zu Perforationen der Pars tensa.

Das Mittelohr

Das Mittelohr ist ein luftgefüllter Raum, der über die **Tuba auditiva** mit dem Nasopharynx in Verbindung steht und auch direkt mit den **pneumatisierten Zellen** im Os temporale verbunden ist. Zentral im Mittelohr findet sich die **Paukenhöhle,** welche die Gehörknöchelchen beherbergt (→ Abb. 1.2a). Sie liegt in enger Nachbarschaft zum Temporallappen und zum Kleinhirn in der Schädelhöhle, zum Bulbus der V. jugularis interna, zum Canalis caroticus sowie zum Labyrinth des Innenohrs. Außerdem wird das Mittelohr vom N. facialis vor dessen Austritt aus der Schädelbasis durchzogen, dabei verlässt die Chorda tympani seinen Strang. Hauptzweck des Mittelohrs ist die **Impedanzanpassung,** das heißt die möglichst verlustfreie Übertragung der Schallenergie vom Medium Luft in das flüssige Medium der Perilymphe im Innenohr (Pfeil in → Abb. 1.2a). Hierfür konzentrieren die am Trommelfell (Hammer) und am ovalen Fenster (Steigbügel) ansetzenden Gehörknöchelchen den Schalldruck auf das ovale Fenster um etwa das 22-Fache. Verkalkt die Stapesfußplatte (bzw. das Lig. anulare stapedis) infolge einer Otosklerose, kommt es daher zu einer Schwerhörigkeit. Der Ausfall des N. facialis kann durch Lähmung des M. stapedius zu einer Hyperakusis führen, weil dabei der schützende Stapediusreflex ausfällt (→ Kap. 2).

Das Innenohr

Das Felsenbein (= Pars petrosa des Os temporale), der härteste Knochen im menschlichen Körper, beherbergt das Innenohr. Es wird in ein **knöchernes** und ein **membranöses Labyrinth** aufgeteilt. Das knöcherne Labyrinth ist mit **Perilymphe** (Serumfiltrat: kaliumarm, natriumreich) gefüllt und besteht aus dem Vestibulum, der Cochlea und den drei Bogengängen. In diesem zusammenhängenden Hohlraumsystem findet sich das membranöse Labyrinth, das mit **Endolymphe** (entspricht Intrazellularflüssigkeit: kaliumreich, natriumarm) gefüllt ist. Der Perilymphraum steht über das vom Stapes verschlossene ovale Fenster und über das runde Fenster mit dem Mittelohr und über den Aquaeductus cochlearis mit dem Liquorraum in Verbindung. Das endolymphhaltige membranöse Labyrinth endet im Saccus endolymphaticus. In der Schnecke bildet der membranöse Anteil die **Scala media** (Ductus cochlearis) mit dem Corti-Organ und unterteilt damit die restliche Cochlea in **Scala vestibuli** und **Scala tympani,** die am **Helicotrema** (Schneckenspitze) miteinander kommunizieren. Zwischen Peri- und Endolymphe besteht eine starke Potenzialdifferenz von über 80 mV, welche für die Hörfunktion notwendig ist. Das Corti-Organ (→ Abb. 1.2b) selbst wird über den Hörnerv mit dem Hirnstamm verbunden. Erreicht ein über das Trommelfell und die Mittelohrknöchelchen fortgeleitetes Schallereignis das ovale Fenster, erzeugt dessen Auslenkung im Perilymph-

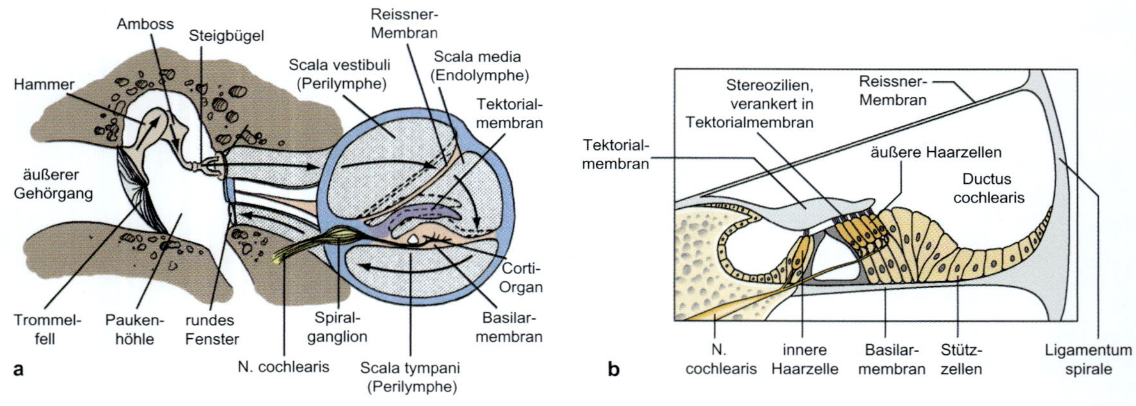

Abb. 1.2 Topografie der Paukenhöhle (a), Schnitt durch das Corti-Organ (b). Pfeil = Weg der Schallenergie. [E861, E868]

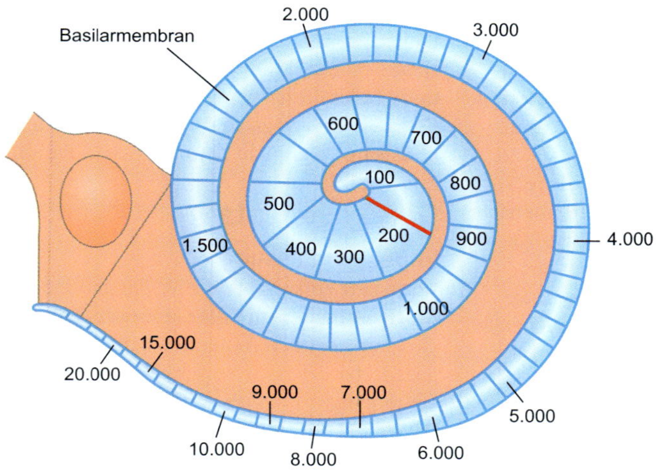

Abb. 1.3 Tonotopie der Cochlea: Die Basilarmembran schwingt in ihren basalen Bereichen mit hoher Frequenz und in ihren apikalen Bereichen mit niedriger Frequenz. Frequenzangabe in Hertz. [L231]

raum eine Wanderwelle. Im Bereich der maximalen Wellenamplitude wird dabei die Basilarmembran zwischen Scala media und Scala tympani ausgelenkt. Da die Basilarmembran im unteren/basalen Anteil schmal und relativ steif ist, im oberen/apikalen Anteil aber breit, versetzen hohe Frequenzen den basalen Anteil und tiefe Frequenzen den apikalen Anteil in Schwingung (→ Abb. 1.3). Dies wird durch die inneren Haarzellen des Corti-Organs wahrgenommen, und es kommt zur Depolarisation.
Die äußeren Haarzellen hingegen sind aktiv beweglich und haben eine Verstärkerfunktion. Durch die Lokalisation des Amplitudenmaximums erschließt sich dem Gehirn außerdem die Frequenz der Schwingung (Tonotopie). Auch die Fasern des N. cochlearis sowie die Ncll. cochleares der Medulla sind tonotopisch organisiert. In den senkrecht aufeinander stehenden Bogengängen finden sich im membranösen Anteil drei **Bogengangsorgane,** im Vestibulum die **Otolithenorgane** Sacculus und Utriculus. Sie stellen das Gleichgewichtsorgan dar. Die Wahrnehmung von linearer (Otolithen) bzw. Drehbeschleunigung (Bogengänge) wird über Fasern des N. vestibularis zu den Kerngebieten am Boden der Rautengrube fortgeleitet und dort mit Fasern vom Kleinhirn und vom optokinetischen System verschaltet.

Anamnese

Bei der Anamnese sollten zunächst die typischen Leitsymptome erfragt werden. Hierzu zählen:

- Schwerhörigkeit bzw. Hörverlust
- Schmerzen (Otalgie)
- Ohrenlaufen (Otorrhö)
- Ohrgeräusch (Tinnitus)
- Schwindel

Des Weiteren muss geklärt werden, ob sich die Beschwerden auf einem Ohr oder beidseitig darstellen, seit wann sie bestehen und ob sie mit einer für den Patienten erkennbaren Ursache in Zusammenhang stehen. Etwaige Obstruktionen im Bereich der Tubenöffnung (Probleme beim Druckausgleich) müssen anamnestisch ebenso erfasst werden wie die Einnahme ototoxischer Medikamente (z. B. Aminoglykoside, Schleifendiuretika). Bekannte Schwerhörigkeit in der Familienanamnese oder starke Lärmexposition (z. B. am Arbeitsplatz) sind ebenfalls abzuklären.

Klinische Untersuchung

Otoskopie

Nach der Inspektion der Ohrmuschel (Narben, getrocknetes Sekret?) erfolgt die Untersuchung des äußeren Gehörgangs und des Trommelfells durch ein Ohrmikroskop oder Endoskop. Dabei muss zuerst durch Zug an der Ohrmuschel nach hinten und oben die Krümmung des Gehörgangs ausgeglichen werden. Nach vorsichtigem Einführen des Instruments sollte zunächst der Gehörgang selbst inspiziert werden. Dabei interessieren vor allem Sekretbildung, Hautbeschaffenheit und unphysiologische Verengungen. Gegebenenfalls muss der Gehörgang dafür vorher durch den Untersucher gereinigt werden, dabei sollte aber bei Verdacht auf eine Trommelfellperforation von einer Spülung abgesehen werden. Das Trommelfell selbst schimmert normalerweise matt grau und erscheint leicht transparent. Neben dem Umbo lässt sich im vorderen unteren Quadranten der Lichtreflex der Untersucherlampe erkennen (→ Abb. 1.1). Pathologische Veränderungen zeigen sich durch Einziehungen, Ausstülpungen, Bläschenbildungen, Perforationen oder Farbveränderungen. Zur kompletten Untersuchung gehört auch eine Inspektion der Tubenöffnung im Nasopharynx über ein Nasenendoskop.

Klassische Hörprüfungen

Folgende Hörprüfungen werden klinisch orientierend durchgeführt, sind aber von der Mitarbeit des Patienten abhängig. Daher sind sie z. B. bei der Untersuchung von Kindern nur bedingt anwendbar. Man verwendet zur Versuchsdurchführung eine 512-Hz-Stimmgabel, die man durch Anschlagen an einer festen Unterlage zum Schwingen bringt.

Rinne-Versuch

Der Test dient zum Vergleich von Luft- zu Knochenleitung an einem Ohr. Der Untersucher hält dabei die Stimmgabel zuerst auf das Mastoid und dann vor den äußeren Gehörgang. Der Patient bestimmt dann, bei welcher Position er den Ton lauter hört. Normalerweise wird dabei die Luftleitung via Gehörgang und Mittelohr favorisiert **(Rinne positiv),** bei Schallleitungsschwerhörigkeit (SLS) von mindestens 25 dB wird jedoch die Knochenleitung als lauter empfunden **(Rinne negativ).**

Weber-Versuch

Die Stimmgabel wird auf der Schädelmitte des Patienten platziert. Normalerweise und bei beidseits symmetrisch Schwerhörigen ist der Ton in beiden Ohren gleich laut wahrnehmbar. Bei SLS (Mittelohr) nimmt der Patient auf dem erkrankten Ohr den Ton besser wahr, bei Schallempfindungsschwerhörigkeit (SES; Innenohr oder zentral) lateralisiert er jedoch auf die Gegenseite.

Zusammenfassung

- Die inneren Haarzellen sind die sensorischen Rezeptoren.
- Die kontraktilen äußeren Haarzellen verstärken die Empfindlichkeit des Hörorgans.
- Anamnestisch muss das Beschwerdebild inklusive Begleitsymptomen klar eruiert werden.
- Auch der Nasopharynx muss klinisch untersucht werden.
- Durch klassische Hörprüfungen können erste richtungweisende Diagnosen gestellt werden, man erhält jedoch nur subjektive Ergebnisse.

2 Audiometrie

Neben den klassischen Hörprüfungen, für deren Durchführung es nur einer Stimmgabel bedarf, werden heute im Laufe einer HNO-ärztlichen Untersuchung weitaus genauere Methoden zur Hörprüfung herangezogen. Man unterscheidet dabei die subjektiven Tests, die nur durch Kooperation des Patienten ausgeführt werden können, von den objektiven Tests, die z. B. auch bei Neugeborenen und Kleinkindern zur Anwendung kommen können.

Subjektive Tests

Tonschwellenaudiometrie

Hierbei werden für beide Ohren seitengetrennt die Hörschwellen sowohl für Luftleitung (über Kopfhörer) als auch für Knochenleitung (durch Anlage eines vibrierenden Schallkopfs auf dem Mastoid) bestimmt. Dabei wird die spezifische Hörschwelle für jede Frequenz einzeln in einem Graphen dokumentiert. Verschiedene Erkrankungen des Ohrs gehen mit charakteristischen Hörverlusten im Hoch- oder Tieftonbereich und daher mit Kurvenänderungen im Tonschwellenaudiogramm einher (→ Abb. 2.1).

Sprachaudiometrie

Um das Sprachverständnis des Patienten zu testen, werden ihm über Kopfhörer mehrsilbige Zahlen und einsilbige Wörter vorgespielt. Der Untersucher erhöht dabei in jeder Testreihe die Lautstärke. Durch Ermittlung des Prozentsatzes an verstandenen Wörtern und Zahlen kann das Sprachverständnis im Verhältnis zum Normalhörigen abgeschätzt werden. Zweistellige Zahlen liefern dabei vor allem Informationen über den Tieftonbereich, da sie reich an Vokalen sind, einsilbige Wörter mit vielen Konsonanten decken eher den Hochtonbereich ab. Werden auch bei maximaler audiometrischer Verstärkung nicht alle einsilbigen Wörter verstanden, spricht man von einem **Diskriminationsverlust.**

Überschwellige Tests

Der Innenohrschwerhörige empfindet zwar leise Töne als weniger laut (oder gar nicht) als der Hörgesunde, bei lauten Tönen jedoch ist die subjektiv empfundene Lautheit für Gesunde wie für Innenohrschwerhörige gleich. Dieses Phänomen wird als **Recruitment** bezeichnet und fehlt bei rein neuralem Hörverlust. Dieses Phänomen erklärt auch, warum Menschen mit Altersschwerhörigkeit (Innenohrschädigung) einerseits schlecht hören und andererseits schimpfen, man solle „doch nicht so laut schreien".
Wenn der Schwerhörige also beim Seitenvergleich der Lautheit zwischen krankem und gesundem Ohr (Fowler-Test) oder bei der Prüfung der Fähigkeit, sehr kleine Lautstärkenunterschiede wahrzunehmen (Lüscher-Test, SISI = Short Increment Sensitivity Index-Test), eindeutige Zeichen eines Recruitments zeigt, so spricht das für eine kochleäre (und nicht neurale) Schädigung.

Objektive Tests

Impedanzmessung

Impedanz entspricht dem Widerstand, den das Trommelfell und die Gehörknöchelchenkette dem eintreffenden Schall entgegensetzen. Durch Verschluss des äußeren Gehörgangs mit einer Sonde kann man die Änderung der Impedanz während Druckänderung im Gehörgang messen **(Tympanogramm** → Abb. 2.2). Die Compliance (Kehrwert der Impedanz) ist bei gleichen Druckverhältnissen im äußeren Gehörgang und im Mittelohr optimal und wird durch Erhöhung/Erniedrigung des Drucks im Gehörgang jeweils verschlechtert. Besteht bei Tubenventilationsstörung bereits ein Unterdruck im Mittelohr, wird die maximale Compliance erst bei Anwendung eines ausgleichenden negativen Drucks im Gehörgang erreicht. Beim Serotympanon ist die Compliance durch die Flüssigkeit in der Paukenhöhle erniedrigt, unabhängig vom applizierten Gehörgangsdruck (→ Abb. 4.2).

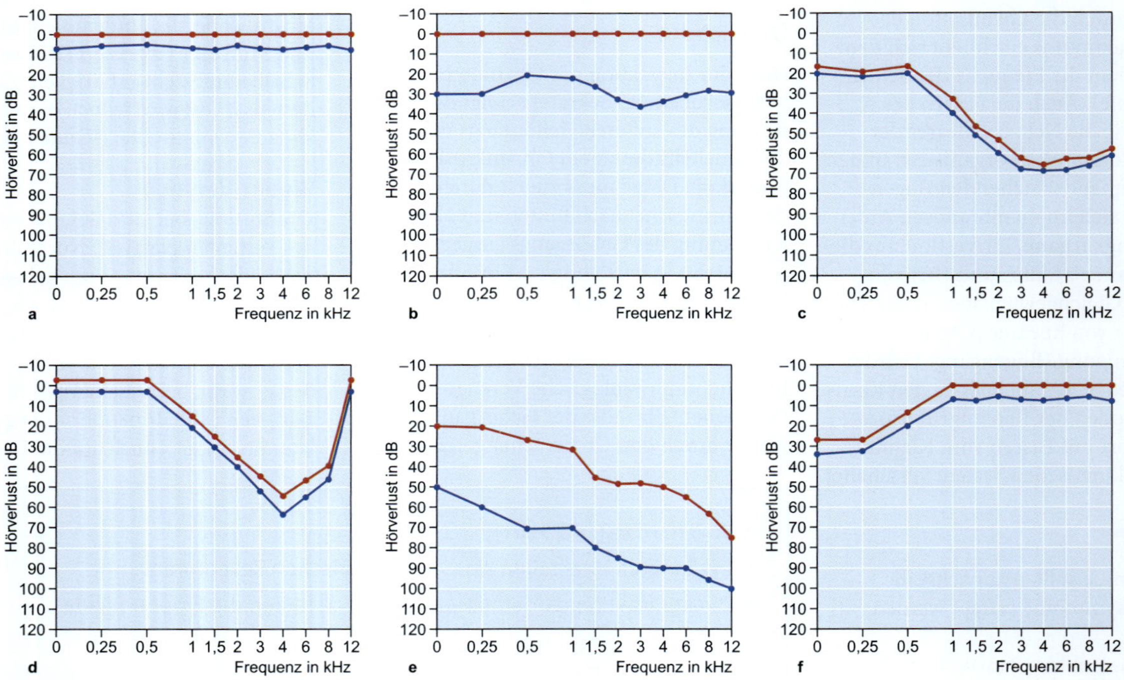

Abb. 2.1 Tonschwellenaudiometrie.
a) Normalhörigkeit mit deckungsgleichem Verlauf der Luft- und Knochenleitungshörkurven
b) Schallleitungsschwerhörigkeit mit einer Schallleitungskomponente von ca. 30 dB (Paukenerguss, akute oder chronische Otitis media)
c) Schallempfindungsschwerhörigkeit, im Hochtonbereich betont (Altersschwerhörigkeit)
d) Schallempfindungsschwerhörigkeit mit c^5-Senke (bei 4.000 Hz). Typischer Befund bei einem akustischen Trauma.
e) Kombinierte Schalleitungs- und Schallempfindungsschwerhörigkeit (chronische Otitis media, Otosklerose)
f) Tiefton-Schallempfindungsschwerhörigkeit beim Morbus Menière (Hydropische Ohrerkrankung) [L231/M477]

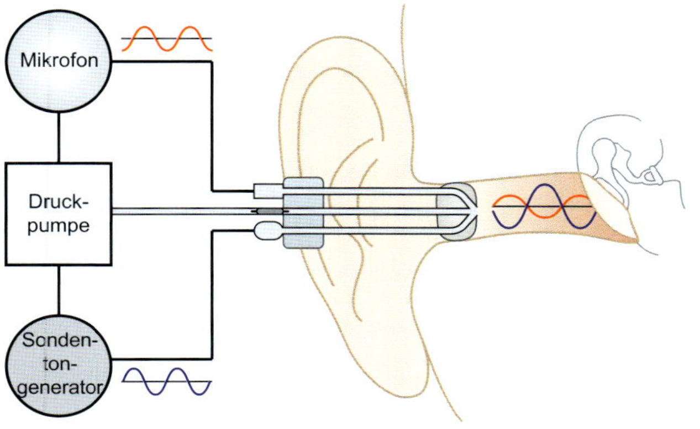

Abb. 2.2 Schema der Impedanzmessung mit 3 Kanälen [L231]

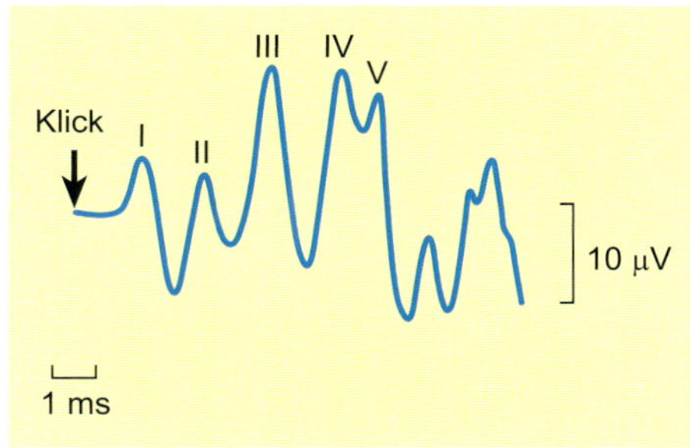

Abb. 2.3 ERA-Kurve mit Peaks I–V [L106]

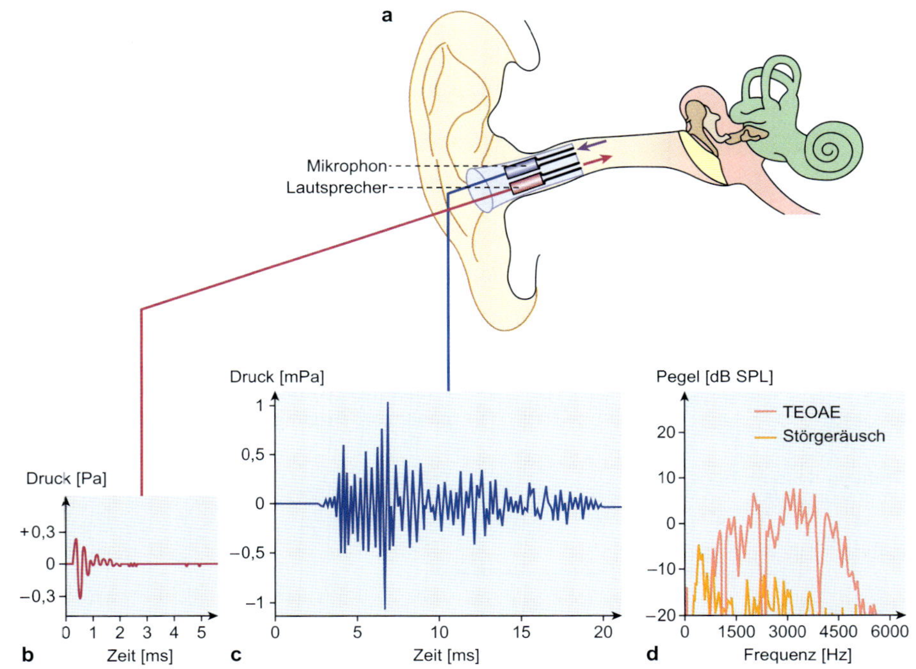

Abb. 2.4 Transitorisch evozierte otoakustische Emissionen (modifiziert nach Probst et al. 2008): a) Messeinheit; b) Stimulus; c) Registrierte Emission (als Wellenform in Amplitude und Zeitverlauf) ca. 2,5 ms nach Stimulusbeginn; d) Frequenzverteilung der TEOAE (= transistorisch evozierte OAE) [L231]

Zur Messung des **Stapediusreflexes** wird ein Ohr mit großer Lautstärke beschallt (über 70 dB). Physiologisch löst dies eine reflektorische Kontraktion der Stapediusmuskeln beider Ohren aus, die als plötzlicher Impedanzanstieg gemessen werden kann. Bleibt diese aus, können z. B. Trommelfelldefekte, Ossikelfixierung, Fazialisparese oder hochgradige SES die Ursache sein.

Elektrische Reaktionsaudiometrie (ERA)

Durch Stimulation der Cochlea mit akustischen Reizen werden entlang der Hörbahn Potenzialänderungen ausgelöst, die durch Elektroden abgeleitet werden können. Die Elektroden werden hierbei entweder invasiv (auf dem Promontorium über Nadelelektrode) oder nichtinvasiv (Hirnstamm und Rindenfelder über Oberflächenelektroden) angebracht. Latenzzeiten zwischen den Potenzialen geben Hinweise auf die Lokalisation einer Erkrankung, z. B. eines Vestibularisschwannoms bei Verlängerung der Latenz zwischen Cochlea und Hirnstamm (Peak I bis V) (→ Abb. 2.3). Dieses Verfahren kann auch in Narkose durchgeführt werden und kommt bei der Diagnostik von Säuglingen und Kleinkindern zum Einsatz, um die Hörschwelle unabhängig von der Mitarbeit des Patienten eindeutig zu bestimmen. Allerdings gelingt dies bei Neugeborenen/Kleinkindern nur im Schlaf zuverlässig. Bei Ableitung über dem Promontorium (Elektrokochleografie) kann ein endolymphatischer Hydrops im Rahmen eines Morbus Menière (Hydropische Ohrerkrankung) nachgewiesen werden.

Otoakustische Emissionen (OAE)

Die äußeren Haarzellen des Corti-Organs werden durch Schallreize zur Kontraktion stimuliert und verstärken dadurch über die Membrana tectoria (→ Abb. 1.2) die Stimulation der inneren Haarzellen. Die Energie dieser Kontraktionen wird über das Mittelohr bis zum äußeren Gehörgang fortgeleitet und kann hier durch hochempfindliche Mikrofone als Schallsignal nachgewiesen werden **(evozierte OAE)** (→ Abb. 2.4). Bei einem Drittel der Patienten lässt sich auch eine spontane Kontraktion der äußeren Haarzellen ohne äußeren Schallreiz **(spontane OAE)** nachweisen. Das Ausbleiben der evozierten OAE spricht für eine Innenohrschwerhörigkeit über 30 dB, da hierbei immer auch die äußeren Haarzellen geschädigt sind. Wie die ERA werden auch die OAE zum Neugeborenenhörscreening verwendet. Zu beachten ist dabei, dass OAE nur bei lufthaltiger Paukenhöhle und normaler Mittelohrfunktion messbar sind!

Zusammenfassung

- Durch die Tonschwellenaudiometrie können Hörverluste quantifiziert und Verdachtsdiagnosen aufgestellt werden.
- Die Sprachaudiometrie ist essenziell, um das Ausmaß der Störung der Kommunikationsfähigkeit durch den Hörverlust zu messen, und um Hörhilfen richtig einzustellen.
- Objektive Tests wie ERA und OAE werden zur Beurteilung von Kleinkindern oder bei Patienten, die nicht zur Mitarbeit in der Lage sind, verwendet.
- Impedanzmessungen dienen zur Beurteilung der Mittelohrfunktion.

3 Vestibularisprüfungen und Bildgebung

Vestibularisprüfungen

Zur Objektivierung eines vom Patienten empfundenen Schwindels und zur Lokalisation einer Läsion muss das Vestibularorgan auf seine Funktionsfähigkeit untersucht werden.

Vestibulospinale Tests

Romberg-Stehversuch

Der Patient steht mit geschlossenen Augen und vorgehaltenen Armen, dann zusätzlich mit rekliniertem Kopf, dann zusätzlich auf einem Bein. Eine gerichtete Fallneigung spricht für eine peripher-vestibuläre Läsion, eine ungerichtete Fallneigung für eine zentral-vestibuläre Läsion. Außerdem kann hiermit eine sensorische Ataxie von einer zerebellären Ataxie unterschieden werden: Der Patient mit einer Kleinhirnläsion hat schon mit offenen Augen Probleme, gerade zu stehen, während der Patient mit gestörtem sensorischen Input (z. B. peripher-vestibuläre Störung oder ausgeprägte Polyneuropathie) erst beim Augenschluss deutlich unsicherer steht.

Unterberger-Tretversuch

Der Patient marschiert mit geschlossenen Augen auf der Stelle (50 Schritte). Bei peripher-vestibulärem Defizit dreht der Patient sich zur erkrankten Seite. Damit können auch schwach ausgeprägte Läsionen, die beim normalen Stehen und Gehen nicht auffallen, erkannt werden. Wichtig ist, dass der Patient dabei keine visuellen und akustischen Orientierungshilfen hat (ruhiger Raum mit gleichmäßiger Beleuchtung).

Posturografie

Dabei steht der Patient auf einer Plattform, die mittels Kraftsensoren die Gewichtsverlagerungen aufzeichnet. Diese technische Weiterentwicklung des Romberg-Stehversuchs kann die Stabilität und Symmetrie der Haltungsregulation unter verschiedenen Bedingungen quantitativ erfassen. Bei der mobilen Posturografie trägt der Patient das Messgerät am Rumpf befestigt, und es werden die Rumpfschwankungen während verschiedener Gangübungen gemessen. Dadurch kann die Gangstabilität (Sturzrisiko!) quantifiziert werden.

Nystagmusprüfungen

Um eine optische Fixation (führt zu Unterdrückung des Nystagmus) auszuschließen, wird dem Patienten eine Lupenbrille (Frenzel-Brille, → Abb. 3.1) aufgesetzt. Diese kommt z. B. bei der Lagerungsprobe zum Einsatz. Außerdem können die Augenbewegungen mit einer Videokamera aufgezeichnet werden: Videookulografie (VOG).

Man unterscheidet einen **Spontannystagmus,** der immer pathologisch ist, von einem vom Untersucher ausgelösten **Provokationsnystagmus.** Schlägt der Spontannystagmus nur in eine Richtung, spricht dies eher für eine periphere Läsion, ändert er seine Schlagrichtung je nach Blickrichtung, steht dies meist mit einer zentralen vestibulären Störung in Zusammenhang. Außerdem spricht ein horizontaler Nystagmus eher für eine periphere Läsion, während rein vertikale Nystagmen typisch für zentrale Läsionen sind. Der Provokationsnystagmus wird z. B. durch Kopfschütteln ausgelöst. So kommt auch ein eventuell bestehender latenter (d. h. in Ruhe nicht sichtbarer) Nystagmus zum Vorschein. Durch Testung des **kalorischen Nystagmus** kann jeweils der horizontale Bogengang einer Seite geprüft werden. Hierbei wird dem liegenden Patienten mit angehobenem Kopf (damit der horizontale Bogengang senkrecht steht) jeweils mit kaltem oder warmem Wasser das Ohr gespült. Kaltes Wasser löst dabei physiologisch einen Nystagmus zur Gegenseite, warmes Wasser zur gleichen Seite aus. Pathologische Unter- oder Unerregbarkeit weist auf eine periphere Funktionsstörung hin.
Ein physiologischer Nystagmus wird auch bei der **Drehstuhlprüfung** durch Stimulation des horizontalen Bogengangs ausgelöst. Beim Gesunden kommt es während der Drehung um die eigene Achse zu einem horizontalen Nystagmus in die Drehrichtung und nach abruptem Stopp zu einem Nystagmus entgegen der Drehrichtung (→ Abb. 3.2). Ein vestibuläres Defizit führt zu einer Abschwächung dieser physiologischen Nystagmen.

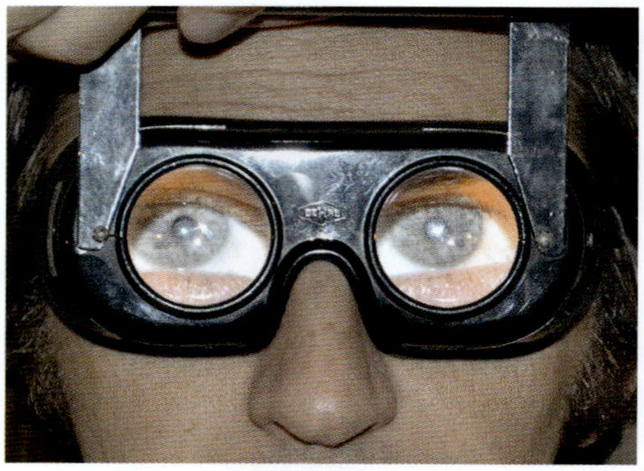

Abb. 3.1 Untersuchung auf Nystagmus mit der Frenzel-Brille [O639]

Lagerungsprobe

Zur Diagnose des sehr häufigen benignen paroxysmalen Lagerungsschwindels dient der Dix-Hallpike-Test (→ Abb. 3.3). Der Kopf des Patienten wird um 45° zur ipsilateralen Seite (links) gedreht, damit der linke posteriore Bogengang in der Sagittalebene

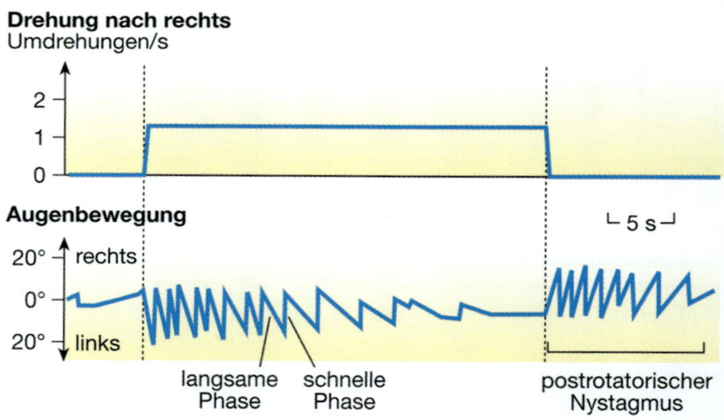

Abb. 3.2 Rotatorischer Nystagmus [L106]

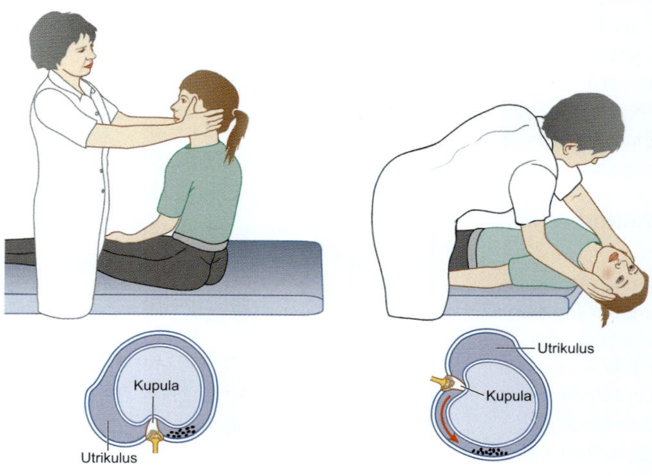

Abb. 3.3 Lagerungsprobe nach Dix-Hallpike [L126]

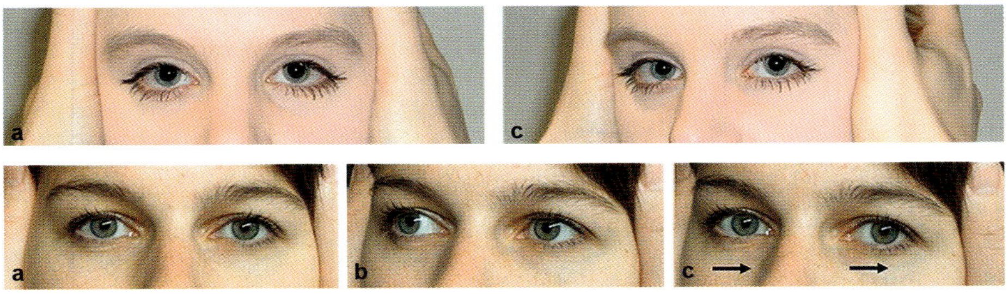

Abb. 3.4 Kopfimpulstest. Obere Reihe: Normalbefund. Untere Reihe: vestibuläres Defizit rechts. Die Korrektur-Sakkade (Pfeile) tritt nach einer sichtbaren Verzögerung auf. a) Vor der Drehung, b) während der Drehung, c) nach der Drehung. [T522]

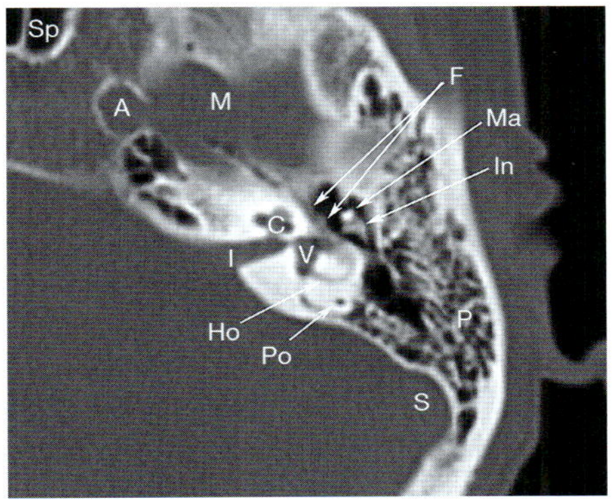

Abb. 3.6 CT axial: typische „Eiswaffel"-Konfiguration von Hammerkopf und kurzem Ambossfortsatz. Sp = Sinus sphenoidalis, A = Canalis caroticus, M = mittlere Schädelgrube, I = innerer Gehörgang, C = Cochlea, V = Vestibulum, Ho = horizontaler Bogengang, Po = posteriorer Bogengang, F = N. facialis, Ma = Hammerkopf, In = Amboss, P = pneumatisiertes Mastoid, S = Sinus sigmoideus. [O639]

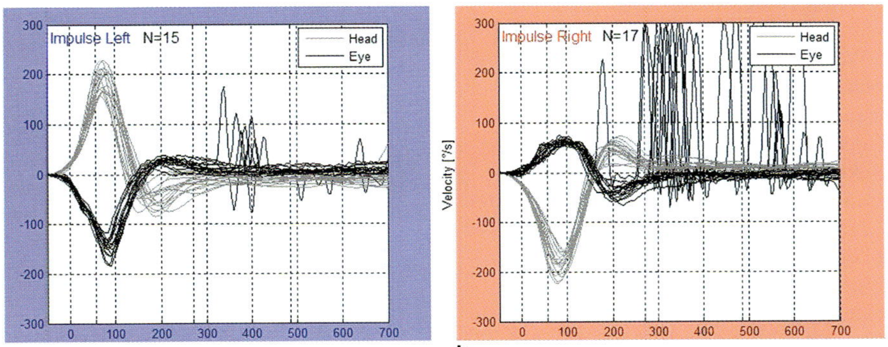

a
b

Abb. 3.5 Video-Kopfimpulstest: a) Bei Kopfdrehung nach links zeigen der Kopf (graue Kurve) und die Augen (schwarze Kurve) entgegengesetzte, aber annähernd gleich schnelle Bewegungen. b) Bei Kopfdrehung nach rechts jedoch ist die initiale Augenbewegung zu langsam, und die resultierende Augenfehlstellung wird nach jeder Kopfdrehung durch eine deutlich sichtbare Sakkade (hohe Zacken in der schwarzen Kurve) korrigiert. X-Achse: Zeit in ms. Y-Achse: Geschwindigkeit der Kopf- bzw. Augenbewegung. Jede Einzelkurve entspricht einer Kopfbewegung. [O693]

liegt. Die dann folgende Rückwärtskippung führt dazu, dass die Otokonien der Schwerkraft folgend absinken und dadurch die Endolymphe im Bogengang in Bewegung versetzen. Dadurch kommt es zum typischen Nystagmus in der Ebene des hinteren Bogenganges, d. h. nach oben/ipsilateral rotierend.

Kopfimpulstest

Dieser prüft den vestibulären Reflex des horizontalen Bogengangs (→ Abb. 3.4): Eine Kopfbewegung führt zu einer nahezu gleichzeitigen (Latenz nur 10 ms!), gegensätzlichen Augenbewegung, damit das Bild der visuellen Wahrnehmung stabil bleibt. Ist dieser vestibulo-okuläre Reflex durch eine vestibuläre Läsion gestört, so muss diese Aufgabe der Bildstabilisierung von deutlich langsamer einsetzenden (erst nach über 100 ms!) sakkadischen Augenbewegungen übernommen werden. Und ebendiese Korrektur-Sakkaden sind für den Untersucher sichtbar und können per Video-Okulografie gemessen werden (→ Abb. 3.5).

Vestibulär evozierte myogene Potenziale (VEMP)

Dies sind Muskelpotenziale, welche vom M. sternocleidomastoideus oder von den Augenmuskeln abgeleitet werden. Sie entstehen reflektorisch als eine Antwort auf eine Erregung von Sacculus und Utriculus, welche durch laute Schallreize oder Schädelvibrationen hervorgerufen wird. VEMP sind zur Diagnostik des Syndroms der Bogengangsdehiszenz unverzichtbar (→ Kap. 8).

Bildgebung

Um das Felsenbein röntgenologisch überlagerungsfrei darzustellen, bedarf es spezieller Aufnahmetechniken. Die **Aufnahme nach Schüller** dient vor allem zur Beurteilung des Warzenfortsatzes, des äußeren und inneren Gehörgangs und des Kiefergelenks. Bei der **Aufnahme nach Stenvers** liegt das Hauptaugenmerk in der Darstellung des Labyrinthblocks und des inneren Gehörgangs. Das **CT** findet bei Felsenbeinfraktur, Mittelohrfehlbildung, Cholesteatom und Mastoiditis seinen Einsatz (→ Abb. 3.6). Bei Tumoren (Vestibularisschwannom!) und zur Beurteilung des Innenohrs kommt zusätzlich das MRT zur Anwendung. Durch Kontrastmittelgabe werden gefäßreiche Tumoren (Paragangliome!) sowie Gefäßschlingen mit Nervkompression dargestellt. Außerdem kann das MRT neuerdings den endolymphatischen Hydrops nachweisen und damit die Diagnose einer Hydropischen Ohrerkrankung (Morbus Menière) definitiv sichern.

Zusammenfassung

- Durch Vestibularisprüfungen werden periphere von zentralen vestibulären Störungen unterschieden.
- Der Benigne paroxysmale Lagerungsschwindel wird durch die Lagerungsprobe nach Dix-Hallpike diagnostiziert.
- Merke: He**i**ße Spülung → Nystagmus ins gl**ei**che Ohr, k**a**lte Spülung → Nystagmus ins **a**ndere Ohr.
- Der Kopfimpulstest untersucht den vestibulookulären Reflex.
- Mittels kontrastverstärkter MRT kann die Verdachtsdiagnose einer Hydropischen Ohrerkrankung (Morbus Menière) sicher bestätigt werden.

Schwerhörigkeiten oder Ertaubungen können aufgrund verschiedenster Erkrankungen auftreten. Man unterscheidet dabei **Schallleitungsschwerhörigkeit (SLS)** und **Schallempfindungsschwerhörigkeit (SES, sensorineuraler Hörverlust).** Auch Mischformen sind möglich. Ist die Schallleitung betroffen, muss vor allem nach pathologischen Veränderungen im Bereich des äußeren Ohrs und des Mittelohrs gefahndet werden. Die SES ist durch eine kochleäre oder retrokochleäre Läsion (Hörnerv oder zentrale Strukturen) bedingt. Außerdem unterscheidet man zwischen angeborenem und erworbenem Hörverlust. Der Grad des Hörverlusts kann durch die Audiometrie quantifiziert werden, wobei Dezibel (dB) die Maßeinheit darstellt.
Bei der sensorineuralen Schwerhörigkeit liegt meistens eine Schädigung der Haarzellen des Corti-Organs vor, besonders oft im stapesnahen Hochtonbereich. Da Haarzellen nicht regenerationsfähig sind, droht ein permanenter Hörverlust. Bei einseitiger Schwerhörigkeit im Zusammenspiel mit Tinnitus und Gleichgewichtsstörungen muss ein Vestibularisschwannom ausgeschlossen werden (→ Tab. 4.1)!
Die **Anamnese** eines Patienten mit Hörverlust muss Auskunft geben über den Verlauf der Schwerhörigkeit (plötzlich eintretend oder allmählich zunehmend), über eventuell bestehende Nebenbefunde (Schmerzen, Ohrgeräusche, Gleichgewichtsstörungen) sowie über die Familiengeschichte (Ertaubungen bei Verwandten). Auch die äußeren Umstände des Patienten müssen hierbei erfasst werden, um z. B. Schwerhörigkeiten aufgrund von Lärmbelastungen oder der Einnahme ototoxischer Medikamente auszuschließen. Durch die schnell durchführbaren Stimmgabelprüfungen, die Otoskopie und die Audiometrie lässt sich ein krankhafter Prozess, der zu einer SLS führt, meist leichter diagnostizieren als pathologische Prozesse im Innenohr oder am Hörnerv. Durch die Möglichkeit einer chirurgischen Sanierung gestaltet sich die Behandlung der SLS ebenfalls aussichtsreicher.

Hörverlust im Kindesalter

Schwerhörigkeiten oder Ertaubungen bei Kindern haben weitreichende Folgen für die Sprachentwicklung (und somit den Ausbau der sozialen Fähigkeiten) der jungen Patienten. Daher muss vor allem der Früherkennung sowie einer adäquaten Therapie größte Aufmerksamkeit geschenkt werden.
Die Inzidenz eines schweren sensorineuralen Hörverlusts liegt bei 1 : 1.000, die Hälfte der Fälle ist hereditär. Vor allem bei Kindern mit hörgeschädigten Verwandten muss daher eine gründliche Untersuchung erfolgen. Zu den **kongenitalen Gendefekten,** die mit einem Hörverlust einhergehen, gehört z. B. das **Waardenburg-Syndrom.** Hier kommt es neben einem Hörverlust auch zu Pigmentstörungen (weiße Haarsträhne) und kraniofazialen Dysplasien. Als **nonsyndromale Defekte** bezeichnet man Genvarianten, die sich in ihrer Klinik auf das Ohr beschränken. Doch auch schon leichtere Schwerhörigkeiten können die Lernfähigkeit eines Kindes maßgeblich beeinflussen. Die soziale Entwicklung sowie sein Kommunikationsverhalten bieten oftmals erste Anhaltspunkte für eine Hörminderung. Eine spät einsetzende verbale Artikulation oder ein vermindertes Aufmerksamkeitsvermögen sind hierfür typische Beispiele. Die genaue Befragung der Eltern ist neben der direkten Untersuchung des Kindes also unumgänglich. Wird die Diagnose einer Schwerhörigkeit gestellt, sollte der Patient schnellstmöglich eine Therapie erhalten, um die Entwicklung seiner Sprachfähigkeiten nicht noch weiter zu behindern. In der Folgezeit müssen betroffene Kinder kontinuierlich bezüglich ihres Kommunikationsverhaltens beobachtet werden, um bei Verschlechterungen sofort reagieren zu können. Neben den Eltern und den behandelnden Ärzten sind hierbei auch Logopäden und Pädagogen gefragt.

Seromukotympanon

Diese Erkrankung gilt als häufigste Ursache einer kindlichen Schallleitungsschwerhörigkeit. Vor allem die Altersgruppe der 3- bis 6-Jährigen ist hiervon betroffen.
Bei Patienten mit Gaumenspalten oder Down-Syndrom ist die Inzidenz besonders hoch. Zwar bestehen bei etwa 60 % aller Kinder im ersten Lebensjahr Flüssigkeitsansammlungen in der Paukenhöhle, doch sind diese meist asymptomatisch. Erst bei lang anhaltender Tubenfunktionsstörung kommt es zu Umbauprozessen der Schleimhaut, wobei ein aktiv sezernierendes Epithel entsteht. Das abgesonderte Sekret ist hierbei zunächst serös, wandelt sich aber immer mehr in eine visköse bis leimartige Flüssigkeit um (**„glue ear“**).

Ätiologie

Ursache für eine Verlegung der Tubenöffnungen im Nasopharynx sind häufig katarrhalische Erkrankungen der Nase oder vergrößerte Rachenmandeln (adenoide Vegetationen). Daher steigt die Inzidenz des Seromukotympanons entsprechend dem jahreszeitlichen Vorkommen dieser Erkrankungen. Auch eine Allergie kann durch Reizung der Nasenschleimhaut die Ventilation der Paukenhöhle behindern.

Klinik und Diagnostik

Der Patient verspürt Druck auf dem betroffenen Ohr (häufig auch beidseits) sowie zunehmende Schwerhörigkeit, wobei es zu Hörverlusten von bis zu 40 dB kommen kann. Nicht selten klagt er auch über rezidivierende Ohrenschmerzen. Das Trommelfell erscheint otoskopisch nicht mehr transparent, sondern leicht gelblich (→ Abb. 4.1). Es präsentiert sich verdickt und eingezogen. Im Tympanogramm zeigt sich ein charakteristischer flacher Kurvenverlauf (→ Abb. 4.2), (→ Kap. 2).

Therapie

Zuerst sollte **konservativ** die Tubenfunktionsstörung behandelt werden. Hierbei kommen abschwellende Nasentropfen, aktiver Druckausgleich („Tubentraining“;

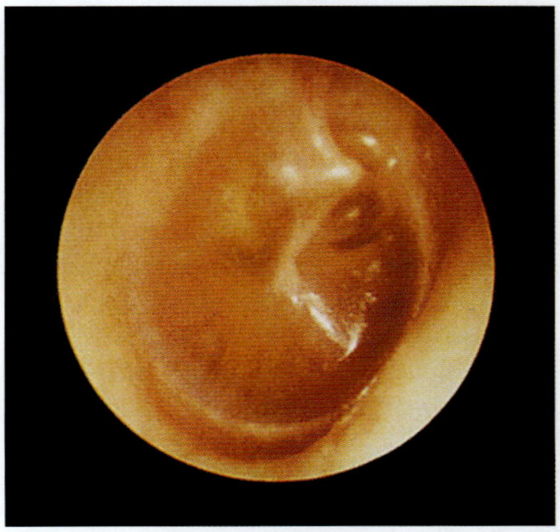

Abb. 4.1 Seröser Paukenerguss rechts [E307]

Tab. 4.1 Die häufigsten Ursachen eines Hörverlusts

	Schallleitungsschwerhörigkeit	Schallempfindungsschwerhörigkeit
Angeboren	• Fehlbildungen der Ohranlage und der Gehörknöchelchen	• Kongenital • Intrauterine Rötelninfektion
Erworben	• Äußeres Ohr: Zerumen, Otitis externa, Fremdkörper • Mittelohr: Paukenerguss • Trommelfelldefekte, Cholesteatom, Otosklerose	• Perinatal: Hypoxie, Ikterus • Trauma: Lärm, Felsenbeinfraktur, postoperativ • Entzündung: chronische Otitis, Cholesteatom, Meningitis, Masern, Mumps, Lues • Alter: Presbyakusis • Medikamente: Antibiotika, Zytostatika etc. • Neoplastisch: Vestibularisschwannom • Andere: Morbus Menière, Otosklerose

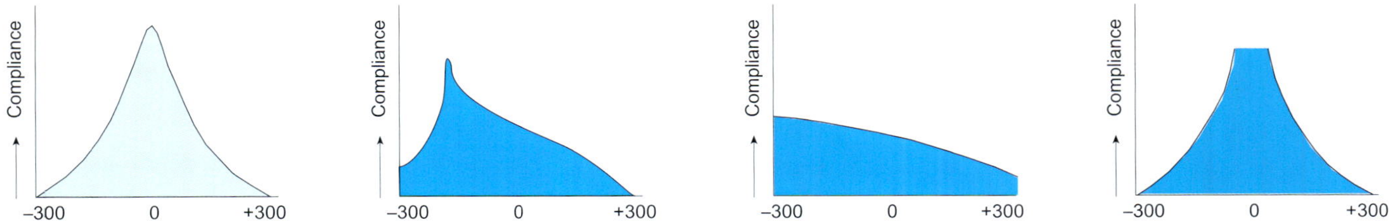

Normalbefund, d.h. größte Leitfähigkeit (Compliance) bei Atmosphärendruck

Maximale Leitfähigkeit bei Unterdruck als Beispiel für einen Unterdruck im Mittelohr (Tubenfunktionsstörung)

Kurve ohne Maximum (z.B. Paukenerguss)

Kein Maximum bei offener Kurve (z.B. atrophe Trommelfellnarben oder Kettenluxation)

Abb. 4.2 Typische Tympanogrammkurven [M477]

→ Abb. 4.3), Antibiotika (z. B. Amoxicillin) sowie – bei Schleimhautschwellungen allergischer Genese – Antiallergika zum Einsatz. Bei Rachenmandelhyperplasie sollte eine **Adenotomie** erfolgen. Das Seromukotympanon wird durch **Parazentese** im vorderen unteren Quadranten abgesaugt. Nach einigen Tagen verschließt sich der Trommelfellschnitt wieder. Durch Einsetzen eines **Paukenröhrchens** kann das Mittelohr dauerhaft belüftet und somit trockengelegt werden **(Paukendrainage)**, da die Aktivität des sezernierenden Epithels sistiert (→ Abb. 4.4). Das Paukenröhrchen verbleibt meist über mehrere Monate in seiner Position im Trommelfell, bevor es von allein nach außen abgestoßen wird. Danach verschließt sich das Trommelfell in der Regel von selbst.

Komplikationen

Nur selten muss bei Rezidivergüssen erneut ein Röhrchen eingesetzt werden, häufig kommt es jedoch nach der Therapie zur Bildung von sklerotischen Narben in Form weißer Flecken auf dem Trommelfell. Auch Ohrenlaufen kann durch Infektion des Mittelohrs über das Röhrchen auftreten. In diesem Fall muss mit antibiotischen Tropfen nachbehandelt werden. Meist ist die Entfernung der Drainage aber nicht erforderlich. Komplikationen eines (unbehandelten) Seromukotympanons sind **Adhäsivprozesse** im Mittelohr, **Tympanosklerose** oder Übergang in eine akute oder sogar chronische **Otitis media.** Langfristig können sich in den Retraktionstaschen des eingezogenen Trommelfells schließlich auch **Cholesteatome** bilden.

Hörverlust bei Erwachsenen

Die häufigste Ursache einer Schwerhörigkeit im Erwachsenenalter ist neben der Altersschwerhörigkeit der Verschluss des äußeren Gehörgangs durch Ohrenschmalz. Bei den meisten anderen Erkrankungen liegen neben einer Schwerhörigkeit als Hauptbefund noch andere Symptome vor.

Schallleitungsschwerhörigkeit

Äußerer Gehörgang

Oft ist die Anwendung von Wattestäbchen die Ursache einer Verstopfung des Gehörgangs mit Zerumen, siehe hierzu → Kap. 10.

Trommelfellverletzungen

Die häufigste Ursache von Trommelfellperforationen sind indirekte Druckwellentraumen, wie sie bei Explosionen oder auch Ohrfeigen auftreten. Als direkte Traumen bezeichnet man Verletzungen des Trommelfells durch perforierende Gegenstände, z. B. Wattestäbchen oder Stricknadeln. Der Defekt findet sich meist in den unteren Quadranten und erscheint otoskopisch als schlitzförmiger Riss, der häufig von einem blutigen Rand umgeben ist (→ Abb. 4.5) Neben dem Trommelfell können auch das Mittelohr mit den Ossikeln oder das Innenohr verletzt sein, eine entsprechende Abklärung mit Hörprüfungen ist daher obligat.

Klinik und Therapie Eine Perforation äußert sich als stechender Schmerz mit sofort einsetzender Schwerhörigkeit, je nach Ausmaß der Innenohrbeteiligung auch mit Tinnitus bzw. Schwindel. Therapeutisch schient man den Trommelfelldefekt, z. B. mit Silikonstreifen. Bleibt der Erfolg aus, müssen persistierende Defekte genau wie Trommelfellperforationen im Rahmen entzündlicher Erkrankungen (chronische Otitis media)

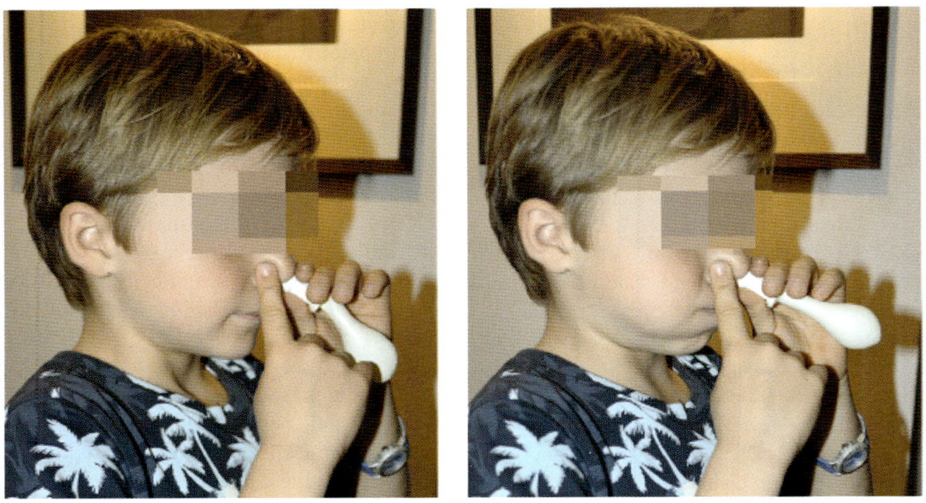

Abb. 4.3 Tubentraining: Ein Luftballon wird über ein Ansatzstück auf ein Nasenloch gesetzt, während das andere Nasenloch zugehalten wird. Das Kind versucht nun, den Ballon aufzublasen. [O639]

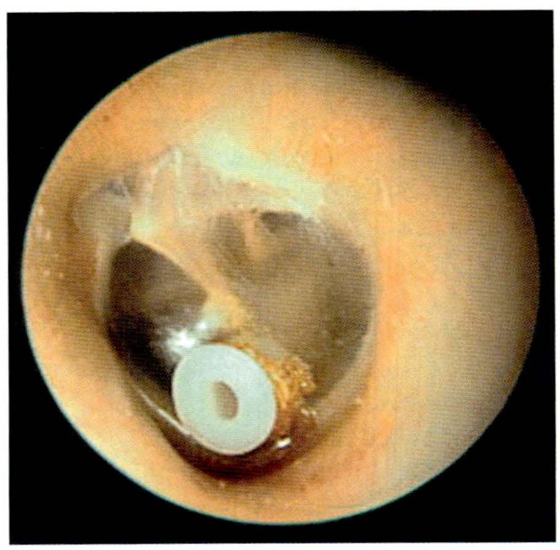

Abb. 4.4 Paukenröhrchen (links) in situ im vorderen unteren Quadranten des Trommelfells: Durch die dauerhafte Belüftung der Paukenhöhle normalisiert sich die Paukenhöhlenschleimhaut und der Paukenerguss verschwindet. [E739]

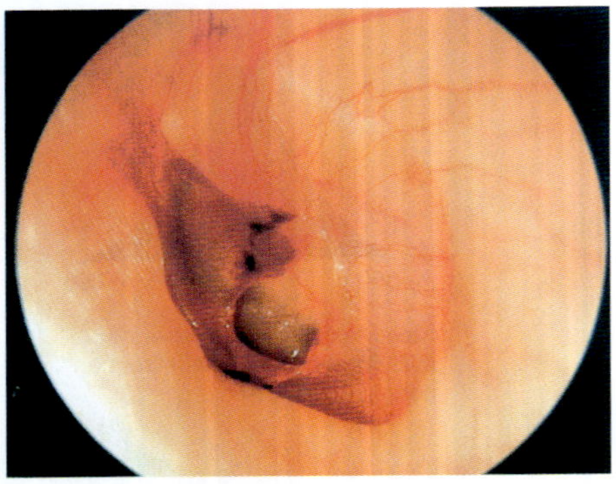

Abb. 4.5 Typisches Bild einer traumatischen Perforation des Trommelfells links [F437]

durch eine Tympanoplastik verschlossen werden (→ Kap. 6). Vor der Operation wird das Ohr medikamentös „trockengelegt". Spülungen oder Seife dürfen unter keinen Umständen zum Einsatz kommen, da sie das Risiko einer Infektion des Mittelohrs erhöhen.

Mittelohr

Bei Erwachsenen spielt anders als bei Kindern der Paukenerguss nur eine untergeordnete Rolle. Dennoch sollte eine Sinusitis oder die Verlegung der Tubenöffnungen durch nasopharyngeale Tumoren als Ursache für eine Schallleitungsschwerhörigkeit ausgeschlossen werden. Chronisch-entzündliche Mittelohrerkrankungen wie Otitis media chronica und Cholesteatom sind eine häufige Ursache mittelohrbedingter Schwerhörigkeiten bei Erwachsenen.

Otosklerose

Bei dieser Erkrankung kommt es zu pathologischen Knochenumbauprozessen im Bereich der Labyrinthkapsel. Sie betrifft häufiger junge Frauen als Männer und verstärkt sich in der Schwangerschaft, weswegen eine hormonelle Genese vermutet wird. Die Ätiologie ist unklar. Es kommt herdförmig zur Resorption von gesundem Knochen durch Osteoklasten. Dafür wird überschüssig ein geflechtartiger, spongiöser Knochen gebildet. Die Knochenmasse führt zur Fixation des Stapes im ovalen Fenster und damit zu einer Schallleitungsschwerhörigkeit. Das Trommelfell erscheint otoskopisch normal.

Klinik Der Patient erleidet eine progrediente Schallleitungsschwerhörigkeit, meist mit Tinnitus, jedoch ohne Schmerzen. Oft besteht zusätzlich eine Schallempfindungsschwerhörigkeit (Carhart-Senke bei 1–4 kHz). Das Tympanogramm ist normal. Der Stapediusreflex ist jedoch ausgefallen, weil der Stapes im ovalen Fenster knöchern fixiert ist. Meist ist ein Ohr stärker betroffen, grundsätzlich liegt die Erkrankung aber

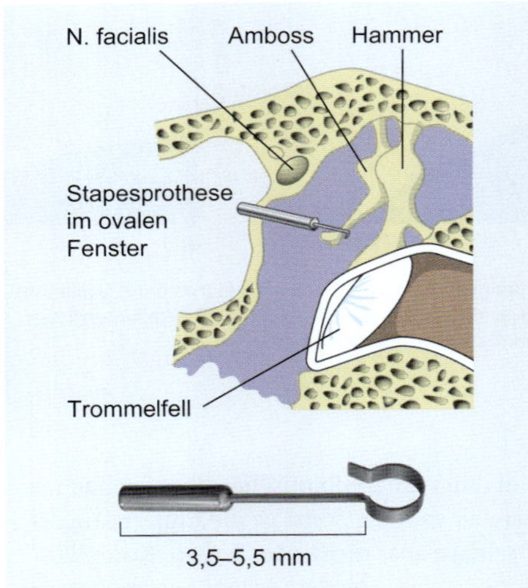

Abb. 4.6 Stapesplastik: Durch eine Titanprothese wird der entfernte Stapes ersetzt. [L138]

beidseits vor. Typisch ist weiterhin eine Paracusis Willisii: Betroffene Patienten verstehen Sprache bei Umgebungslärm paradoxerweise besser als in Ruhe.

Therapie Bei Hörverlusten über 25 dB, die eindeutig der Schallleitungsschädigung zuzuschreiben sind, wird chirurgisch der Stapes samt Stapesfußplatte entfernt (Stapedektomie) oder ein Loch in die Stapesfußplatte eingebracht (Stapedotomie). Anschließend wird eine Stapesprothese (meist aus Titan) zur Schallübertragung vom Amboss auf das ovale Fenster eingesetzt. Ein Bindegewebsläppchen dient der Abdichtung des Perilymphraums am ovalen Fenster (→ Abb. 4.6, → Abb. 4.7). Bei ca. 1 % der Behandelten kommt es postoperativ dennoch zu einer Verschlechterung der Innenohrfunktion, u. a. wegen eines Perilymphverlusts. Die therapeutische Alternative ist das Hörgerät.

Schallempfindungsschwerhörigkeit

Presbyakusis

Die Presbyakusis („Altersschwerhörigkeit") wird durch die mit dem Alter fortschreitende Degeneration der Haarzellen des Corti-Organs mit bedingt. Zu dieser „physiologischen" Schwerhörigkeit summiert sich der Hörschaden, den wir durch die Lärmbelastung in unserer Umwelt erhalten. Die reine Presbyakusis macht sich etwa ab dem 50. Lebensjahr klinisch bemerkbar. Die betroffenen Patienten klagen über seitengleiche Schwerhörigkeit, vor allem im Hochtonbereich. Mit zunehmendem Hörverlust ist die Unbehaglichkeitsschwelle herabgesetzt, das heißt, Geräusche werden schneller als schmerzhaft laut empfunden. Die Diskriminierungsfähigkeit ist ebenfalls betroffen, sodass bei Störgeräuschen das Sprachverständnis leidet. Daneben klagen die Betroffenen häufig über ein konstantes Ohrgeräusch.

Therapie Hörgerät, Lärmvermeidung.

Hörsturz

Ein Hörsturz ist eine ohne erkennbare Ursache auftretende, in der Regel einseitige Schallempfindungsschwerhörigkeit kochleärer Genese. Er kann innerhalb von Sekunden oder Minuten in einem bis dahin gesunden Ohr auftreten. Häufig klagen die Patienten über ein gleichzeitig einsetzendes Ohrgeräusch. Als Ursache gelten Mikrozirkulationsstörungen, Virusinfektionen, Autoimmunprozesse sowie Stoffwechselstörungen. Auch Stressfaktoren werden als Auslöser diskutiert.

Therapie Hochdosierte Kortikosteroide. z. B. Kortisonstoßtherapie mit 250–500 mg Prednisolon i. v. oder 60 mg oral täglich über 5 Tage. Beim Vorliegen von Kontraindikationen gegen systemische Steroidgabe ist die intratympanale Verabreichung zu bevorzugen (off-label).

Akustische Traumen

Durch akute oder chronische Lärmexposition kommt es im Innenohr zur Schädigung der Sinneszellen durch metabolische Vorgänge (z. B. Sauerstoffmangel) oder zu direktem mechanischem Schaden. In der Hörschwellenkurve finden sich zumeist eine Senke bei 4 kHz sowie ein Hochtonhörverlust. Bei den akuten Formen ist eine dem Hörsturz analoge Therapie zu erwägen.

- **Knalltrauma:** akute Belastung von über 140 dB während eines Zeitraums von unter 2 ms. Es kommt zum sofortigen Hörverlust, der mit einem stechenden Ohrschmerz einhergeht. In den ersten Tagen oft deutliche Besserung.
- **Explosionstrauma:** tritt bei einer länger als 2 ms andauernden Belastung mit Schalldruckpegeln über 140 dB ein. Das Trommelfell reißt, und auch das Mittelohr mit der Gehörknöchelchenkette kann betroffen sein (Ossikelluxation).
- **Chronisches Lärmtrauma:** wird durch eine (berufsbedingte) jahrelange Exposition von Schalldruckpegeln über 85–90 dB hervorgerufen. Maßgeblich hierfür ist der Tageslärmexpositionspegel ($L_{Ex, 8\,h}$), d. h. der gemittelte Expositionspegel, bezogen auf eine 8-Stunden-Schicht. Die Lärmschwerhörigkeit ist als Berufskrankheit anerkannt, geht häufig mit Tinnitus einher und schreitet nach Beendigung der Lärmarbeit nicht weiter voran. Ursache ist eine irreversible Schädigung der Haarzellen.

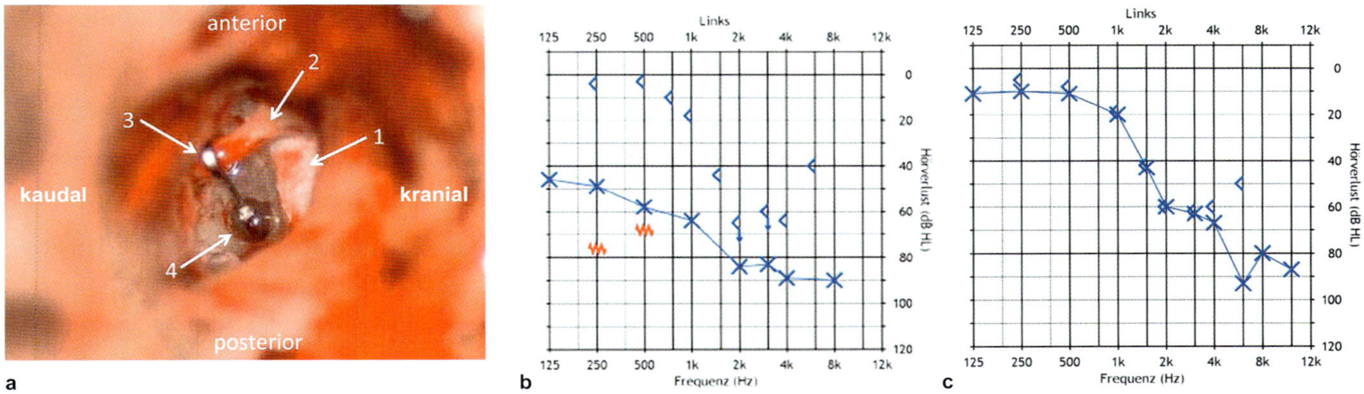

Abb. 4.7 Therapeutischer Effekt der Stapesplastik bei Otosklerose: a) intraoperativer Situs des Mittelohrs, linkes Ohr. Das ovale Fenster liegt kaudal vom horizontalen Abschnitt des N. facialis (1). Am langen Ambossschenkel (2) ist die Titan-Stapesprothese mit einem Clip (3) befestigt und überträgt die Schallenergie durch eine knöcherne Perforation im hinteren Anteil der Stapesfußplatte auf die Perilymphe der Scala vestibuli (4). b) Im präoperativen Audiogramm besteht eine ausgeprägte Schallleitungskomponente, welche postoperativ (c) verschwunden ist. [O639]

- **Akutes Lärmtrauma:** bei plötzlicher sehr starker Lärmeinwirkung (Rockkonzert)

Perilymphfisteln

Zu einer Ruptur der Membran des runden oder des ovalen Fensters kann es bei intrakranieller Drucksteigerung (durch Anheben schwerer Lasten, Schädeltraumen) oder bei Mittelohrbarotraumen (Tauchunfall, → Kap. 11) kommen. Auch nach Stapedektomien können – nach unzureichender Abdichtung – Verbindungen zwischen Mittel- und Innenohr verbleiben. Perilymphe ergießt sich durch das Leck in das Mittelohr, der Patient klagt über Hörverlust, Schwindel und Tinnitus. Über eine Tympanoskopie lässt sich die Diagnose bestätigen und durch Bindegewebe oder Gewebskleber das Leck beheben. Beim klinischen Bild eines therapieresistenten Hörsturzes ist die Perilymphfistel als mögliche Ursache in Betracht zu ziehen.

Entzündliche Innenohrerkrankungen

Viele virale und bakterielle Erkrankungen führen neben ihrem typischen somatischen Beschwerdebild auch zu Innenohrschädigungen. So können Masern, Mumps, Meningitis oder Lues auch Ursache einer sensorineuralen Schwerhörigkeit sein. Bakterielle Entzündungen des Mittelohrs können, falls nicht konsequent therapiert, ebenfalls auf das Labyrinth übergreifen (→ Kap. 6). Durch die frühzeitige Behandlung mit Antibiotika ist die Zahl solcher Fälle allerdings stark zurückgegangen.

Toxische Schäden

Das Innenohr ist durch die dort fortlaufend aktiven Stoffwechselprozesse sehr anfällig für toxische Schädigungen durch Pharmaka. Davon sind vor allem die Haarzellen des Corti-Organs betroffen, sodass sich die OAE-Messung als Therapieüberwachung gut eignet. Besonders nephrotoxische Medikamente (Aminoglykosidantibiotika, Schleifendiuretika) sowie viele Chemotherapeutika führen häufig zu Schädigungen im Bereich der Cochlea und des Labyrinths. Bei Therapien mit solchen Wirkstoffen muss die Innenohrfunktion überwacht werden, ggf. müssen die entsprechenden Substanzen abgesetzt werden.

Zusammenfassung

- Hörminderungen bei Kindern haben weitreichende Folgen für das Erlernen kommunikativer Fähigkeiten.
- Das Serumukotympanon stellt die häufigste Ursache einer erworbenen kindlichen Schwerhörigkeit dar. Die operative Behandlung erfolgt durch Adenotomie (bei Rachenmandelhyperplasie) und Parazentese (falls nötig Paukendrainage), unbehandelt kann eine chronische Otitis media die Folge sein.
- Die Verlegung des äußeren Gehörgangs mit Zerumen sowie die Altersschwerhörigkeit sind die häufigsten Ursachen einer Schwerhörigkeit im Erwachsenenalter.
- Die meisten Ursachen einer Schallleitungsschwerhörigkeit lassen sich bereits otoskopisch erkennen.
- Bei einer Otosklerose ist der Trommelfellbefund normal, eine chirurgische Therapie ist möglich.

Akute Otitis externa

Die Entzündung des äußeren Gehörgangs betrifft meist Erwachsene. Begünstigende Faktoren sind feuchtigkeitsbedingte Hautschädigungen, eine unsachgemäße Ohrreinigung sowie Ventilations- und Abflussstörungen wie z. B. Gehörgangsexostosen (→ Abb. 5.1). Bei den auslösenden Erregern überwiegen Pseudomonas, Staphylokokkus, Proteus sowie Pilze.

Klinik

Die Erkrankung äußert sich durch Juckreiz und Druck- sowie Zugschmerz im Bereich des äußeren Ohrs, sie kann in schweren Fällen aber auch zum Hörverlust durch die ödematöse Schwellung des Gehörgangs führen. Otoskopisch sieht man häufig einen dünnen Belag auf der Gehörgangshaut und eine zarte Rötung. Die Entzündung kann sich auf das Trommelfell und das umgebende Weichteilgewebe ausbreiten. Obwohl bei Infektionen des äußeren Gehörgangs die Schmerzsymptomatik im Vordergrund steht, tritt meist auch ein geringes Ohrenlaufen (Otorrhö) auf. Das Sekret ist hierbei meist dünnflüssig bis schmierig, je nach Keim aber auch fötid. Ist die Otorrhö schleimig-fadenziehend, weist dies auf einen Sekretionsherd im Mittelohr hin. Bei vielen generalisierten Hauterkrankungen kommt es im Verlauf ebenfalls zur Ausbildung einer Otitis externa mit Otorrhö, so etwa bei Psoriasis, seborrhoischen Dermatitiden oder Ekzemen.

Therapie

Es empfiehlt sich bei unkomplizierten Formen eine desinfizierende Lokaltherapie mit getränkten Gazestreifen, ansonsten nach Abstrichuntersuchung eine lokale oder, in schweren Fällen, systemische Antibiotika- bzw. Antimykotikatherapie. Bei Ekzembildung kommt auch der Einsatz von Kortison infrage, es sollte aber bei verlängerter Behandlung mit Steroiden und Antibiotika an die Möglichkeit einer **sekundär induzierten Aspergillose** gedacht werden. Eine solche Ohrmykose produziert ein schleimiges Sekret und führt häufig zu einer Begleitmyringitis mit Granulationen. Der Juckreiz kann durch Hydrokortisoncreme gelindert werden – jedoch erst nach Behandlung der Infektion.

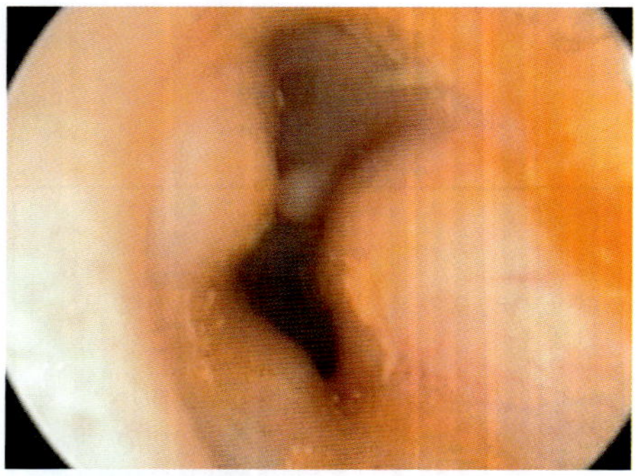

Abb. 5.1 Otoskopischer Befund des linken Ohrs bei ausgeprägten Exostosen des Gehörgangs. Das Trommelfell ist fast nicht mehr sichtbar. Die resultierende starke Gehörgangsverengung beeinträchtigt den Abtransport von Zerumen und begünstigt dadurch das Entstehen einer Gehörgangsentzündung (hier aktuell nicht vorliegend!). Therapie: operative knöcherne Gehörgangserweiterung. [O639]

Furunkel, Otitis externa circumscripta

Infektion eines Haarfollikels im Bereich des äußeren Gehörgangs. Auslösende Erreger sind zumeist Staphylokokken. Die Entstehung wird durch Manipulation im Gehörgang gefördert.

Klinik

Starke Schmerzen und umschriebene Hautrötung, bis schließlich der Abszess rupturiert, mit Austritt eines rahmigen, z. T. stark fötiden Sekrets.

Therapie

In Einzelfällen Inzision unter Anästhesie, ansonsten lokalantibiotische Salbenbehandlung.
Bei rezidivierendem Auftreten muss eine resistenzschwächende Allgemeinerkrankung (vor allem Diabetes) ausgeschlossen werden.

Otitis externa maligna (necroticans)

Äußerst aggressive Form einer Otitis externa, die vor allem Diabetiker und immunsupprimierte Patienten betrifft. Die Erkrankung entspricht pathophysiologisch einer infiltrativen Osteomyelitis im Bereich des Schläfenbeins durch **Pseudomonas aeruginosa.**

Klinik

Granulierende Otitis mit eitriger Sekretion. Das Erkrankungsausmaß muss durch CT ermittelt werden. Im Verlauf kann sich die Entzündung auf das Mittelohr und die unteren Hirnnerven an ihren Austrittspunkten aus der Schädelbasis ausweiten, auch ein septisches oder meningitisches Krankheitsbild ist möglich.

Therapie

Hochdosierte systemische Antibiotikatherapie, über mehrere Wochen, mit Pseudomonas-wirksamen Antibiotika (Piperacillin, Ceftazidim oder Ciprofloxacin).
Bei fehlendem Ansprechen ist eine Mastoidektomie indiziert.

Otitis externa (Myringitis) bullosa

Erkrankung meist viralen Ursprungs („Grippeotitis") mit Bläschenbildung im Bereich des Gehörgangs und des Trommelfells (Myringitis). Tritt meist auf im Gefolge einer viralen oberen Atemwegserkrankung auf. Sehr häufig besteht eine begleitende Innenohrbeteiligung mit SES. Die Therapie ist analog zur Otitis media acuta, bei starker Innenohrbeteiligung eventuell zusätzlich Kortikosteroide.

Parotisfistel

Abszesse der Ohrspeicheldrüse können in den äußeren Gehörgang durchtreten und sich in ihm als Pseudootorrhö entleeren. Das Sekret erscheint zunächst eitrig, nach vollständigem Ausfluss des Abszesses jedoch immer seröser (Parotissekret).
Die Symptomatik schwankt typischerweise mit der Aktivität der Parotis, nach Mahlzeiten nimmt sie zu. Die Öffnung der Fistelverbindung findet sich immer am Boden des Gehörgangs oder an der Vorderwand des knorpeligen Anteils.

Entzündliche Veränderungen der Ohrmuschel

Entzündungen des äußeren Gehörgangs können sich leicht auf die Ohrmuschel ausbreiten und sich hier in einem breiten Spektrum von Haut- und Knorpelveränderungen manifestieren.

Erysipel der Ohrmuschel

Klinik

Ausgelöst durch eine Streptokokkeninfektion zeigen die Haut der Ohrmuschel, des Ohrläppchens und benachbarte Anteile der Gesichtshaut die typischen Veränderungen mit Rötung, Schwellung, Erwärmung und meist scharfer Abgrenzung zur Umgebung.

Therapie

Systemische Antibiotikagabe, in erster Linie intravenös mit Penicillin.

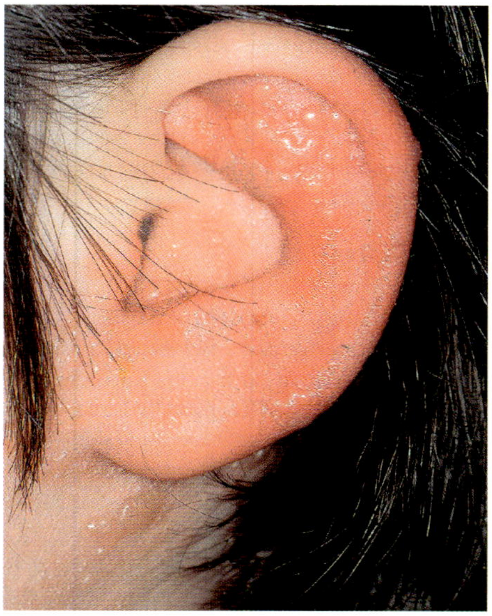

Abb. 5.2 Zoster oticus. Beachte die Bläschenbildung. [E422]

Herpes zoster oticus

Eine Reaktivierung von neurotropen Varicella-Zoster-Viren, die nach der Primärinfektion in Ganglienzellen verblieben sind, führt zu schmerzhafter herpetiformer Bläschenbildung im Bereich der Ohrmuschel (→ Abb. 5.2). Durch Affektion der Hirnnerven VII und VIII kann es komplizierend auch zu weiteren Symptomen wie Fazialisparese, Hörverlusten und Vestibularisausfall kommen (Ramsay-Hunt-Syndrom).

Therapie

Aciclovir systemisch, Kortikosteroide bei Innenohrbeteiligung.

Dermatitis der Ohrmuschel

Entzündungen der Ohrmuschelhaut oder noch häufiger des Ohrläppchens werden meist durch allergische Reaktionen auf nickelhaltige Schmuckgegenstände oder Ohrentropfen ausgelöst. Auch physikalische Auslöser wie Wärme, Kälte oder Strahlung können die Ursache sein. Als Komplikation können bakterielle Superinfektionen der geschädigten Haut auftreten. Nur in diesen Fällen macht eine antibiotische Therapie Sinn, ansonsten muss das auslösende Agens erkannt und vermieden werden.

Perichondritis

Entzündung des Ohrmuschelknorpels infolge einer bakteriellen Infektion mit Staphylokokken, Pseudomonas oder anderen Keimen. Vorangegangen ist zumeist eine kleinere oder größere Hautverletzung, etwa nach physikalischer oder traumatischer Schädigung, nach operativen Eingriffen oder strahlentherapeutischer Behandlung. Eher selten ist eine Perichondritis auch autoimmun bedingt.

Klinik

Stark schmerzhafte Rötung und Schwellung der Ohrmuschel. Betroffen sind jedoch nur die knorpelunterlegten Bereiche. Das Ohrläppchen bleibt im Gegensatz zum Erysipel von der Entzündung ausgespart (→ Abb. 5.3).

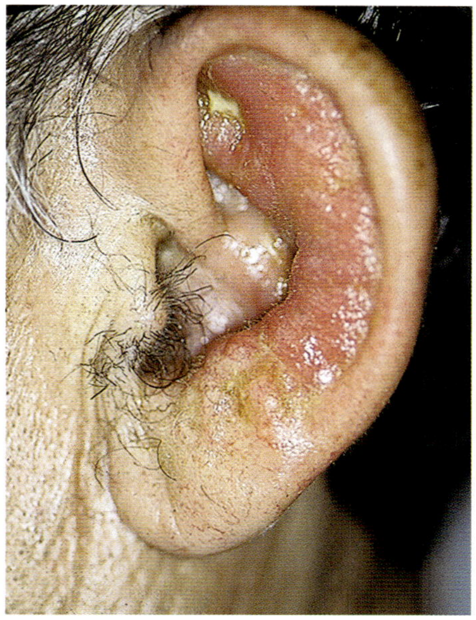

Abb. 5.3 Perichondritis nach Radiatio. Das Ohrläppchen ist bei einer Perichondritis ausgespart. [M477]

Bei starker Entzündungsreaktion sind auch Allgemeinsymptome wie Fieber und Lymphknotenschwellung möglich.

Therapie

Lokale Desinfektion, systemische Antibiotikagabe bei schweren Fällen.

Zusammenfassung

- Entzündungen des äußeren Gehörgangs werden zumeist durch Bakterien hervorgerufen.
- Die Otitis externa maligna ist ein durch Pseudomonas aeruginosa ausgelöstes schweres Krankheitsbild in immungeschwächten Patienten.
- Ein Zoster oticus kann schwerwiegende Komplikationen mit sich bringen.
- Bei der Ohrmuschelperichondritis ist das Ohrläppchen von der Rötung und Schwellung ausgenommen.

Mittelohrentzündungen stellen vor allem im Kindesalter eine sehr häufige Krankheitsgruppe dar. Im Folgenden wird näher auf die verschiedenen Krankheitsbilder und deren Therapie eingegangen. Auf den folgenden Seiten werden die häufigsten Komplikationen im Rahmen einer Mittelohrentzündung beleuchtet.

Otitis media acuta (OMA)

Mittelohrentzündungen sind vor allem bei Kindern unter 2 Jahren häufig der Grund von Ohrenschmerzen. Sie sind meist viral bedingt (seröse OMA), Bakterien können jedoch aufsteigend über die Tuba eustachii eine eitrige (purulente) OMA verursachen. Häufige Keime sind Pneumokokken, *Haemophilus influenzae, Streptococcus pyogenes, Staphylococcus aureus* und *Moraxella catarrhalis.* Bei bereits perforiertem Trommelfell ist auch eine Infektion über den Gehörgang möglich. In der Paukenhöhle kommt es zu Ergussbildung und exsudativer Sekretion mit konsekutiver Spannung des Trommelfells.

Klinik

Der Patient schildert **pulsierenden Ohrschmerz mit Hörminderung,** fakultativ begleitet von Fieber und Tachykardie, manchmal auch Gleichgewichtsstörungen. Otoskopisch erscheint das Trommelfell gerötet, vorgewölbt oder eventuell bereits perforiert (→ Abb. 6.1). Bei Ruptur sistiert der Schmerz schlagartig.
Als typisches Leitsymptom einer **Grippeotitis** gelten blutig tingiertes Sekret sowie Bläschenbildung auf dem Trommelfell. **Säuglingsotitiden** fallen durch schleimig-eitriges, geruchloses Sekret auf. Bei allen akuten Mittelohrerkrankungen ist die Otorrhö jedoch nicht zwingend vorhanden oder gar als Erstsymptom zu erwarten. Vor allem bei Kindern überwiegen Allgemeinsymptome, z. B. gastrointestinale Störungen.

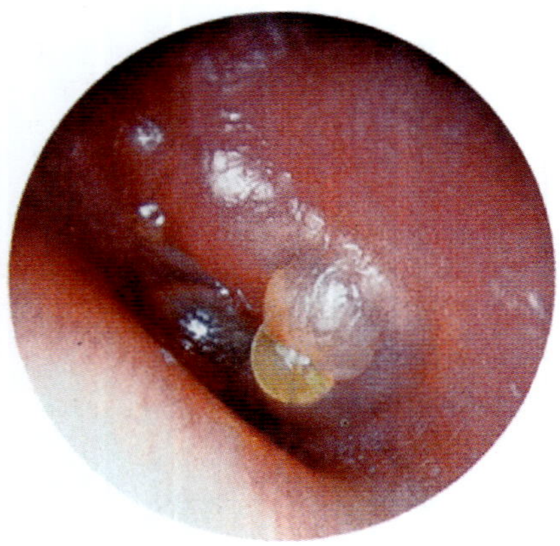

Abb. 6.1 Otoskopischer Befund bei einer akuten Otitis media. Das linke Trommelfell ist vorgewölbt und stark gerötet. Im unteren hinteren Quadranten ist eine beginnende Perforation mit Sekretaustritt zu erkennen. [E869]

Therapie

In den meisten Fällen reichen Bettruhe, Analgetika sowie Wiederherstellung der Mittelohrbelüftung durch abschwellende Nasentropfen aus. Ansonsten erfolgt die empirische Antibiose mit Aminopenicillin (z. B. Amoxicillin), Cephalosporin (z. B. Cefuroxim) oder Makrolid, vor allem bei Kindern unter 2 Jahren, beidseitigem Befall oder eitriger Otorrhö. Bei Therapieversagen verbleibt neben der abstrichgerechten Antibiose die Parazentese zur Wiederherstellung der Mittelohrbelüftung. Von einer rezidivierenden OMA spricht man bei mehr als sechs Ereignissen im Jahr. Hier können ebenfalls eine Parazentese sowie eine Adenotomie (bei Rachenmandelhyperplasie als Ursache der chronischen Tubendysfunktion) angezeigt sein.

Otitis media chronica

Bei der chronischen Mittelohrentzündung ist das **Ohrenlaufen** klinisch das häufigste Leitsymptom, während der Ohrenschmerz meist ausbleibt. Man unterscheidet zwei Formen der Otitis media chronica (s. u.). Beide Formen gehen mit Trommelfelldefekten und Hörverlusten einher.
Die chronische Mittelohrentzündung verlangt sehr häufig eine **operative Therapie.** Neben den sanierenden Maßnahmen sind vor allem die Rekonstruktionen der durch die Entzündungsvorgänge destruierten Strukturen von Interesse. Hierzu gehören in erster Linie die Rekonstruktion des Trommelfells (Myringoplastik) sowie der Paukenhöhle (Ossikuloplastik).

Myringoplastik

Die Trommelfellrekonstruktion erfolgt je nach Lokalisation und Ausmaß der Destruktion durch verschiedene Techniken. Der operative Eingriff kann transmeatal oder über einen retroaurikulären Zugang durchgeführt werden. Als Deckungsmaterialien finden die Temporalisfaszie, Knorpel und/oder Perichondrium vom Tragus und Periost vom Mastoid Verwendung. Für die Wundheilung ist zu beachten, dass all diese Gewebe einen langsamen Stoffwechsel haben, also bradytroph sind. Der Defekt wird meistens von innen unterlegt, um das Risiko des Herausfallens des eingesetzten Materials in den äußeren Gehörgang zu minimieren. Zur postoperativen Stabilisierung wird von außen eine Silikonfolie aufgelegt und der Gehörgang tamponiert.

Ossikuloplastik

Die Wiederherstellung der Schallleitungskette ist abhängig vom Funktionsverlust der beschädigten Strukturen. Bei intaktem und beweglichem Stapes kann eine künstliche Verbindung zwischen Trommelfell und Stapesköpfchen eingesetzt werden (PORP = partial ossicular replacement prosthesis). Anderenfalls muss auch der Stapes ersetzt werden (TORP = total ossicular replacement prosthesis).
Die Rekonstruktionstechniken innerhalb des Mittelohrs (Tympanoplastiken) wurden ursprünglich von **Wullstein** in fünf Typen unterteilt:

- Typ 1: Die Ossikel sind nicht betroffen, es erfolgt eine Myringoplastik.
- Typ 2: Der Hammer ist betroffen, aber das Amboss-Steigbügel-Gelenk ist intakt. Das neue Trommelfell wird auf den langen Ambossfortsatz gelegt.
- Typ 3: Hammer und Amboss sind betroffen, aber der Steigbügel ist intakt. Das neue Trommelfell wird auf den Steigbügelkopf gelegt.
- Typ 4: Auch die Schenkel des Steigbügels sind betroffen, aber seine Fußplatte (also die Knochenschicht im runden Fenster) ist intakt. Die Gehörgangshaut wird über das ovale Fenster gelegt und das neue Trommelfell bedeckt nur den unteren Teil der Paukenhöhle über dem runden Fenster.
- Typ 5: Die Ossikel sind betroffen und die Stapesfußplatte ist knöchern fixiert. Um einen Umweg der Schallübertragung vom Gehörgang zum Innenohr zu ermöglichen, wird der horizontale Bogengang knöchern eröffnet und die Gehörgangshaut darüber gelegt.

Heutzutage sind durch die Weiterentwicklung der OP-Technik fast nur noch die Typen 1 und 3 von klinischer Bedeutung. Dabei wird bei der häufigen Typ-3-Tympanoplastik jedoch meistens eine Prothese zwischen Trommelfell und Stapeskopf oder zwischen Trommelfell und ovalem Fenster eingesetzt.

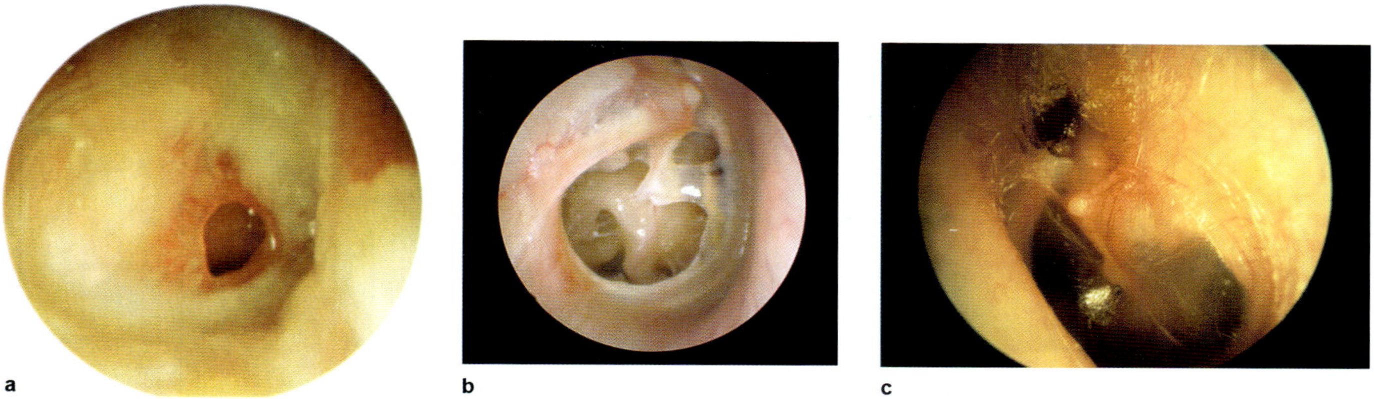

a b c

Abb. 6.2 a) Trommelfell mit chronischer Perforation und entzündlichem Sekret. b) Große mesotympanale Trommelfellperforation bei trockener Otitis media chronica rechts. c) Cholesteatom epitympanal links. [a: E869, b: O639, c: E273]

Chronische mesotympanale Otitis media

Bei dieser auch als chronische Schleimhauteiterung bezeichneten Erkrankung kommt es nach rezidivierenden akuten Otitiden zu Umbauprozessen der mesotympanalen Schleimhaut. Ursachen sind meist eine gestörte Tubenfunktion oder wiederholtes Eintreten von Nässe in die Paukenhöhle (z. B. bei Schwimmern). Es entwickelt sich ein sezernierendes, respiratorisches Epithel. In der Regel besteht eine persistierende zentrale Trommelfellperforation in der Pars tensa ohne Beteiligung des Anulus fibrosus (→ Abb. 6.2a).

Klinik

Der Patient leidet unter einer Schallleitungsschwerhörigkeit. Die Sekretion einer geruchlosen, fadenziehenden, schleimig-eitrigen Flüssigkeit gilt als Leitsymptom. Dabei kann die Otorrhö permanent sein oder sich mit trockenen Phasen abwechseln. Auch die Menge des ausgeschiedenen Sekrets unterliegt starken Schwankungen. Die Paukenschleimhaut erscheint in trockenen Phasen blass bis grau (→ Abb. 6.2b), in Phasen aktiver Sekretion rötlich verdickt.

Therapie

Säuberung und Trockenlegung des Gehörgangs. Nach Abstrich und Antibiogramm Behandlung mit entsprechend wirksamen Ohrentropfen. Bei trockenem Defekt erfolgt eine Tympanoplastik. Eine Beteiligung des Mastoids (Mastoiditis) muss ausgeschlossen werden, um Rezidiven vorzubeugen.

Chronische Knocheneiterung (Cholesteatom)

Zur chronischen Knocheneiterung kommt es meist durch lang anhaltende Tubenfunktionsstörung. Durch den Unterdruck in der Paukenhöhle bilden sich im Trommelfell Retraktionstaschen. Prädilektionsstellen hierfür finden sich im hinteren oberen Quadranten der Membran (Pars flaccida, daher auch „Flaccidacholesteatom" genannt). Durch Abschnürung wird Plattenepithel in der Paukenhöhle eingeschlossen und ein Defekt im Trommelfell verbleibt. Dieser Defekt ist randständig, der Anulus ist zerstört. Die Epithelmassen werden von einer Schicht verhornenden Plattenepithels umgeben, die wiederum einer Perimatrix aus Granulationsgewebe aufliegt. Durch die entzündlichen Prozesse kommt es zum Abbau des ortsständigen Knochens sowie eventuell der Ossikelkette.

Klinik

Neben einer Schallleitungsschwerhörigkeit fällt ein schmierig-eitriger Belag auf Trommelfell und Gehörgang auf, der auch nach sorgsamer Ohrtoilette fötid riecht (→ Abb. 6.2c). Das Sekret hat eine bröckelige Konsistenz und ist nicht schleimig-fadenziehend. Schmerzen bestehen meist nicht, eher wird über Druckgefühl geklagt.

Therapie und Komplikationen

Ein Cholesteatom muss operativ behandelt werden, da es sich um einen progressiven destruierenden Prozess handelt. Neben der Zerstörung der Gehörknöchelchen kann es auch zur Ausbildung einer Bogengangsfistel kommen. Einbrüche in den Fazialiskanal (Fazialisparese!) oder intrakranielle Abszessbildung gelten als weitere verheerende Komplikationen. Durch eine Operation müssen die Entfernung des Cholesteatomsacks, die Ausheilung der Knocheneiterung sowie die Wiederherstellung der Ossikelkette und des Trommelfells sichergestellt werden. In manchen Fällen ist eine operative Rekonstruktion des Schallleitungsapparates nicht möglich. Dann kommen die kürzlich entwickelten, aktiven Mittelohrimplantate (= implantierbare Hörgeräte) zum Einsatz (→ Kap. 13).

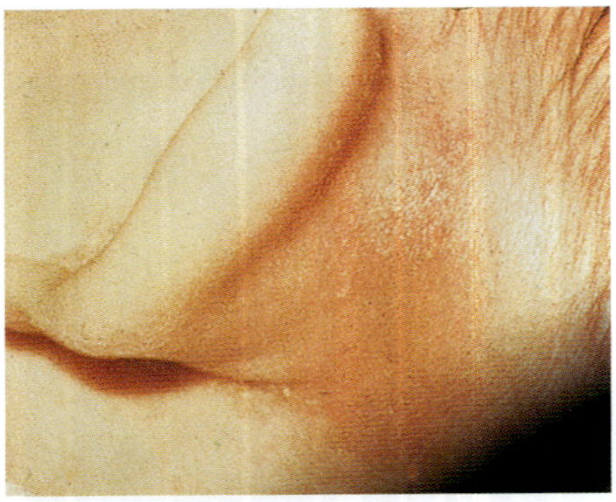

Abb. 6.3 Mastoiditis. Das Ohr erscheint abstehend, Ausbildung eines subperiostalen Abszesses. [M477]

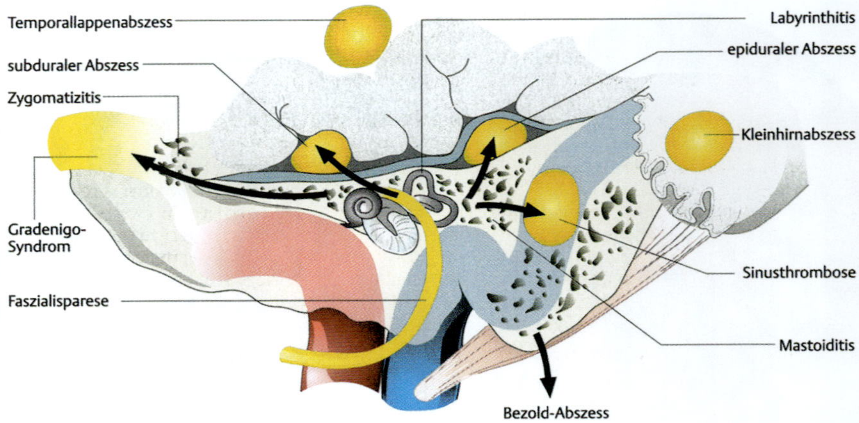

Abb. 6.4 Komplikationen nach Mittelohrinfektion [E870]

Komplikationen der Otitis media

Heutzutage sind durch Verwendung von Antibiotika zur Behandlung der Otitis media deren Komplikationen eher selten. Trotzdem stellen sie einen akuten HNO-ärztlichen Notfall dar. Daher bedarf es im Zweifelsfall schnellstmöglicher Aufklärung und Therapie. Als häufigste Komplikation gilt die Mastoiditis, die vor allem bei Kindern und Säuglingen im Anschluss an eine akute Otitis media auftreten kann (→ Abb. 6.3). Man unterscheidet extrakranielle und intrakranielle Komplikationen (→ Abb. 6.4).

Extrakranielle Komplikationen

Mastoiditis

Hierbei kommt es zu einer Entzündung der Zellen des Warzenfortsatzes. Ist nur die Schleimhaut betroffen, spricht man von einer **Begleitmastoiditis,** die recht häufig nach Mittelohrerkrankungen beobachtet wird. Kommt es auch zur Entzündung der Knochenstrukturen, handelt es sich um die Mastoiditis im engeren Sinne. Ihre Entstehung wird durch erschwerten Sekretabfluss, erhöhten Pneumatisationsgrad, Abwehrschwäche des Patienten sowie die Virulenz der Erreger begünstigt.

Klinik

Es bestehen die Symptome der akuten Otitis media (pulsierende Schmerzen, Schwerhörigkeit) weiter, dazu steigt auch das Fieber wieder an, und der Patient wird tachykard. Zudem kommt es zu einer **ödematösen geröteten Schwellung** hinter der Ohrmuschel (Ohr erscheint abstehend), einem **Druckschmerz** über dem Mastoid sowie einer **Otorrhö.** Typisch ist eine subkutane, tastbare Fluktuation hinter der Ohrmuschel (= subperiostaler Abszess). Otoskopisch kann sich eine Rötung der hinteren Gehörgangswand erkennen lassen. Durch Entzündungsprozesse im benachbarten Antrum kann der Gehörgang außerdem abgesenkt wirken.

Therapie

Bei Beteiligung der knöchernen Strukturen (Beurteilung durch CT) muss eine **Mastoidektomie,** immer kombiniert mit Paukenröhrcheneinlage und intravenöser Antibiotikagabe, durchgeführt werden. Kam es zu einem Übergreifen auf Jochbeinzellen (Zygomatizitis) oder Zellen des Felsenbeins (Petrositis), sind diese ebenfalls vollständig auszuräumen. Als Zugang dient ein retroaurikulärer Hautschnitt. Eine konservative systemische antibiotische Therapie ist nur bei Vorliegen eines Frühstadiums mit ausschließlicher Schleimhautbeteiligung zu empfehlen, und dann nur unter engmaschiger ärztlicher Kontrolle. Es sollte bedacht werden, dass sich andere, auch intrakranielle Komplikationen oft auf dem Boden einer Mastoiditis entwickeln.

Fazialisparese

Bei Kindern kann es schon durch eine akute Otitis media zur einseitigen Fazialislähmung kommen (→ Kap. 7). Sie wird durch eine direkte entzündliche Beteiligung des Hirnnervs bedingt und betrifft so zumeist den tympanalen Anteil. Durch intrakranielle Ausbreitung können neben dem N. facialis auch alle anderen Hirnnerven durch otogene Komplikationen in Mitleidenschaft gezogen werden!

Labyrinthitis

Durch das Übergreifen der Entzündungsprozesse einer Otitis media auf das Innenohr kommt es zu einer **serösen Labyrinthitis.** Das Labyrinth ist dabei selbst nicht infiziert, es handelt sich lediglich um eine Begleitentzündung, ausgelöst durch die freigesetzten Mediatoren und Toxine. Der Patient leidet unter Drehschwindel, Schallempfindungsschwerhörigkeit und Erbrechen, außerdem findet sich ein Spontannystagmus, meist zur kranken Seite (Reiznystagmus). Die seröse Labyrinthitis kann vollständig ausheilen oder in eine **eitrige Labyrinthitis** übergehen. Hierbei hat sich auch das Innenohr mit Erregern infiziert. Die Symptome sind noch ausgeprägter, der Spontannystagmus weist jetzt meist zur gesunden Seite (Ausfallnystagmus). Durch Fortschreiten der Erreger zum inneren Gehörgang besteht die Gefahr einer Meningitis.

Therapie

Zusätzlich zur parenteralen Antibiose muss das Mittelohr durch eine Paukendrainage und eventuell Mastoidektomie entlastet werden. Unterstützend werden Kortikosteroide eingesetzt. Bei einer eitrigen Labyrinthitis bleibt immer ein Residualschaden zurück!

Intrakranielle Komplikationen

Otogene Meningitis

Nach eitrigen Mittelohrentzündungen kann die Entzündung auf die weichen Hirnhäute übergreifen und so eine Meningitis auslösen. Als Ausbreitungswege kommen hierfür Blutgefäße (Diploevenen), das Labyrinth selbst oder Knochenlücken infrage. Vor allem bei Pneumokokkenmeningitiden mit unklarem Infektionsfokus sollte das Ohr genauestens untersucht werden, da hier häufig der Ausgangspunkt liegt.

Klinik

Der Patient leidet initial unter Fieber und Kopfschmerz. Später kommt es zu Verwirrtheit, Unruhe und Erbrechen sowie Nackensteife. Die Diagnose wird klinisch und per Lumbalpunktion gestellt. Durch ein CT kann ein eventuell bestehender Hirnabszess ausgeschlossen werden.

Therapie
Sofortige parenterale Gabe von Antibiotika. Nach Stabilisierung des Allgemeinzustands folgt eine Mastoidektomie zur diagnostischen Abklärung und therapeutischen Sanierung des Infektionsherds. Rezidivierende Meningitiden verlangen nach einer HNO-ärztlichen Untersuchung der Ohren und der Nasennebenhöhlen, um den Infektionsfokus zu lokalisieren.

Intrakranielle Abszesse

Intrakranielle Abszesse gehören zu den schwerwiegendsten Komplikationen, die mit einer Mittelohrentzündung einhergehen können. Häufiger findet sich Abszessbildung allerdings nach chronischer Knocheneiterung (Cholesteatom). Durch die direkte Ausbreitung einer Mittelohrinfektion in die mittlere oder hintere Schädelgrube bilden sich **Extraduralabszesse.** Sie stehen nicht mit dem Liquorraum in Verbindung und sind daher – abgesehen von der Grunderkrankung – je nach Größe eher symptomarm. Wird auch die Dura durchbrochen, kommt es zu **Subduralabszessen** im Arachnoidalraum. Hier zeigen sich Beschwerden ähnlich einer Meningitis oder einem Empyem. Auf dem Boden dieser Abszesse oder über Gefäßbahnen schließlich kann sich auch in der weißen Substanz ein Herd bilden. Intrakranielle Abszesse **neigen zur Kapselbildung.**

Schläfenlappenabszess
Abszesse des Temporallappens gehen meist vom Tegmen tympani aus, wo die knöcherne Schädelbasis oft sehr dünn oder durchlässig ist. Im **Initialstadium** klagt der Patient über plötzliches Erbrechen bei geringem Krankheitsgefühl, Kopfschmerzen, Fieber. Zusätzlich finden sich anamnestisch häufig vorangegangene Beschwerden einer Mittelohrentzündung (Otalgie, Otorrhö). Nach einer Latenzzeit von mehreren Wochen erfolgt der Übergang in das **manifeste Stadium:** Bewusstseinstrübung und spezifische Herdsymptomatik. Zu Letzterer gehören bei Schläfenlappenabszess Aphasien (sensorisch und amnestisch), Krämpfe und Hirndruckzeichen (Bradykardie, Lähmungen, Stauungspapillen).

Therapie
Bei der Beseitigung der Infektionsquelle wird der Abszess operativ eröffnet und drainiert oder, bei tieferen Abszessen, eine transkranielle Punktion durchgeführt. In jedem Fall muss parallel mit hoch dosierten Antibiotika behandelt werden. Unbehandelt kann der Abszess in das Unterhorn des Seitenventrikels einbrechen.

Kleinhirnabszess
Dieser geht meist von der hinteren Schädelgrube aus. Er findet sich seltener als der Schläfenlappenabszess, kann aber während oder nach Mastoiditis auftreten. Neben erhöhten Hirndruckzeichen bestimmen Ataxien, Hirnnervenausfälle und Gleichgewichtsstörungen das klinische Bild. Kleinhirnabszesse bilden seltener Kapseln und sind daher unbehandelt meist letal. Die Therapie ist analog zum Schläfenlappenabszess.

Sinusvenenthrombose

Nach Mastoiditis oder Cholesteatom kann es zur Thrombophlebitis des Sinus sigmoideus oder des Bulbus der V. jugularis kommen. Der infizierte Thrombus streut und führt zur otogenen Sepsis. Außerdem verlegt er die Ausflussbahn und erhöht den Hirndruck. Klinisch besteht das Bild einer Sepsis mit Fieber, Schüttelfrost und schlechtem Allgemeinbefinden. Die Therapie basiert auf Heparingabe, nur noch selten Mastoidektomie mit operativer Entfernung des Thrombus.

Zusammenfassung

- Die akute Otitis media hat einen starken, häufig pulsierenden Ohrenschmerz als Leitsymptom.
- Das Cholesteatom verursacht – im Gegensatz zur mesotympanalen Otitis media chronica – einen randständigen Trommelfelldefekt und eine fötide Otorrhö.
- Beim Cholesteatom ist eine operative Behandlung obligat.
- Die Tympanoplastik rekonstruiert zerstörte Strukturen des Schallleitungsapparats unter Einsatz körpereigener oder prothetischer Materialien.
- Die Mastoiditis ist die häufigste Komplikation einer Mittelohrentzündung und als Notfall HNO-ärztlich abzuklären.
- Neben der Fazialisparese können auch andere Hirnnervenlähmungen otogenen Ursprungs sein.
- Intrakranielle Komplikationen können auch ohne otologische Symptome auftreten.
- Neben der Beseitigung des Infektionsherds müssen parallel die Folgeschädigungen behandelt werden.
- Bei septischem Krankheitsbild im Zusammenhang mit Otitis muss eine Sinusthrombose ausgeschlossen werden.

7 Gesichtslähmung

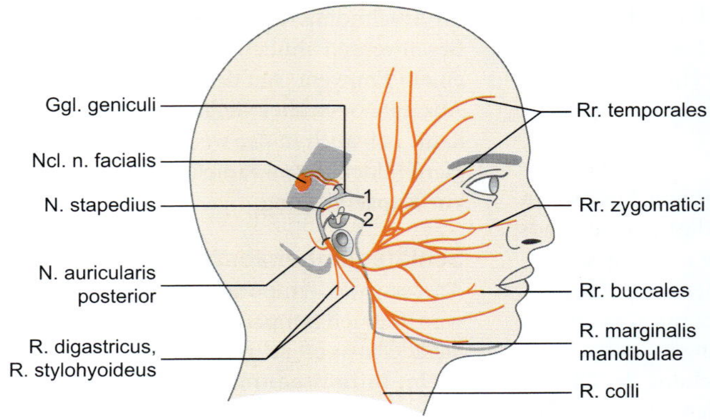

Abb. 7.1 Verlauf des N. facialis und seiner Äste [L231]

Der N. facialis ist der einzige Hirnnerv mit allen Faserqualitäten. In seinem Verlauf (→ Abb. 7.1) gibt er sowohl sekretorische als auch motorische Fasern ab und führt sensorische und sensible Informationen aus der Peripherie zum ZNS. Motorische Funktionseinschränkungen stellen sich häufig schon auf den ersten Blick eindrücklich dar. Intrakraniell ziehen Fasern des Tractus corticonuclearis vom Gyrus precentralis zu den motorischen Fazialiskernen im Hirnstamm. Während die Fasern für die Innervation von Auge und Mund vollständig kreuzen, verlaufen die Fasern für die motorische Innervation der Stirn gekreuzt und ungekreuzt. Einseitige Schädigungen in diesem **supranukleären** Bereich führen daher nur zu Lähmungen im kontralateralen Auge-Mund-Bereich, das Stirnrunzeln ist weiterhin beidseits möglich (zentrale Gesichtslähmung). Vor Austritt aus dem Hirnstamm winden sich die Fasern als inneres Fazialisknie um den Abduzenskern. Die Fasern lagern sich dem N. intermedius an und ziehen zusammen mit dem VIII. Hirnnerv durch den Meatus acusticus internus. Im Ganglion geniculi **(1. Fazialisknie)** gehen die parasympathischen Fasern für die Versorgung der Tränen- und Nasenschleimhautdrüsen als N. petrosus major ab. Die restlichen Anteile ziehen durch das Mittelohr Richtung Mastoid und bilden dort das **2. Fazialisknie.** Es zweigt der N. stapedius zum M. stapedius ab, dann die Chorda tympani, die parasympathische Fasern zu den Gll. submandibularis und sublingualis und Geschmacksfasern über den N. lingualis zur vorderen Zunge bringt. Danach verlässt der N. facialis durch das Foramen stylomastoideum die Schädelbasis und verzweigt sich in seine motorischen Endäste zur mimischen Muskulatur und einige sensible Fasern zur Versorgung der hinteren Gehörgangswand (N. auricularis posterior).

Die verschiedenen Faserqualitäten des N. facialis und sein großes Innervationsgebiet zeugen von seiner herausragenden Bedeutung im Bereich des Nervensystems. Hierzu gehören:

- **Motorische Innervation** der mimischen Gesichtsmuskulatur, des M. stapedius, des M. stylohyoideus, des hinteren Bauchs des M. digastricus und des Platysmas
- **Sekretorische Innervation** der Tränen- und Nasenschleimhautdrüsen, der Gll. submandibularis und sublingualis
- **Sensorische Innervation** der Geschmacksknospen der vorderen zwei Drittel der Zunge über die Chorda tympani
- **Sensible Innervation** der hinteren Gehörgangswand

Klinik und Diagnostik

Um die Ursache und die Lokalisation einer Schädigung zu bestimmen, ist eine genaue Befragung des Patienten notwendig. Dabei spielen der Verlauf der Lähmung (plötzlicher Eintritt, allmähliche Symptomatik), der Grad der Lähmung (komplett, inkomplett) sowie eventuelle Zusatzsymptome (Ohrenschmerzen, Geschmacksstörungen etc.) eine Rolle. Berichtet der Patient von Tränensekretion beim Essen, spricht man von „Krokodilstränen", wie sie bei Nervenfehlregeneration auftreten können. Vorangegangenen Traumen, Operationen oder Infektionen (vor allem auch Zeckenbissen!) muss besondere Aufmerksamkeit geschenkt werden, da sie als häufige Auslöser einer Fazialisschädigung gelten. Ebenfalls gilt es Allgemeinerkrankungen (Diabetes, bekannte Tumorleiden etc.) auszuschließen.

Bei der **klinischen Untersuchung** ergeben sich für den Arzt anhand der Ausfallserscheinungen Hinweise auf den Ort der Schädigung. Generell sollte eine gründliche HNO-ärztliche Untersuchung mit besonderem Augenmerk auf Ohrsymptomatik und Ausfälle anderer Hirnnerven durchgeführt werden. Man spricht bei eingeschränkter Funktion von einer Parese, bei kompletter Lähmung von einer Paralyse. Anhand der Funktionsfähigkeit der mimischen Muskulatur kann die Unterscheidung zwischen peripherer und zentraler Parese getroffen werden. Ist der Patient noch in der Lage, die Stirn zu runzeln, liegt eine Schädigung im **zentralen** (supranukleären) Bereich der motorischen Bahn vor. Ist die ganze Gesichtshälfte gelähmt, liegt die Störung peripher der Nervenkerne auf der ipsilateralen Seite: **periphere Fazialisparese.** Hyperakusis und ausgefallener Stapediusreflex deuten auf Ausfall des N. stapedius hin. Mit dem **Schirmer-Test** misst man durch einen Filterpapierstreifen die Tränensekretion. Eine Seitendifferenz von mehr als 30 % ist bei Läsionen zentral des N. petrosus major bzw. des Ggl. geniculi zu erwarten. Bei pathologischer Geschmacksprüfung sind die Chorda tympani oder der N. facialis oberhalb ihres Abgangs betroffen. Ebenso kann die Speichelproduktion der Gll. submandibulares untersucht werden. Dafür müssen allerdings die Ausführungsgänge sondiert und deren Fluss gemessen werden (Sialometrie), ein relativ aufwendiges, wenig gebräuchliches Verfahren. Zu den Methoden zur Objektivierung einer Fazialisparese gehören die **Elektromyografie (EMG)** und die **Elektroneuronografie (ENoG).** Bei der EMG werden die Aktionspotenziale der mimischen Muskulatur nach willkürlicher Innervation gemessen und mit der Gegenseite verglichen. Die ENoG misst das Summenaktionspotenzial der Gesichtsmuskulatur nach Reizung von außen und vergleicht dieses ebenfalls mit der gesunden Seite. Diese Untersuchungsmethoden sind auch für die Einschätzung der Prognose hilfreich.

Idiopathische periphere Gesichtslähmung (Bell-Parese)

Bei der häufigsten Form der Fazialislähmung handelt es sich um eine Ausschlussdiagnose. Es werden infektiös-entzündliche Faktoren diskutiert, doch konnte bisher noch keine eindeutige Ätiologie bewiesen werden.

Klinik

Es bestehen normalerweise keine Einschränkungen des Allgemeinbefindens und kein Fieber. Auffallend ist eine Häufung bei Diabetes und Schwangerschaft. Die Parese setzt **akut** innerhalb weniger Stunden als meist **einseitige, komplette, periphere Fazialislähmung** ein. Nebensymptome sind Geschmacksverlust, eingeschränkte Tränensekretion sowie in manchen Fällen Hyperakusis. Bei inkompletter Parese bessert sich die Symptomatik meist von selbst nach einigen Wochen, oft kommt es zur vollständigen Erholung. Bei kompletter Lähmung dauert dieser Prozess einige Monate, und häufig verbleiben Restsymptome. Finden sich bei kompletter Fazialisparese im EMG einige Potenziale, so ist eine Erholung wahrscheinlicher.

Therapie

Kortikosteroide (z. B. Prednisolon 60 mg für 5 Tage mit folgender täglicher Reduktion um 10 mg) und mimische Übungen beeinflussen die Erholungsrate positiv. Es gilt außerdem das Auge vor Austrocknung zu schützen, da dieses durch den inkompletten Lidschluss ständig Tränenflüssigkeit verliert und die Hornhaut nicht benetzt wird. Dafür kommen Uhrglasverbände, Tropfen sowie langfristig Gewichtsimplantationen in das Oberlid und plastische Augenlidoperationen infrage. Auch die Gesichtsasymmetrie im Bereich der Stirn und Mundwinkel kann bei ausbleibender Erholung chirurgisch durch Brow-Lift und Zügelplastik operativ behandelt werden.

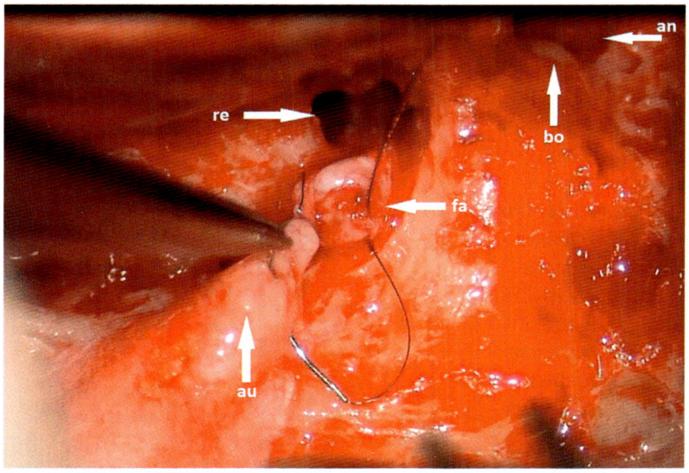

Abb. 7.2 Mikrochirurgische Rekonstruktion des N. facialis links nach Resektion eines Fazialisschwannoms mit Nervdurchtrennung. Der Blick in die Mastoidhöhle zeigt den proximalen Stumpf des N. facialis (fa) bei seinem Austritt aus der Paukenhöhle sowie den vom Hals entnommenen N. auricularis magnus (au) bei der Naht der Anastomose. Die Naht erfolgt mit 10–0 Nylon-Faden. Kranial des N. facialis liegt der horizontale Bogengang (bo) sowie der Blick ins Antrum mastoideum (an). Kaudal des N. facialis ist der Recessus facialis (re) eröffnet mit Blick in die Paukenhöhle von hinten. [O639]

Traumatische Fazialisparese

Nach Schädelbasisfrakturen, Weichteilschädigungen, scharfen oder stumpfen Gesichtstraumen sowie nach Operationen kann es zu Schädigungen des N. facialis kommen. Treten dabei Lähmungserscheinungen sofort auf, wurden die Faserstrukturen direkt durch das Trauma geschädigt, meist zerrissen. Bei langsamen fortschreitenden Funktionsverlusten sind eher Kompressionsvorgänge durch Weichteilschwellungen und Hämatome als Ursache anzusehen. Während bei letzterem Zustand erst die Abschwellung abgewartet bzw. mit Kortikosteroiden unterstützt werden sollte, ist bei direkter traumatischer Schädigung eine sofortige operative Dekompression/Nervrekonstruktion indiziert (→ Abb. 7.2).

Andere Ursachen einer Fazialisparese

Infektiöse Ursachen dürfen bei unklarer Problematik nicht aus den Augen gelassen werden. Vor allem otogene Infektionen greifen durch die nahe Beziehung zum Nervenverlauf häufig auf diesen über. Auch an eine Infektion mit Herpes-Zoster-Viren muss gedacht werden (Ramsay-Hunt-Syndrom). Meist findet man hierbei als zusätzliches Symptom im Bereich der Ohrmuschelhaut Ansammlungen von Bläschen. Auch eine Borreliose verursacht in manchen Fällen Fazialisparesen. **Tumoren** können Paresen durch direktes Wachstum innerhalb der Nervenstruktur selbst auslösen (Fazialisneurinom) oder durch tumorbedingtes Wachstum benachbarter Strukturen zu Kompressionen führen (Parotistumoren, Meningeome, Vestibularisschwannom).

Zusammenfassung

- Die Ausfallserscheinungen geben Informationen über Lokalisation der Schädigung.
- Bei der einseitigen zentralen Gesichtslähmung ist das Stirnrunzeln noch möglich.
- Es muss immer eine vollständige HNO-ärztliche Untersuchung erfolgen.
- Die Bell-Parese ist eine Ausschlussdiagnose.
- Parotistumoren können sich als Fazialisparese darstellen.

Schwindel lässt sich nur schwer als einheitliches Symptom definieren. Es handelt sich generell um ein subjektives Missempfinden, oft ausgelöst durch Verarbeitung widersprüchlicher sensorischer Reize. Zugrunde liegen kann einerseits eine Funktionsstörung des peripheren sensorischen Systems – Auge, Vestibularorgan oder propriozeptives System – oder eine Störung der zentralen Verarbeitung auf Höhe des Hirnstamms oder des Kleinhirns (→ Abb. 8.1). Schwindel tritt allerdings auch physiologisch auf. So kann es während oder nach Bewegungen zu Scheinempfindungen kommen, die nicht dem eigentlichen Ausmaß der vollführten Bewegung entsprechen. Ebenso kann es bei übermäßiger Reizung, z. B. während einer Schifffahrt, durch gleichzeitige oder gegenläufige Meldungen verschiedener Systeme zum subjektiven Missempfinden kommen. Man spricht dann von einer **Kinetose** oder auch von Reisekrankheit. Letztlich sei auch der physiologische **Höhenschwindel** erwähnt, bei dem es zum Konflikt zwischen vestibulär und propriozeptiv wahrgenommener Stabilität und optisch empfundener „Haltlosigkeit" kommt.
Ist der Patient in der Lage, ein Richtungs- oder Bewegungsmoment seines Schwindels zu bestimmen, spricht man von einem **systematischen Schwindel.** Dieser wird meist durch Störungen im Bereich der peripheren Systeme ausgelöst und äußert sich als Drehschwindel oder als Liftschwindel. Schwankschwindel, Unsicherheitsgefühl oder gar Bewusstseinstrübung spricht hingegen eher für eine Störung bei der zentralen Verarbeitung der eintreffenden Reize, man spricht von **unsystematischem Schwindel.**
Für die systematische Anamnese beim Leitsymptom Schwindel hat sich die **ADAC-Regel** bewährt:

- **A** = Art (Drehen, Schwanken, Benommenheit)
- **D** = Dauer (Sekunden, Minuten, Stunden, attackenartig oder andauernd)
- **A** = Auslöser (Lageänderungen, laute Geräusche, schnelle Bewegungen)
- **C** = Co-Symptome (Hörminderung, Tinnitus, Ohrdruck, Übelkeit)

Des Weiteren muss der Patient nach internistischen und neurologischen Vorerkrankungen befragt werden.
Eine gründliche Anamnese hilft gerade bei einem so weitläufigen Symptom wie Schwindel bei der Eingrenzung möglicher Differenzialdiagnosen.

Diagnostik

Um eine Mittelohrerkrankung als Ursache nicht zu übersehen, müssen beide Trommelfelle inspiziert werden. Mit der Frenzel-Brille wird auf Spontan- und Provokationsnystagmus sowie auf Lage- und Lagerungsnystagmus untersucht (→ Kap. 3). Die Richtung des Nystagmus wird nach der Richtung der schnellen Augenbewegung benannt. Auch willkürliche Augenbewegungen (Blickfolge, Sakkaden) werden untersucht. Der vestibulookuläre Reflex des horizontalen Bogengangs wird durch den Kopfimpulstest nach Halmagyi geprüft: Während der Patient die Nasenspitze des Untersuchers fixiert, dreht dieser den Kopf des Patienten ruckartig zur Seite; eine Korrektursakkade bei Kopfdrehung zu einer Seite zeigt ein peripher-vestibuläres Defizit dieser Seite an.
Eine neurologische Untersuchung, vor allem der Hirnnerven und der Kleinhirnfunktion, sowie ein cMRT dienen zur Diagnose neural bedingter Funktionsstörungen. Ein optisch kompensierter Schwindel kann z. B. durch den **Romberg-Versuch** demaskiert werden (→ Kap. 3). Bei propriozeptiven oder vestibulären Funktionseinschränkungen kommt es dabei zu erhöhter Fallneigung. Letztlich sollte es zur Überprüfung der kardiovaskulären Funktion und deren Lageabhängigkeit kommen: Schwindelanfälle mit Bewusstseinseinschränkungen etwa haben fast immer eine kardiale Arrhythmie als Ursache.

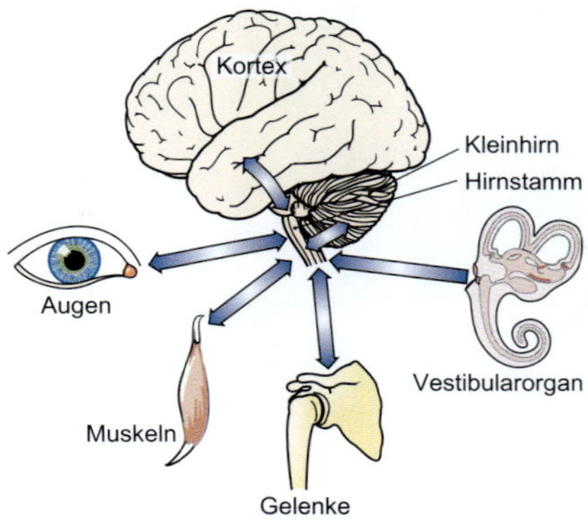

Abb. 8.1 Gleichgewichtskontrolle: Durch das Zusammenspiel von optischen, propriozeptiven und vestibulären Informationen kann das ZNS einen Gleichgewichtszustand herstellen. Bei widersprüchlichen Wahrnehmungen der einzelnen Systeme kommt es zu Schwindel. [L141]

Periphere vestibuläre Funktionsstörungen

Die unterschiedlichen Ursachen der peripheren vestibulären Funktionsstörungen sind in → Tab. 8.1 dargestellt.

Entzündliche Prozesse des Mittelohrs

Sowohl die akute als auch die chronische Mittelohrentzündung können Auslöser für Gleichgewichtsstörungen sein. Bei einer akuten Mittelohrentzündung sollte eine Parazentese durchgeführt werden, um die Paukenhöhle zu entlasten und die weitere Ausbreitung der Entzündung auf das Innenohr zu verhindern. Vestibuläre Störungen im Rahmen eines chronischen Mittelohrprozesses müssen den Verdacht auf ein Cholesteatom mit Perilymphfistel lenken. Häufig findet sich hierbei Schwindel mit Nystagmus bei Druckerhöhung im Gehörgang, da der Druck wegen der Knochenarrosion direkt auf das Labyrinth übertragen wird **(Fistel-Symptom).**

Akuter einseitiger Vestibularisausfall – Neuritis vestibularis

Wie beim akuten Hörsturz lässt sich auch für diese Erkrankung keine genaue Ursache ermitteln. Sie tritt häufig im Anschluss an einen grippalen Infekt auf; es werden metabolische, vaskuläre oder autoimmunologische Ätiologien diskutiert.

Klinik

Der Patient empfindet einen starken Drehschwindel (mit Übelkeit/Erbrechen) mit einem deutlichen Spontannystagmus zur gesunden Seite („Ausfallnystagmus"). Dieser Nystagmus verstärkt sich beim Blick in die Nystagmusrichtung. Erholt sich der Patient, kann der Nystagmus allerdings seine Richtung ändern („Erholungsnystagmus"). Es besteht initial eine Fallneigung zur gesunden Seite, die jedoch durch vestibulospinale Haltungsreflexe überkompensiert wird, sodass oft eine sichtbare Fallneigung zur erkrankten Seite resultiert. Begleitsymptome wie

Tab. 8.1 Ursachen peripherer vestibulärer Funktionsstörungen

Erkrankung	Mechanismus
Benigner paroxysmaler Lagerungsschwindel	Canalolithiasis
Hydropische Ohrerkrankung (Morbus Menière)	Endolymphhydrops
Neuritis vestibularis	Wohl Autoimmunerkrankung
Labyrinthitis (z. B. Begleitlabyrinthitis bei Otitis media acuta)	Entzündung
Perilymphfistel	Verlust von Perilymphe, Druckübertragung
Felsenbeinfraktur, postoperativ	Trauma
Vestibularisschwannom	Tumor
Bilaterale Vestibulopathie (z. B. nach Aminoglykosidtherapie)	Toxizität

Ohrenschmerz, Hörverlust etc. fehlen! Beim klinischen Bild dieses akuten vestibulären Syndroms ist die diagnostische Abgrenzung zum Apoplex wichtig. Hierfür muss der Kopfimpulstest durchgeführt werden, um eine schnelle Bestätigung des vestibulären Defizits zu erreichen. Auch die kalorische Nystagmografie bestätigt das vestibuläre Defizit.

Therapie

Kortisonstoßtherapie (z. B. Prednisolon 250 mg i. v. über 5 Tage) zur Eindämmung des Entzündungsprozesses sowie vestibuläres Training zur Förderung der Kompensation. Symptomatisch bei Erbrechen Antiemetika (z. B. Dimenhydrinat).

Benigner paroxysmaler Lagerungsschwindel – BPLS

Diese Erkrankung hat vermutlich mechanische Ursachen: Kalzitpartikel (Otolithen), die sich aus der Makula gelöst haben, schwimmen im hinteren Bogengang (selten im horizontalen). Bei Lageänderung folgen sie der Schwerkraft und lösen eine Endolymphbewegung aus, die zur Reizung der Cupula führt (= Canalolithiasis).

Klinik

Der Patient leidet an lageabhängigen Drehschwindelanfällen. Diese dauern Sekunden bis wenige Minuten an, zeigen einen typischen Crescendo-Decrescendo-Charakter und sind von einem rotierenden Nystagmus begleitet. Nach längeren Ruhepausen (z. B. frühmorgens) sind die Symptome besonders ausgeprägt. Die Diagnose erfolgt mit dem Lagerungsmanöver nach Dix-Hallpike (→ Abb. 3.3).

Therapie

Therapeutische Lagerungsmanöver sind in den meisten Fällen erfolgreich. Sie bewirken eine Zerkleinerung der Partikel sowie deren Transport aus dem Bogengang heraus in das Vestibulum. Oft bessert sich im Laufe der Zeit die Symptomatik spontan. In seltenen therapieresistenten Fällen kann eine operative Okklusion des posterioren Bogengangs indiziert sein.

Hydropische Ohrerkrankung (Morbus Menière)

Der Morbus Menière ist definiert als das idiopathische **Syndrom des endolymphatischen Hydrops.** Dieser kann sowohl primär (idiopathisch) als auch sekundär im Rahmen verschiedener Innenohrläsionen auftreten. Aufgrund der mannigfaltigen klinischen Manifestationen des endolymphatischen Hydrops hat sich für diese Erkrankung der Begriff „Hydropische Ohrerkrankung" etabliert. (→ Abb. 8.2). Es ist noch nicht klar, ob dieser durch eine Überproduktion von Endolymphe, einen Abflussstau oder eine Resorptionsstörung zustande kommt. Vermutlich spielt eine Funktionsstörung des Saccus endolymphaticus dabei eine wichtige Rolle. Der Hydrops drückt auf die Reissner-Membran, an besonders schwachen Stellen (Schneckenspitze, → Abb. 1.2) kommt es vermutlich zur Ruptur. Dabei mischt sich Endolymphe mit Perilymphe, der Ausfall des Hörorgans sowie Schwindelanfälle sind die Folge. Betroffen sind vor allem Patienten in der 3.–5. Dekade. Der Hydrops nimmt im Laufe der Erkrankung zu. Er kann heute mittels kontrastverstärktem MRT nachgewiesen werden und damit die Diagnose sicher bestätigen (→ Abb. 8.3).

Klinik

Der Morbus Menière äußert sich typischerweise durch die **Trias** von **anfallsartigen Schwindelattacken, einseitigem Hörverlust** sowie **einseitigem Tinnitus.** Diese Symptome sind meistens gleichzeitig vorhanden! Der Schwindel dauert minuten- bis stundenlang und ist oft mit Nausea und Erbrechen vergesellschaftet. Der Hörverlust stellt sich im Audiogramm klassisch zunächst als Tieftonschwerhörigkeit dar (→ Abb. 2.1), später sind alle Frequenzen betroffen. Auch der vestibuläre Funktionsverlust nimmt über die Jahre zu. Der Tinnitus kann konstant vorhanden sein, ändert aber seine Intensität im Anfall.

Therapie

Ein akuter Anfall wird mit Bettruhe und Antivertiginosa bzw. Antiemetika behandelt. Als Prophylaxe kommen zunächst konservative und minimal-invasive Maßnahmen zum Einsatz, z. B. salzarme Ernährung, Antivertiginosa, intratympanale Steroidgaben, Paukendrainage und lokale Drucktherapie. Die überholte Standardtherapie mit Betahistin ist dabei genauso wirksam wie ein Placebo. In hartnäckigen Fällen kann eine Shunt-Operation des Saccus endolymphaticus (Saccotomie) durchgeführt werden. Eine weitere Möglichkeit besteht in der Gentamycin-Injektion in die Paukenhöhle. Dies führt zur Zerstörung vestibulärer Sinneszellen und damit zur sehr effektiven Unterdrückung der Schwindelattacken, bei geringem Risiko der Hörschädigung. Ultima Ratio ist die Labyrinthektomie oder die vestibuläre Neurektomie.

Traumatische Störungen

Zu Störungen des Gleichgewichts kann es auch nach Frakturen der Schädelknochen kommen, vor allem des Felsenbeins. Auch stumpfe Kopftraumen mit Commotio oder Contusio labyrinthi gehen mit Schwindel einher. Häufig kommt es hier zum Auftreten von BPLS. Generell sind auch Operationen im Bereich des Innenohrs (z. B. Cochleaimplantation, Stapesplastik) mit dem Risiko eines iatrogenen Traumas der Gleichgewichtsorgane behaftet.

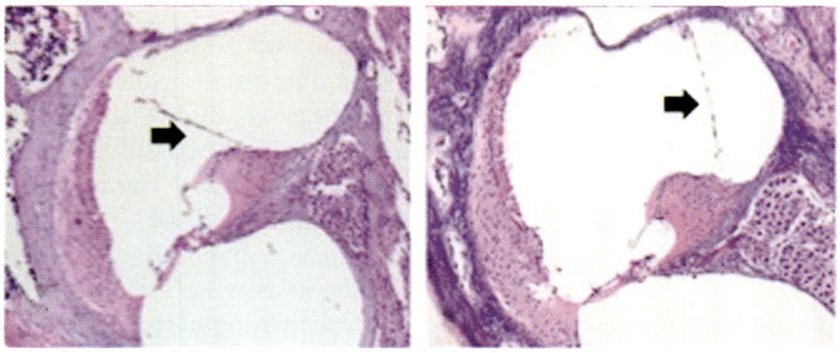

Abb. 8.2 Endolymphatischer Hydrops im Innenohr. Die Pfeile markieren die Dehnung der Reissner-Membran, der endolymphatische Raum ist massiv erweitert. [F1011-001]

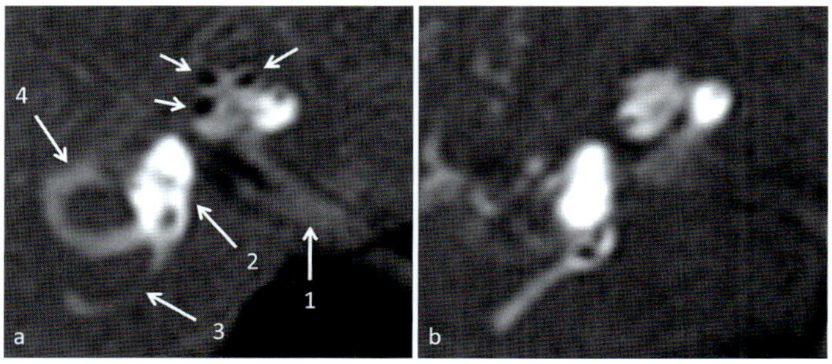

Abb. 8.3 Kontrastverstärktes MRT des rechten Innenohrs: Der Perilymphraum ist weiß, der Endolymphraum schwarz dargestellt. Beim Patienten mit Hydropischer Ohrerkrankung (a) zeigt sich deutlich eine massive Erweiterung des Ductus cochlearis (kleine Pfeile). Beachte die stärkere Ausprägung des Hydrops im apikalen Bereich der Cochlea, verglichen mit der basalen Cochlea. 1 = N. vestibulocochlearis, 2 = Vestibulum, 3 = hinterer Bogengang, 4 = horizontaler Bogengang. Zum Vergleich rechts ein gesundes Innenohr (b). [T1019]

Vestibularisschwannom

Dieser gutartige Tumor wächst im Kleinhirnbrückenwinkel und im inneren Gehörgang (→ Abb. 8.4). Die Schwindelsymptomatik verläuft anfallsartig/schubweise und/oder dauerhaft. Die vestibuläre Diagnostik zeigt ein peripher-vestibuläres Defizit. Typisch ist außerdem ein Hörverlust als erstes Symptom, der ebenso schubweise und/oder langsam progredient verläuft. Durch Kompression im inneren Gehörgang kommt es zur peripheren Fazialisparese. Große Tumoren führen auch zur Beteiligung weiterer Hirnnerven (v. a. Trigeminus) sowie zur Hirnstammkompression und Hydrozephalus. Siehe hierzu auch → Kap. 12.

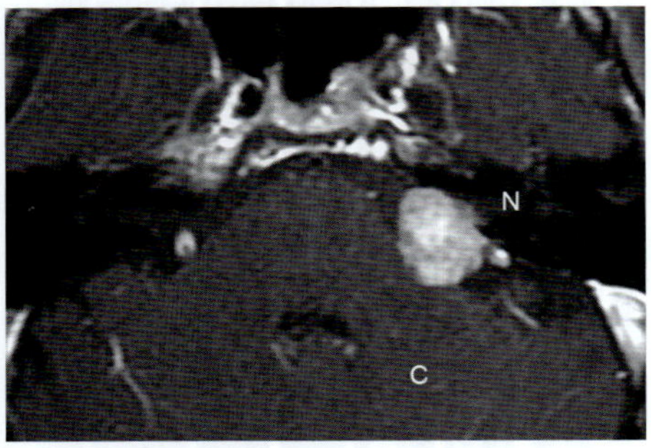

Abb. 8.4 Vestibularisschwannom links im MRT (→ Kap. 12). C = Cerebellum, N = N. vestibulocochlearis. [O639]

Bilaterale Vestibulopathie

Klinik

Leitsymptom dieser Erkrankung sind **Oszillopsien,** also Scheinbewegungen der Umwelt, sobald der Patient sich selbst oder auch nur den Kopf bewegt, z. B. beim Gehen. Da ein vestibuläres Defizit beider Innenohren vorliegt, ist der vestibulookuläre Reflex massiv beeinträchtigt, weswegen Kopfbewegungen nicht mehr durch entsprechende gegenläufige Augenbewegungen ausgeglichen werden können. Das Resultat ist eine verwackelte optische Wahrnehmung (→ Kap. 3). Kalorik und Kopfimpulstest sind auf beiden Seiten stark pathologisch. Ätiologisch muss man an Ototoxizität (Aminoglykoside!), Zustand nach Meningitis, bilateralen langjährigen Morbus Menière (Hydropische Ohrerkrankung), Trauma und Cogan-Syndrom (Autoimmunerkrankung von Innenohr und Auge) denken.

Therapie

Am effektivsten ist das Gleichgewichtstraining, um die verbliebenen Ressourcen zu fördern (visuelle, sensible Systeme, zentrale Koordination). Eine vestibuläre Prothese in Analogie zum Cochleaimplantat befindet sich noch im Anfangsstadium der Entwicklung.

Vestibuläre Paroxysmie

Klinik

Hier liegt – analog zur Trigeminusneuralgie – ein Kontakt eines Gefäßes (z. B. AICA) mit dem N. vestibulocochlearis vor, der im MRT sichtbar ist. Durch die druckbedingte Schädigung kommt es zu attackenartigem, typischerweise **sekundenlangem** Drehschwindel mit Nystagmus. Auch Hörverlust und Tinnitus können begleitend auftreten. Die Diagnose ist nicht einfach zu stellen, da auch bei Gesunden ähnliche Gefäßnervkontakte vorkommen. In der BERA kann sich eine Latenzverlängerung zeigen. Teilweise lässt sich eine Attacke durch Hyperventilation provozieren, weil der druckgeschädigte Nerv empfindlich auf Verschiebungen des Säure-Base-Haushalts reagiert.

Therapie

Antiepileptika (Carbamazepin), alternativ Dekompressionsoperation nach Janetta.

Syndrom der Dehiszenz des oberen Bogengangs

Klinik

Eine anlagebedingte fehlende knöcherne Bedeckung des oberen Bogengangs führt zu einer fehlenden Druckabdichtung des Innenohrs gegenüber dem intrakraniellen Liquorraum durch dieses „dritte Fenster" (neben dem ovalen und runden Fenster). Der Patient klagt über anfallsartigen Schwindel, der ausgelöst werden kann durch Liquordruckänderungen (z. B. Valsalva-Manöver, Bauchpresse) oder laute Geräusche **(Tullio-Phänomen).** Typisch ist hier eine Pseudo-Schallleitungsschwerhörigkeit (SLS) wegen überhöhter akustischer Empfindlichkeit in der Knochenleitungsaudiometrie. Dies führt weiterhin zu abnorm lauter Wahrnehmung von Körpergeräuschen (z. B. der eigenen Stimme) im betroffenen Ohr. Der kalorische Test und der Kopfimpulstest sind unauffällig. Die vestibulär evozierten Potenziale (VEMP) zeigen jedoch ebenfalls eine einzigartige pathognomonische Überempfindlichkeit mit stark erhöhten Amplituden. Der Stapediusreflex ist normal (im Unterschied zur Otosklerose!). In der CT des Felsenbeins lässt sich der knöcherne Defekt (der allerdings auch oft in Gesunden vorkommt) darstellen (→ Abb. 8.5). Diagnostisch ist die Kombination dieser Befunde.

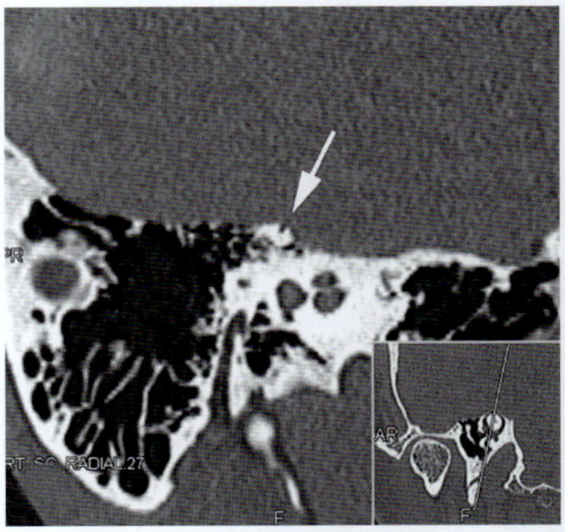

Abb. 8.5 CT eines dehiszenten oberen Bogengangs. Der Pfeil markiert die fehlende knöcherne Bedeckung des rechten oberen Bogengangs. [E653]

Therapie

Operative Okklusion des Bogengangs.

Schwindel nicht-peripher-vestibulären Ursprungs

Schwindel und Gleichgewichtsstörungen müssen nicht immer auf Schäden des Innenohrs oder des N. vestibulocochlearis beruhen. Häufig findet sich die Ursache auch auf Ebene der anderen sensorischen Systeme oder der zentralen verarbeitenden Strukturen (→ Tab. 8.2 und → Tab. 8.3). Es handelt sich dabei meist um ein Zusammentreffen mehrerer Faktoren.

Tab. 8.2 Ursachen von Schwindel nicht-peripher-vestibulärer Genese

- Epilepsie
- Transiente ischämische Attacke
- Migräne
- Multiple Sklerose
- Vertebrobasiläre Insuffizienz
- Schädel-Hirn-Trauma
- Medikamenteneinnahme
- Phobischer Schwankschwindel
- Kardiovaskuläre Ursachen
- Alter

Tab. 8.3 Anamnestische Hinweise auf die Schwindelursache

Periphere Läsion	Nichtperiphere Läsion
Attackenschwindel	Dauerschwindel
Drehen	Benommenheit/undefinierbar
Fallneigung gerichtet	Fallneigung ungerichtet
Mit Übelkeit/Erbrechen	Ohne Übelkeit/Erbrechen
Mit Ohrsymptomen	Ohne Ohrsymptome
Ohne Bewusstseinseinschränkung	Mit Bewusstseinseinschränkung

Schwindel im Alter

Durch die verminderte Leistung der sensorischen und sensiblen Systeme im Alter kommt es zu Fehlleistungen der Gleichgewichtsregulierung (→ Abb. 8.1), Schwindel ist die Folge. Verschlimmert wird dies noch durch die oft gleichzeitig bestehenden Kreislaufprobleme älterer Patienten. Arteriosklerose etwa führt zu Mangelperfusion zentraler Strukturen des vestibulären Systems. Auch die Behandlung mit vasoaktiven Medikamenten kann durch das Auslösen hypotoner Zustände Gleichgewichtsstörungen hervorrufen. Davon sind zwar ältere Patienten häufiger betroffen, jedoch gilt dies ebenso bei der medikamentösen Behandlung junger Menschen.

Phobischer Schwankschwindel

Schwindel ist oft eines von vielen somatoformen Symptomen bei Patienten mit psychischen Problemen. Die Qualität des Schwindels ist meist ein anfallsartiger Schwankschwindel mit subjektiver Gang-/Standunsicherheit (ohne reale Stürze!), die vom Untersucher nicht nachvollzogen werden kann. Er tritt oft in typischen Situationen auf, die auch Auslöser anderer Phobien sind (Brücken, Autofahren, große Menschenansammlungen, im Kaufhaus) und bessert sich bei sportlicher Betätigung und bei leichtem Alkoholgenuss. Die Patienten weisen oft eine zwanghafte Primärpersönlichkeit und depressive Symptomatik auf. Demgegenüber sind die organischen Untersuchungsbefunde durchweg unauffällig. Zur Therapie werden neben der Behandlung der Grunderkrankung auch vestibuläre Rehabilitationsverfahren eingesetzt.

Vertebrobasiläre Insuffizienz

Zum Stromgebiet der A. vertebralis bzw. der A. basilaris gehören sowohl der Hirnstamm mit den Vestibulariskernen als auch das Innenohr mit dem Labyrinth und den Bogengangsorganen. Mangeldurchblutungen in diesem Bereich können daher zu Gleichgewichtsstörungen und Schwindel führen. Meist finden sich zusätzlich auch andere Zeichen einer zerebralen Insuffizienz, etwa Sehstörungen, Bewusstseinsverlust oder Drop-Attacks. Sind Kompressionen der A. vertebralis auf Höhe der Halswirbelsäule die Ursache für die Symptomatik, spricht man von einem **Zervikalsyndrom.** Andere Auslöser sind arteriosklerotische Veränderungen der Gefäße sowie transiente ischämische Attacken **(TIAs).** Als **Steal-Phänomen** bezeichnet man eine Strömungsumkehr der A. vertebralis einer Seite infolge einer Stenose der ipsilateralen A. subclavia. Auch hierbei kommt es als Folge zur zerebralen Mangelversorgung mit Schwindelattacken. Unter dem **Wallenberg-Syndrom** versteht man Symptome, die als Folge eines lateralen Infarkts der Medulla oblongata auftreten. Dazu gehören neben Schwindelanfällen und Hörstörungen der ipsilaterale Ausfall der Hirnnerven V–X sowie des kontralateralen Tractus spinothalamicus mit entsprechender Einschränkung der Temperatur- und Schmerzempfindung.

Kleinhirninfarkt (PICA-Infarkt)

Bei Mangeldurchblutung des Kleinhirns durch Infarkt der A. cerebellaris posterior inferior gehört das akute Auftreten einer Schwindelsymptomatik zu den Leitbefunden. Durch Kopfimpulstest (Befund passt typischerweise **nicht** zur Neuritis vestibularis!) und Magnetresonanztomografie kann die Diagnose gestellt und der Infarkt von einem einseitigen Vestibularisausfall abgegrenzt werden. Es besteht akute Gefahr einer Einklemmung.

Vestibuläre Migräne

Neben stundenlangen starken Kopfschmerzen mit Übelkeit und Erbrechen klagen Migräne-Patienten auch oft über Schwindel. Ein spezifischer vestibulärer pathophysiologischer Befund existiert bei der Migräne nicht. Wichtige diagnostische Hinweise sind Photophobie, Sehstörungen, weitere Hirnstammsymptome sowie Migräne in der Familienanamnese. Die Therapie entspricht der der Migräne.

Multiple Sklerose

Bei der Multiplen Sklerose kann Schwindelempfinden zu den Erstbefunden gehören. Initial kann sich sogar ein mit der Neuritis vestibularis identisches klinisches Bild bieten! Daneben treten auch Störungen der willkürlichen Augenbewegung oder Veränderungen des optokinetischen Nystagmus als Kennzeichen einer Demyelinisierung des Hirnstamms auf. Diese kann im MRT unter Umständen nachgewiesen werden. Über akustisch evozierte Potenziale lassen sich Läsionen der retrokochleären Leitungsbahnen darstellen.

Zusammenfassung

- Die wichtigste diagnostische Maßnahme bei Schwindel ist eine genaue Anamnese nach der ADAC-Regel (Art, Dauer, Auslöser, Co-Symptome)!
- Schwindel mit Bewusstseinseinschränkung weist auf eine kardiovaskuläre Ursache hin.
- Bei akutem einseitigem Vestibularisausfall (Neuritis vestibularis) besteht starker Drehschwindel über Tage, es fehlen andere Ohrsymptome.
- Die häufigste peripher-vestibuläre Erkrankung ist der gutartige Lagerungsschwindel und ist durch einfache Lagerungsmanöver heilbar.
- Das gleichzeitige Auftreten von anfallsartigem Schwindel, einseitigem Hörverlust und einseitigem Tinnitus deutet auf eine Hydropische Ohrerkrankung (Morbus Menière) hin.
- Leitsymptom der bilateralen Vestibulopathie sind Oszillopsien.
- Schwindel und Gleichgewichtsstörung sind häufige Symptome des alten Patienten.
- Psychogene Schwindelbeschwerden zeichnen sich durch eine Diskrepanz zwischen Symptomen und gänzlich unauffälligen organischen Untersuchungsbefunden aus.
- Schwindel mit nicht peripher-vestibulärer Ursache erfordert eine neurologische, kardiovaskuläre sowie psychische Evaluation.

Unter Tinnitus versteht man die Wahrnehmung von Ohrgeräuschen ohne zugrunde liegende exogene akustische Information. Etwa 15 % der deutschen Bevölkerung klagen über passageren Tinnitus, der je nach Schweregrad (→ Tab. 9.1) unterschiedliche Konsequenzen für die Lebensqualität der betroffenen Patienten hat. Bei etwa jedem 30. hiervon kommt es zu starken Einschränkungen der Lebensführung. Man unterteilt Ohrgeräusche in **subjektiven,** nur vom Patienten wahrnehmbaren Tinnitus, und **objektive,** auch vom Untersucher nachvollziehbare Geräuschphänomene (→ Abb. 9.1). Unterschieden wird ferner zwischen akutem (< 3 Monate) und chronischem (> 3 Monate) Tinnitus.

Diagnostik

Eine Tinnitussymptomatik tritt anfangs typischerweise akut auf. Da die Ohrgeräusche sehr schnell als fremd und störend empfunden werden, suchen die Patienten meist schon nach kurzer Zeit ärztliche Hilfe auf. Die Betroffenen klagen in vielen Fällen zusätzlich über Schlafstörungen und Konzentrationsschwächen, auch Einschränkungen des Hörvermögens sowie der allgemeinen Leistungsfähigkeit sind möglich. Man spricht bei starken Einschränkungen der Lebensqualität von einem **dekompensierten Tinnitus.** Primäres Ziel der Diagnostik ist es, eine zugrunde liegende Erkrankung zu erkennen. Um mögliche Ursachen der Ohrgeräusche zu erkennen, erfolgt grundsätzlich eine vollständige HNO-ärztliche Untersuchung inklusive Auskultation der Ohren und der Carotiden. Hörverluste müssen über Tonaudiometrie, Tympanometrie und otoakustische Emissionen näher bestimmt werden. Auch eine Vestibularisprüfung kann nützlich sein. Die radiologische Diagnostik umfasst die Doppler-Sonografie der hirnversorgenden Gefäße sowie bei Vorliegen eines Hörverlusts die MRT (Vestibularisschwannom!) und bei pulssynchronem Tinnitus die MR-Angiografie. Vor allem bei chronischem Tinnitus ist eine psychische Evaluation wichtig.

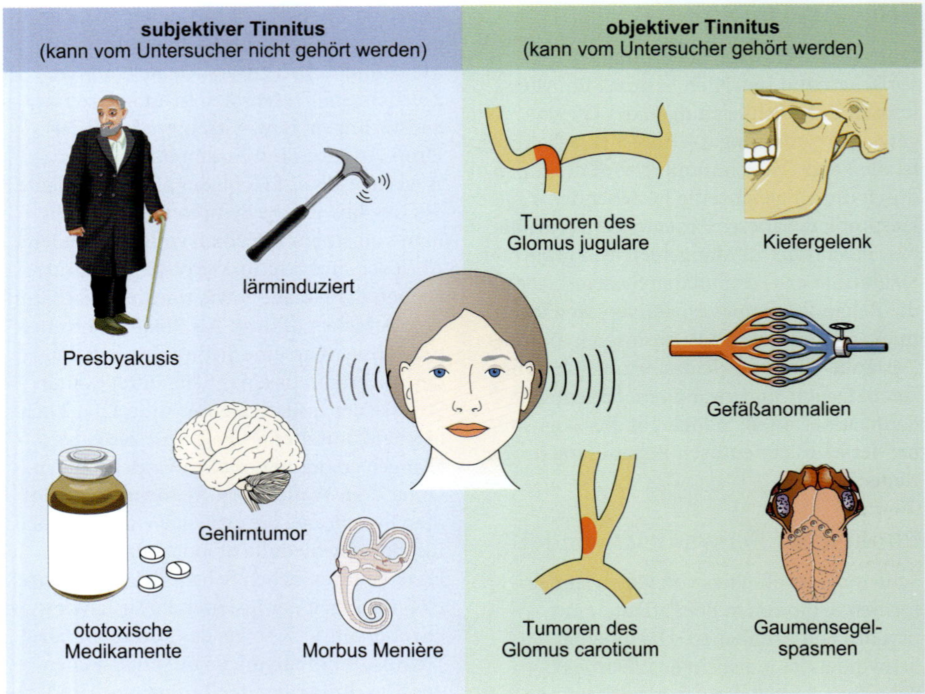

Abb. 9.1 Verschiedene Ursachen objektiver und subjektiver Ohrgeräusche [L141]

Tab. 9.1 Tinnitus-Gradeinteilung nach Biesinger. Grad 1 und 2 gelten als „kompensierter Tinnitus", während Grad 3 und 4 als „dekompensierter Tinnitus" angesehen werden. [F1012-001]

Grad	Beschreibung
1	Der Tinnitus ist gut kompensiert, kein Leidensdruck.
2	Der Tinnitus tritt hauptsächlich in Stille in Erscheinung und wirkt störend bei Stress und Belastungen.
3	Der Tinnitus führt zu einer dauernden Beeinträchtigung im privaten und beruflichen Bereich. Es treten Störungen im emotionalen, kognitiven und körperlichen Bereich auf.
4	Der Tinnitus führt zur völligen Dekompensation im privaten Bereich, Berufsunfähigkeit.

Therapie

Die Therapie des Tinnitus gestaltet sich schwierig und ist oft nur bedingt erfolgreich. Ein akuter idiopathischer Tinnitus kann auch ohne ausgeprägte Hörstörung als ein Hörsturzäquivalent angesehen werden. Die Therapie entspricht dann der bei Hörsturz. Bei Patienten mit objektiven Ohrgeräuschen und ersichtlicher Ursache muss diese behandelt werden. Als problematisch gelten vor allem die chronischen subjektiven Ohrgeräusche, da hierbei kein kausaler Therapieansatz besteht. Hörstörungen werden mithilfe von Hörgeräten behandelt. In einzelnen Fällen kann ein **Tinnitus-Masker** verwendet werden. Hierbei handelt es sich um einen äußerlich einem Hörgerät ähnlichen Geräuschgenerator, der die pathologischen Geräusche „überdeckt". Die erfolgreichste Therapie besteht aber sicherlich in der Habituation, einer Art erlerntem „Überhören" (Retraining-Therapie) des Tinnitus. Bei schwerer Einschränkung der Lebensqualität ist auch eine psychotherapeutische Behandlung zu erwägen.

Subjektive Ohrgeräusche

Subjektive Ohrgeräusche können eine Vielzahl von möglichen Ursachen haben. Das Spektrum reicht vom verlegten Gehörgang über Mittelohrprozesse bis hin zu Innenohrschäden, wobei Letztere am häufigsten diagnostiziert werden. Oft kommt es im Zusammenhang mit einer Schallempfindungsschwerhörigkeit zum Tinnitus. Man vermutet eine Störung hochempfindlicher auditorischer Rückkoppelungsmechanismen, die zum Symptom Tinnitus beitragen. Bei Hörverlust versucht das ZNS z. B., fehlende Frequenzen durch geeignete Prozesse auszugleichen – bei Haarzellschaden führt das zur Verstärkung des Tinnitus und paradoxer Hyperaktivität der äußeren Haarzellen. Häufig entspricht die Tinnitusfrequenz der Frequenz des größten Hörverlusts. Die zentralnervöse Verarbeitung führt bei Patienten mit massivem Tinnitus oft zu pathologisch übersteigerten Reiz-Antworten (wie übersteigerte Aufmerksamkeitslenkung zum Tinnitus, Angstauslösung, Schlafstörungen). Liegt die Schädigung im Hochfrequenzbereich, kann der Hörverlust für längere Zeit unerkannt bleiben und nur der Tinnitus als Symptom bemerkt werden. Auch Hirntumoren oder der Morbus Menière können zu fehlerhaften Geräuschwahrnehmungen führen. Bei älteren Patienten findet sich im Rahmen einer Presbyakusis gehäuft eine Tinnitussymptomatik. Hierbei ist das Geräusch typischerweise allmählich progredient, im Gegensatz zum akuten Tinnitus beim Hörsturz. Als weiterer Auslöser kommt der Gebrauch ototoxischer Medikamente, z. B. Aminoglykoside oder Schleifendiuretika, infrage.

Objektive Ohrgeräusche

Unter den Ursachen des objektiven Tinnitus findet sich am häufigsten ein pulssynchrones Strömungsgeräusch. Ursache dieses vaskulären Ohrgeräusches sind Hypertonie, Karotisstenosen, AV-Fisteln oder Glomustumoren. Spasmen der Gaumensegel oder der Ohrbinnenmuskeln werden als **muskulärer** Tinnitus wahrgenommen. Das Geräusch hierbei wird eher als ein „Klicken“ beschrieben. Beim Gaumensegelmyoklonus entsteht das Geräusch durch das plötzliche Öffnen/Schließen der Tuba Eustachii. Die Diagnose wird durch die Inspektion der typischen Gaumensegelzuckungen gestellt. Die Therapie beim Gaumensegelmyoklonus erfolgt durch Injektion von Botulinumtoxin in die Gaumensegelmuskulatur.

Zusammenfassung

- Es findet sich meist keine anatomisch oder physiologisch erklärbare Ursache für Tinnitus.
- Zu den häufigsten objektiven Ohrgeräuschen gehören Gefäßveränderungen.
- Akuter Tinnitus wird vermutlich durch Kortikosteroide und durchblutungsfördernde Mittel positiv beeinflusst, chronischer Tinnitus kann mit Tinnitus-Maskern und mit Retraining-Therapie behandelt werden und bedarf in schweren Fällen psychologischer Mitbetreuung.

Fehlbildungen

Die Ohrmuschel ist der Teil des Ohrs, der am häufigsten Fehlbildungen aufweist. Sie entwickelt sich aus sechs Höckern an der Seite des embryonalen Kopfs. Diese fließen zusammen und verlagern sich nach kranial. Da Mittel- und Innenohr aus anderen Anlagen hervorgehen, sind diese bei Fehlbildungen nicht immer mit betroffen. Man spricht von einer Artresia auris congenita, wenn neben Mittelohrstrukturen auch das äußere Ohr fehlgebildet ist. Diagnostisch wichtig ist dabei die CT des Felsenbeins.

Aurikularanhängsel

Kleinere Fehlbildungen in Form von Aurikularanhängseln sind relativ häufig und im Allgemeinen durch Exzision gut therapierbar. Sie finden sich am häufigsten präaurikulär im Bereich der ersten Kiemenfurche (→ Abb. 10.1a). Bei Vorliegen von Aurikularanhängseln sollten immer Fehlbildungen des Mittel- und Innenohrs ausgeschlossen werden.
Darwin-Höcker am Ohrmuschelrand sind ebenfalls apathologische Normvarianten.

Ohrfisteln und Ohrzysten

Im Rahmen der embryonalen Entwicklung kann es bei ungenügender Verschmelzung der Schlundbögen zur Ausbildung von Fisteln und Zysten kommen.
Fisteln können dabei sowohl im Gehörgang als auch in der Ohrmuschel ihren Ursprung haben. Sie sind meist an ihrer punktförmigen Öffnung im äußeren Gehörgang zu erkennen, und der Fistelgang erstreckt sich nicht selten bis in die Parotis oder die seitliche Halsregion. Da Ohrfisteln häufig eine Eintrittspforte für Infektionen darstellen, müssen sie in der Regel exzidiert werden. Dabei muss der Operateur besonderes Augenmerk auf die Verzweigungen des Fazialisnervs legen.
Als **präaurikuläre Sinus** bezeichnet man embryonal entstandene zystenartige Hohlräume vor der Ohrmuschel, die ebenfalls über eine kleine Fistelöffnung sondiert werden können. Diese befindet sich meist vor der Helixwurzel (→ Abb. 10.1b).

Ohrmuscheldysplasie

In der Gradeinteilung nach Weerda gehören zu den **Dysplasien I. Grades** die oben beschriebenen Aurikularanhängsel, der Darwin-Höcker, die Makrotie, abstehende Ohrmuscheln sowie viele weitere Normabweichungen, bei denen grundsätzlich alle Strukturen der Ohrmuschel vorhanden, jedoch teilweise nicht ganz bzw. zu stark ausgebildet sind. Beträgt der Ohr-Kopf-Winkel mehr als 30°, spricht man von abstehenden Ohrmuscheln (Apostasis). Auch wenn es zu keiner funktionellen Einschränkung kommt, besteht häufig der Wunsch einer kosmetischen Korrektur (→ Kap. 23).
Unter den **Dysplasien II. Grades** findet sich die leichtere **Mikrotie,** bei der es häufig zu anatomischen Einschränkungen der Schallleitung kommt. Die Funktionsfähigkeit des Innenohrs ist zumeist nicht vermindert, daher besteht die Möglichkeit, über ein Knochenleitungshörgerät der Cochlea auditive Information zukommen zu lassen.
Das vollkommene Fehlen der Ohrmuschel **(Anotie)** und die schwere Mikrotie gehören zu den **Dysplasien Grad III.** Auch hier ist die Innenohrfunktion meist erhalten. Allerdings sind diese Dysplasien gehäuft mit Gehörgangs- und Mittelohrfehlbildungen kombiniert. Eine drittgradige Dysplasie tritt z. B. beim autosomal-dominant erblichen Treacher-Collins-Franceschetti-Syndrom (Dysostosis mandibulofacialis) auf: Mikrotie und Gehörgangsatresie, kombiniert mit Hypoplasie von Jochbein und Mandibula sowie Lidkolobomen. Therapeutisch wichtig ist eine frühzeitige Hörgeräteversorgung.
Die Rekonstruktion der Ohrmuschel durch plastische Chirurgie wird etwa ab dem 8. Lebensjahr (bei Verwendung von Rippenknorpel) oder ab dem 4. Lebensjahr (bei Verwendung von Kunststoff) durchgeführt. Als Material hierfür wird Rippenknorpel oder Kunststoff eingesetzt. Außerdem kann bei Schallleitungsschwerhörigkeit entweder der Schallleitungsapparat rekonstruiert oder ein Hörgerät im Mittelohr oder im Mastoidknochen implantiert werden.

Gehörgangsstenosen und -atresie

Im Zusammenhang mit Fehlbildungen der Ohrmuschel kann es auch zur stenotischen Verengung oder zur vollständigen Fehlanlage des äußeren Gehörgangs kommen. Man unterscheidet hierbei eine knöcherne und eine häutige Stenose. Je nach Situation können eine Eröffnung des Gehörgangs von außen sowie eine Implantation neuer Gehörgangshaut notwendig sein. Allerdings neigen knöcherne Gehörgangsstenosen nach chirurgischer Eröffnung zu Rezidiven.

Zerumen

Beim Zerumen, auch Ohrenschmalz genannt, handelt es sich um einen natürlichen Schutzfilm des äußeren Gehörgangs. Ohrenschmalz besteht aus dem talgigen Sekret der Ohrendrüsen im lateralen Drittel des Gangs und beigemischten Haaren und Hautschuppen. Die Konsistenz ist variabel, ebenso kann das Zerumen verschiedene Färbungen zeigen. Es sorgt für ein saures Milieu und enthält bakterizide Inhaltsstoffe. Ohrenschmalz wandert mit der Epithelbildung im Gehörgang nach lateral, es kommt so zu einer physiologischen Entfernung des Drüsensekrets sowie der abgeschuppten Epithelanteile. Ebenso werden auf diese Weise externe Verunreinigungen „ausgewaschen". Der sehr beliebte häusliche Einsatz von Wattestäbchen verhindert dies und führt im Gegenteil zur Aufstauung des Zerumens vor dem Trommelfell. Durch eindringendes Wasser schwemmt das eingeschlossene Keratin auf und verstopft das Lumen. Man spricht von **Cerumen obturans.** Oft wird auch Flüssigkeit im proximalen Teil des

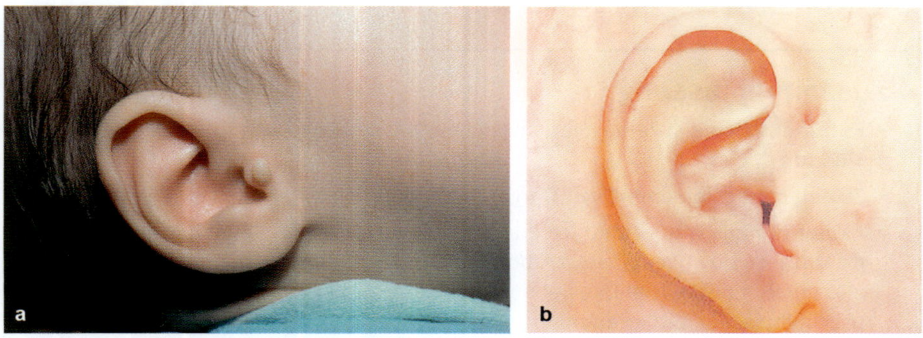

Abb. 10.1 a) Aurikularanhängsel. b) Präaurikuläre Fistel. [a: E422, b: E387]

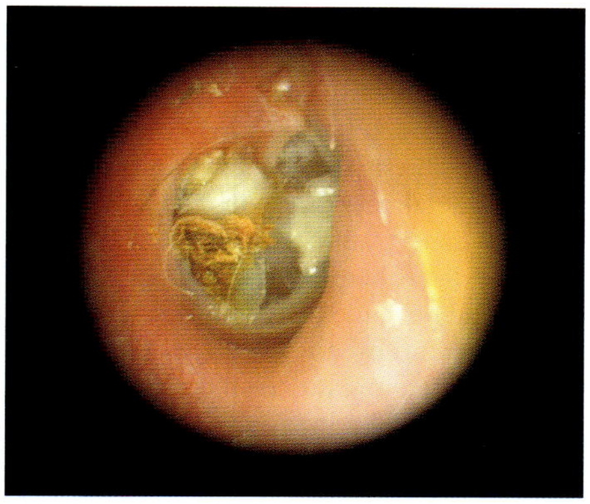

Abb. 10.2 Rechtes Trommelfell mit Cholesteatom im hinteren-oberen Quadranten, sichtbar nach Anheben einer Zeruminalschuppe [O639]

Gehörgangs eingeschlossen. Es kommt zu Hörverlusten und Trommelfellirritationen, die wiederum eine ärztliche Reinigung des Gehörgangs notwendig machen.

Lässt sich das vermeintliche Ohrenschmalz nur schlecht oder gar nicht entfernen, muss an die Möglichkeit eines Cholesteatoms gedacht werden. Dieses kann sich vom Mittelohr ausgehend in den äußeren Gehörgang ausdehnen und von einer Kruste bedeckt sein, die verhärtetem Zerumen ähnelt (→ Abb. 10.2). Daher muss bei jeder otoskopischen Untersuchung das Zerumen entfernt werden, um ein darunterliegendes Cholesteatom nicht zu übersehen!

Entfernung des Zerumens

Verschluss des Gehörgangs durch Pfropfbildung, Reizung des Trommelfells und des Gangepithels sowie Behinderungen der Schallleitung können die HNO-ärztliche Entfernung des Zerumens notwendig machen. Auch die einfache Inspektion des Trommelfells ist bei übermäßiger Ansammlung von Ohrenschmalz nicht möglich.

Das Ausspülen des Ohrs ist zur Reinigung des Gehörgangs die einfachste und meist effektivste Behandlung. Die Spülung erfolgt mit körperwarmem Leitungswasser. Die thermische Reizung der Bogengänge durch die Spülung kann hierbei Schwindel verursachen. Der Untersucher richtet den Strahl möglichst nach hinten und oben, sodass er auf das Dach des Gehörgangs trifft und nicht direkt auf das Trommelfell. Um ein besseres Ergebnis zu erzielen, werden härtere Verstopfungen durch vorherige Applikation von glyzerol- oder salzwasserhaltigen Ohrentropfen aufgeweicht. Bei bekanntem perforiertem Trommelfell sollte von einer Spülung abgesehen und auf andere Methoden zurückgegriffen werden. Hierzu gehört die mikroskopisch kontrollierte Entfernung des Zerumens mit einer Kürette.

Zusammenfassung

- Das Innenohr ist auch bei einer Ohrmuscheldysplasie III. Grades in der Regel normal ausgebildet.
- Zerumenbildung im Gehörgang ist physiologisch und sollte nicht mit Wattestäbchen behandelt werden.
- Schwer lösliches Zerumen kann auf ein zugrunde liegendes Cholesteatom hinweisen.
- Eine Ohrspülung darf nur bei intaktem Trommelfell durchgeführt werden.

Verletzungen des äußeren Ohrs

Othämatom und Otserom

Bei stumpfer Gewalteinwirkung auf die Ohrmuschel von außen kann es durch Abscherung des Perichondriums vom Ohrknorpel und Füllung des neu entstandenen Spalts mit Flüssigkeit zur Ausbildung eines Othämatoms oder Otseroms kommen. Diese vor allem bei Sportlern häufige Verletzung zeichnet sich durch einen akuten Schmerz aus, der mit zunehmender Schwellung jedoch rasch abnimmt (→ Abb. 11.1). Die Resorption der angesammelten Flüssigkeit ist im Allgemeinen sehr schlecht, unbehandelt entwickelt sich meist das typische **„Blumenkohlohr“** aufgrund der behinderten Ernährung des Knorpels über das Perichondrium mit Gefahr der Knorpelnekrose. Durch operative Entlastung mit anschließendem Druckverband können bleibende kosmetische Schäden vermieden werden. Die Infektionsprophylaxe erfolgt durch lokale Antibiose. Das Ohr wird nach dem Eingriff mit einem Druckverband fixiert. Grundsätzlich sind bei Verletzungen und Fremdkörpern im Bereich des Ohrs immer auch benachbarte Strukturen (Gehörgang, Trommelfell) auf Verletzungen zu untersuchen.

Verletzungen der Haut und des Knorpels

Die hervorragende Durchblutung der Ohrmuschel ist einerseits Grund für die oftmals heftigen Blutungen im Anschluss an eine Schnitt-, Biss- oder Rissverletzung, bietet andererseits aber gerade dadurch auch gute prognostische Aussichten für eine erfolgreiche chirurgische Versorgung der betroffenen Strukturen. Nach gründlicher Infektionsprophylaxe (vor allem nach Bissen durch Mensch und Tier) zeigen oberflächliche Verletzungen eine gute Heilungstendenz. Sind Knorpelstrukturen freigelegt worden, müssen diese durch Hautlappen bedeckt werden. Bei Abriss der ganzen Ohrmuschel ohne verbindende Hautbrücke ist die Prognose jedoch eher schlecht.

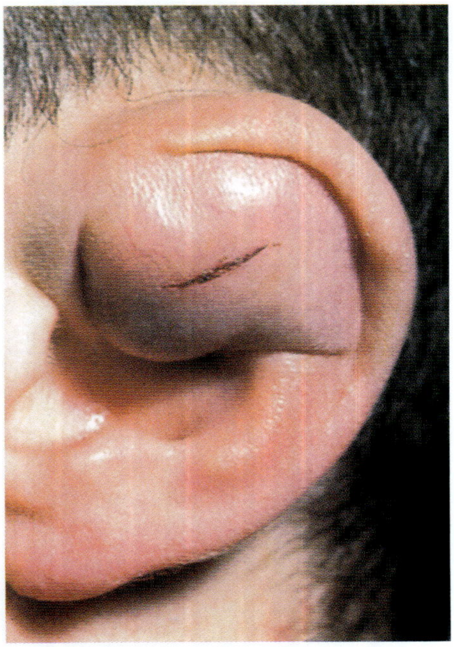

Abb. 11.1 Othämatom nach Sportverletzung [E307]

Erfrierungen und Verbrennungen

Die weitaus häufigeren Erfrierungen werden wie Verbrennungen in drei Grade eingeteilt, wobei es sich um **Rötung der Haut** (Grad I), **Blasenbildung** (Grad II) sowie **Nekrose** (Grad III) handelt. Bei Kälteschäden wird das Ohr behutsam wiedererwärmt, bei Grad III wird die Demarkation der betroffenen Gewebeabschnitte unter Trockenbehandlung abgewartet. Verbrennungen sind durch sofortige Kühlung zu behandeln. Nach Grad-III-Verletzungen bleiben meistens kosmetische Schäden zurück.

Verletzungen des äußeren Gehörgangs

Der äußere Gehörgang ist zumeist durch die Einwirkung von Fremdkörpern – bzw. den Versuchen, diese zu entfernen – Verletzungen ausgesetzt. Vor allem das breite Spektrum an Instrumenten zur laienhaften Beseitigung des Zerumens (Zahnstocher, Stricknadeln, Schraubenzieher) führt zu oft blutigen und schmerzhaften Wunden, die jedoch unter antiseptischer Pflege eine gute und rasche Heilungstendenz zeigen.

Verletzungen des Mittel- und Innenohrs

Druckwellentrauma

Bei Explosionen oder einer einfachen Ohrfeige kann es zu Trommelfellperforationen kommen, siehe hierzu → Kap. 4.

Barotrauma

Bei einem raschen Anstieg des Umgebungsdrucks bildet sich bei Patienten mit Tubenverlegung im Mittelohr ein Unterdruck. Dies findet z. B. bei der Landung eines Flugzeugs statt. Durch den Unterdruck kommt es zur Schleimhautschwellung in der Paukenhöhle mit weiterer Verschlechterung der Tubenfunktion. In schweren Fällen reißt das Trommelfell oder es kann sich durch den Eintritt von Blut in das Mittelohr ein Hämatotympanum bilden. Der Patient hat starke Schmerzen und Schallleitungsschwerhörigkeit, manchmal auch in Kombination mit vestibulären Symptomen. Parazentese und Schmerzbehandlung sind in schweren Fällen indiziert, auf jeden Fall sollte die Ursache des Tubenverschlusses identifiziert und behandelt werden. Entsteht ein Barotrauma während des Auf- oder Abstiegs beim Tauchen und das Trommelfell reißt, führt das einströmende kalte Wasser zu einer extremen vestibulären Stimulation, der resultierende heftigste Schwindel mit Orientierungsverlust stellt einen lebensbedrohlichen Tauchunfall dar.

Kopfverletzungen

Auch bei leichteren Traumen besteht die Möglichkeit isolierter Verletzungen des Hörorgans oder des Vestibularapparats ohne nachweisbare Frakturen im Bereich der umgebenden knöchernen Strukturen (Commotio labyrinthi). Durch Erschütterungen der Cochlea kann es zu vorübergehenden Hörverlusten kommen. Sind die Gleichgewichtsorgane betroffen, klagen Patienten zumeist über Lagerungsschwindel und Gleichgewichtsstörungen. Es gilt also, nach bekannten vorausgegangenen Kopfverletzungen auch ohne radiologischen Befund einer Ohrbeteiligung beim Patienten nach möglichen Symptomen zu forschen und diese entsprechend in der Behandlung zu berücksichtigen. Bei **Felsenbeinfrakturen** (→ Abb. 11.2, → Abb. 11.3) kommt es oft begleitend zu Einrissen des Trommelfells sowie zum Bluterguss in die Paukenhöhle (Hämatotympanon) und zur Luxation der Ossikel, die Folge ist eine Schallleitungsschwerhörigkeit. Man unterscheidet Längs- von Querfrakturen und solche mit/ohne Beteiligung des Innenohrs und des Fazialiskanals. Dabei treten Fazialisparesen deutlich häufiger bei Querfrakturen als bei Längsfrakturen auf. Längsfrakturen sind am häufigsten und werden typischerweise durch Gewalteinwirkung auf den seitlichen Schädel verursacht. Oft ist auch der äußere Gehörgang betroffen, mit konsekutiver Blutung und knöcherner Stufenbildung. Meist genügt eine konservative Therapie (Antibiose, Kortikosteroide), bei sofort einsetzender Fazialisparese sowie bei Liquorfistel ist jedoch eine operative Exploration indiziert.

Iatrogenes Trauma

Wie bei allen chirurgischen Eingriffen besteht auch bei Operationen im Bereich des Ohrs das Risiko einer Verletzung. Gerade die Gehörknöchelchen und das Innenohr sind

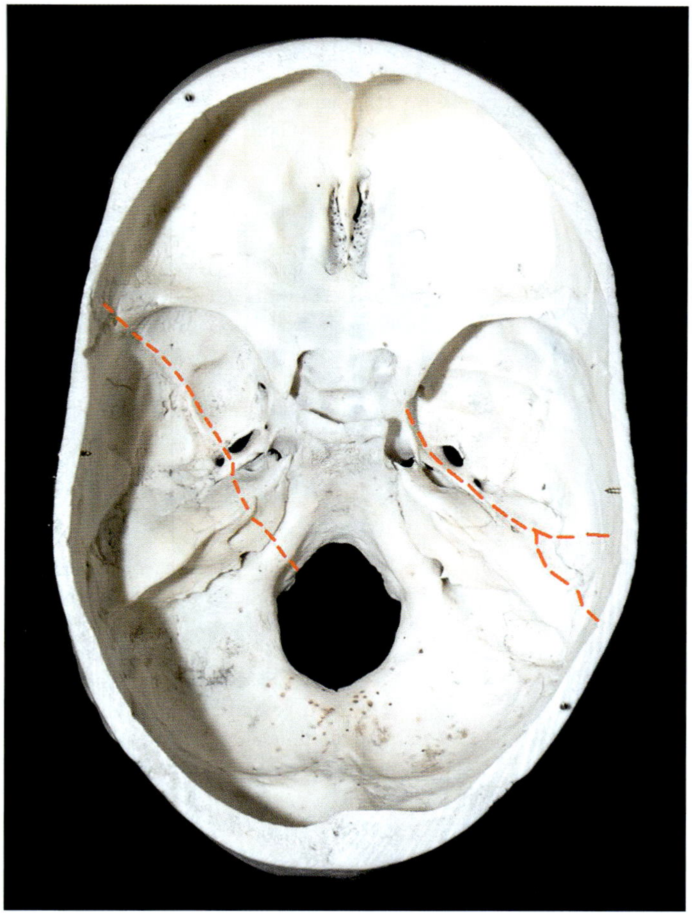

Abb. 11.2 Felsenbeinfrakturen; Längsfraktur rechts, Querfraktur links. Blick von oben auf die knöcherne Schädelbasis [P445]

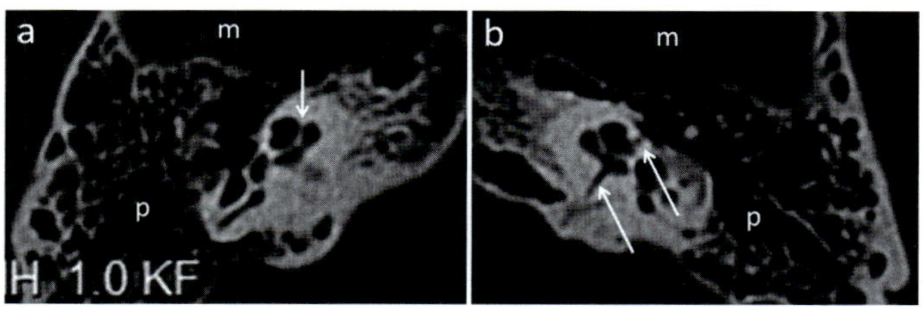

Abb. 11.3 Axiales CT einer Felsenbein-Querfraktur links. a) Gesunde Seite: pneumatisiertes Mastoid (p), mittlere Schädelgrube (m). Der Pfeil markiert die normale Cochlea. Beachte die hohe Röntgendichte des Felsenbeins, welches das Innenohr beherbergt, der härteste Knochen im menschlichen Körper. b) Die Pfeile markieren die Frakturlinie durch die Cochlea, welche eine Ertaubung zur Folge hat. [O693]

dabei durch ihre feinen Strukturen einem erhöhten Risiko ausgesetzt. Manipulationen im Bereich des ovalen Fensters, z. B. Stapedektomien, sollten nur durch erfahrene Operateure durchgeführt werden. Generell ist das Mittelohr auch durch den komplexen Verlauf des N. facialis kein leichtes Operationsgebiet. Folgen eines iatrogenen Traumas können sowohl Schallleitungs- als auch Schallempfindungshörverluste, Schwindel oder Gesichtslähmungen sein. Das mechanische Trauma ausgedehnter Präparationen mit dem Bohrer kann durch Otolithenablösung einen BPLS (→ Kap. 8) auslösen.

Fremdkörper

Eine der häufigsten Behandlungen im Bereich des Ohrs besteht in der Entfernung von Fremdkörpern aus dem äußeren Gehörgang. Vor allem Kinder neigen dazu, sich die verschiedensten Gegenstände sowohl in das Ohr als auch in die Nase einzuführen. Meist kommen diese Gegenstände an der engsten Stelle des Gehörgangs, dem Isthmus, zu liegen und sorgen dort für Ohrenschmerzen, Ohrenlaufen sowie Behinderung des Hörvermögens. Verirren sich lebende Objekte im Gehörgang, etwa Ameisen oder andere Insekten, kann es außerdem zu unangenehmen Geräuschphänomenen kommen. Die sachgemäße Entfernung des Gegenstands hängt von dessen Beschaffenheit ab. In manchen Fällen, gerade bei Kindern, ist eine Narkose notwendig, um sowohl dem Patienten die Behandlung zu erleichtern als auch dem Arzt ein ruhiges Behandlungsumfeld zu ermöglichen. Im Allgemeinen ist von Zangen abzuraten, da sich dadurch die meisten Objekte nur noch tiefer in Richtung Trommelfell drängen lassen. Gerade runde Fremdkörper sollten daher durch spezielle stumpfe Ohrhäkchen entfernt werden. Insekten können durch vorheriges Einträufeln von Lidocainlösung in den Gehörgang abgetötet werden.

Zusammenfassung

- Ein Othämatom sollte sofort entlastet werden, um eine Perichondritis sowie kosmetische Defekte zu verhindern.
- Bei Bissverletzungen ist eine Infektionsbehandlung obligat.
- Kopfverletzungen können auch ohne Frakturen zu Schäden am Innenohr führen.
- Felsenbeinfrakturen können zu Hörverlust, Gleichgewichtsstörung und Gesichtslähmung sowie Liquorrhö führen.
- Bei Fremdkörpern im Ohr bei Kindern immer auch die Nase untersuchen.
- Fremdkörper möglichst nicht mit Zange entfernen, sondern Ohrhäkchen verwenden.

Tumoren im Bereich des Ohrs sind eher selten und betreffen zumeist die Ohrmuschel. Durch ihre exponierte Lage ist diese einer erhöhten UV-Strahlung ausgesetzt; epitheliale Tumoren bilden die Hauptgruppe der Erkrankungen. Dagegen finden sich eher selten Neoplasien im Bereich des Gehörgangs oder des Mittelohrs. Bei den Glomustumoren handelt es sich um Neubildungen im Bereich des Schläfenbeins, die sich oftmals durch Ohrsymptome bemerkbar machen.

Tumoren der Ohrmuschel

Gutartige Neubildungen

Zu den gutartigen epithelialen Neoplasien der Ohrmuschel zählen das seltene **Keratoakanthom,** die **Verruca seborrhoica** sowie **Atherome** (Talgdrüsenretentionszysten). Alle diese Neubildungen haben insgesamt eine gute Prognose. Verschwinden sie nicht von selbst, besteht die Therapie in der Exzision, auch zur histologischen Diagnosesicherung. Es besteht jedoch eine hohe Rezidivwahrscheinlichkeit.

Bösartige Neubildungen

Die häufigsten malignen Tumoren der Ohrmuschel sind das Plattenepithelkarzinom sowie das Basalzellkarzinom. Beide Neoplasien werden durch UV-Strahlung in ihrer Entstehung begünstigt. Bei arbeitsbedingter Sonnenlichtexposition ist seit 2015 eine Anerkennung als Berufskrankheit möglich.
Das **Plattenepithelkarzinom** zeichnet sich durch exophytisch und endophytisch destruierendes Wachstum mit Randwallbildung aus. Es metastasiert relativ früh in die regionalen Lymphknoten, eine hämatogene Streuung ist dagegen selten. Die Therapie besteht in der vollständigen Exzision mit Sicherheitsabstand. Sind die Lymphknoten bereits betroffen, ist eine zusätzliche Neck Dissection durchzuführen.
Das **Basaliom** (→ Abb. 12.1) wächst vor allem nodulär-ulzerös. Eine Metastasierung ist sehr unwahrscheinlich, relativ schnell greift es jedoch auf die knorpeligen Strukturen der Ohrmuschel über. Die Therapie besteht ebenfalls in der vollständigen Exzision.
Seltener findet man im Bereich des äußeren Ohrs Erscheinungsformen des **malignen Melanoms.** Dessen Prognose ist abhängig von der Infiltrationstiefe (Clark-Level) und vor allem bei erfolgter Metastasierung in die

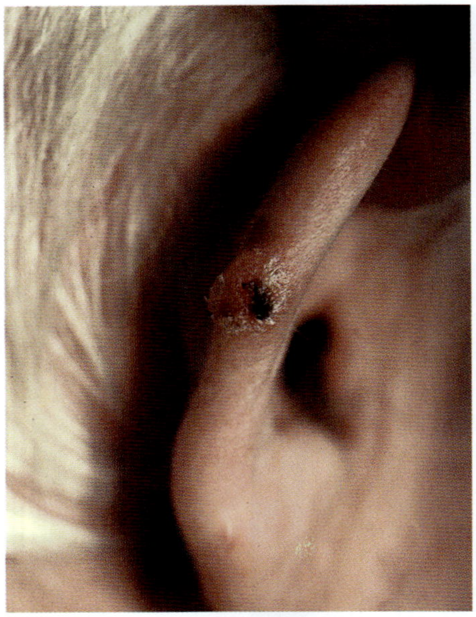

Abb. 12.1 Basaliom der Ohrmuschel [M477]

Halslymphknoten eher ungünstig. Es hat außerdem eine Neigung zu rascher Metastasierung in Halslymphknoten. Exzision ist abermals Therapie der Wahl, ggf. mit Entfernung der Lymphknoten. Zusätzlich ist möglicherweise eine Strahlen- oder Chemotherapie notwendig.

Tumoren des Gehörgangs

Die häufigsten gutartigen Neubildungen sind **Gehörgangsexostosen** (→ Abb. 5.1). Durch knöcherne Hyperplasie der Gehörgangswand verengen sie sukzessive über Jahre hinweg das Lumen, mit resultierender Verstopfung durch Zerumen und gehäuften Otitiden. Prädisponierend ist eine häufige Exposition gegenüber kaltem Wasser (Schwimmer!). Die Therapie besteht in subkutaner Knochenabschleifung.
Bösartige Neubildungen im äußeren Gehörgang sind eher selten. Wenn sie auftreten, besteht allerdings die Gefahr einer Ausbreitung in die Ohrspeicheldrüse, gerade wenn der Tumor im lateralen, knorpeligen Abschnitt sitzt. Die meisten tumorösen Erkrankungen sind **Karzinome,** die von der Ohrmuschel ausgehen, jedoch gibt es auch isolierte Neoplasien innerhalb des Gehörgangs. Zu diesen zählen tumoröse Wucherungen der Zeruminaldrüsen. Sie können sowohl maligne (z. B. adenoidzystisches Karzinom) als auch benigne (z. B. zeruminöses Adenom) sein.

Klinik

Die Beteiligung der Gehörgangshaut äußert sich klinisch in blutigem Ohrenlaufen, Ohrenschmerzen sowie Hörverlust. Werden Mittelohr oder Glandula parotis infiltriert, kann auch der N. facialis in Mitleidenschaft gezogen werden.

Therapie

Befällt ein Plattenepithelkarzinom der Ohrmuschelhaut den Gehörgang, reicht eine alleinige Exzision oft nicht mehr aus. Es müssen meist neben der Ohrmuschel auch die Parotis und Teile des Os temporale reseziert sowie eine Bestrahlung durchgeführt werden. Die Prognose ist dann bei Weitem ungünstiger.

Tumoren des Mittelohrs

Bösartige Neubildungen, die isoliert nur im Mittelohr auftreten, sind sehr selten. Da sich der Tumor häufig schon in den äußeren Gehörgang ausgebreitet hat, lässt sich die genaue Herkunft in den meisten Fällen auch gar nicht mehr bestimmen. Am häufigsten sind Plattenepithelkarzinome und Glomustumoren.

Plattenepithelkarzinome

Klinik

Die betroffenen Patienten stellen sich zumeist mit seit Jahren bestehendem Ohrenlaufen vor, das in jüngerer Zeit durch Beimengung von Blut auffiel. Zunehmende Ohrenschmerzen und in manchen Fällen Ausfallserscheinungen des N. facialis sind weitere typische Symptome bösartiger Neubildungen im Mittelohr. Durch Übergreifen auf die umgebenden knöchernen Strukturen können auch das Innenohr, das Kiefergelenk sowie die anderen Hirnnerven an ihren Austrittsstellen aus der Schädelbasis in Mitleidenschaft gezogen werden.

Therapie

Da es zu einer schnellen Metastasierung kommt, sind viele Patienten zum Zeitpunkt der Diagnosestellung nicht mehr kurativ behandelbar. Als geeignete chirurgische Maßnahmen gelten die Mastoidektomie sowie bei schwereren Fällen eine ausgeweitete Resektion, einschließlich des gesamten Felsenbeins (Petrosektomie). Letztere geht mit einer hohen Komplikationsrate einher, wobei vor allem auf Hirnnervenschäden, postoperative Meningitis sowie Verletzungen des Liquorsystems geachtet werden muss. Eine anschließende Strahlentherapie ist meistens notwendig.

Glomustumoren (Paragangliome)

Glomustumoren entwickeln sich aus den Paraganglien der Mittelohrregion. Dazu gehören das Nervengeflecht innerhalb der Paukenhöhle (**Glomus tympanicum,** → Abb. 12.2a), die Paraganglien um den Bulbus venae jugularis (**Glomus jugulare,** → Abb. 12.2b) sowie die Nervenstrukturen mit den Chemorezeptoren um die Karotisgabel (**Glomus caroticum,** → Kap. 49). Es handelt sich um eher seltene Tumoren, sie bilden jedoch die häufigste Gruppe von bösartigen Neubildungen in der Temporalisregion und im Bereich des Mittelohrs. Glomustumoren zeichnen sich außerdem durch ein sehr invasives Wachstum aus. Die Tumoren greifen dabei je nach Lokalisation auf nahezu alle Strukturen der lateralen Schädelbasis über und können auch intrakraniell expandieren. Mit am häufigsten kommt es dadurch zu Ausfällen des N. facialis oder anderer Hirnnerven. Glomustumoren können bei Beschädigung außerdem Ursache massiver Blutungen sein.

Klinik

Diese Neubildungen fallen vor allem durch Schallleitungshörverluste sowie pulsatilen Tinnitus auf. Blutiges Ohrenlaufen, Schwindel und Hirnnervenausfälle sind weitere Symptome. Otoskopisch lässt sich häufig eine rötliche Geschwulst hinter dem in der Regel intakten Trommelfell erkennen. Durch CT und MRT kann man die genaue Lokalisation und Ausdehnung bestimmen; eine Angiografie gibt Aufschluss über den Grad der Blutversorgung und ermöglicht die präoperative Embolisation.

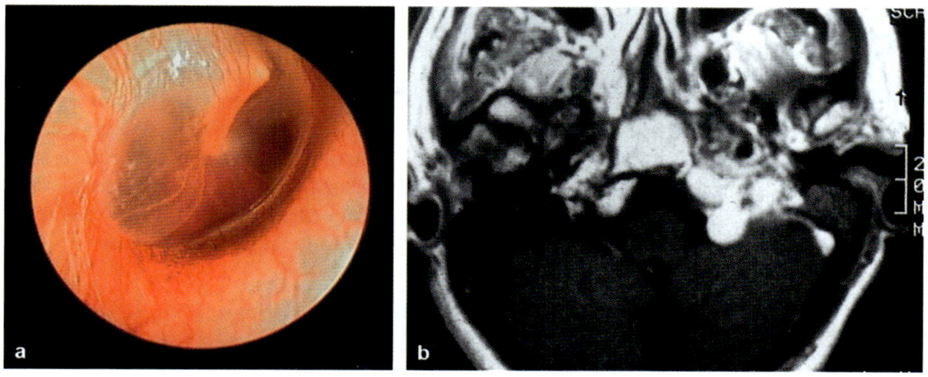

Abb. 12.2 a) Trommelfellbefund bei rötlich durchschimmerndem Glomus tympanicum rechts. b) Glomustumor links mit intra- und extraduraler Ausdehnung (MRT). [a: O639, b: E870]

Therapie

Entfernung des Tumors durch Tympanotomie und Mastoidektomie und ggf. Petrosektomie nach vorangehender Embolisation. Dabei müssen oft die V. jugularis interna und der Sinus sigmoideus verschlossen werden. Ist dies durch zu weit fortgeschrittenes Wachstum nicht mehr möglich, erfolgt eine Strahlentherapie.

Vestibularisschwannom

Das Vestibularisschwannom ist die häufigste Neubildung der hinteren Schädelgrube und geht von den Schwann-Zellen des N. vestibulocochlearis (in 90 % des N. vestibularis) aus. Ein Ursprung innerhalb des Labyrinths ist ebenfalls möglich. Man unterscheidet bei Vestibularisschwannomen zwischen einer medialen/extrameatalen Form mit Lokalisation im Kleinhirnbrückenwinkel und einer lateralen/intrameatalen Form mit Sitz im inneren Gehörgang sowie die Kombination beider. Die laterale Form zeigt früher eine charakteristische Symptomatik. Diese besteht aus zunehmender einseitiger Schwerhörigkeit, Ohrensausen und Schwindel. Es kann auch eine sekundäre Hydropische Ohrerkrankung (Morbus Menière) verursachen. Durch Druck auf den benachbarten N. facialis resultieren Fazialisparese oder Gefühlsstörungen im Gehörgang (Hitselberger-Zeichen). Außerdem bestehen je nach Tumorgröße Kompressionssyndrome der umgebenden Strukturen, etwa Schmerzen im Gesichtsbereich durch Druck auf den N. trigeminus. Da der benigne Tumor sehr langsam wächst, können Frühsymptome gerade bei medialer Lokalisation fehlen, und das Geschwür bleibt zunächst unentdeckt. Die Therapie besteht in der operativen Entfernung oder Strahlentherapie. Wichtig ist die differenzialdiagnostische Abgrenzung zum Morbus Menière. Das Vestibularisschwannom findet sich außerdem gehäuft (und bilateral!) bei Patienten mit Neurofibromatose 2, einem Gendefekt auf Chromosom 22, der auch zur Ausbildung anderer intrazerebraler Tumoren führt.

Zusammenfassung

- Die Ohrmuschel ist die häufigste Lokalisation eines Tumorgeschehens am Ohr.
- Exzision ist bei allen bösartigen Neubildungen der Ohrmuschel die Therapie der Wahl.
- Jede Veränderung eines langjährig bestehenden Ohrenlaufens kann auf ein Tumorgeschehen im Mittelohr hinweisen.
- Glomustumoren wachsen sehr invasiv und sind stark vaskularisiert.
- Einseitige Schwerhörigkeit, Schwindel und Ohrensausen können von einem Vestibularisschwannom ausgelöst werden.

Hörhilfen werden heutzutage in mannigfaltigen Variationen verwendet (→ Abb. 13.1). Neben dem messbaren Hörverlust eines Patienten stellt besonders die relative Beeinträchtigung seiner normalen Lebensführung die Indikation zur Hörgerätversorgung dar. So werden bei speziellen Personengruppen, z. B. Musikern, auch schon leichte Hörverluste frühzeitig behandelt, während andere Patienten freiwillig lange Zeit auf eine Hörhilfe verzichten. Als generelle Indikationen zur Hörgerätversorgung gelten:

- Eine operative Hörverbesserung ist nicht möglich oder erscheint nicht Erfolg versprechend.
- Ein gesicherter Hörverlust von 30 dB oder mehr auf dem besser hörenden Ohr in mindestens einer der Frequenzen von 500–4.000 Hz
- Bei Sprachlautstärke von 65 dB ein Sprachverstehen von nur 80 %

Hörgeräte

Die Versorgung des Patienten mit einem Hörgerät kann in den meisten Fällen den bestehenden Hörverlust nicht ersetzen, sondern nur eine Erleichterung im Alltag bieten. Elektronische Hörhilfen sind immer noch relativ störanfällige Geräte, die in ihrer Funktionsfähigkeit stark von den Umweltbedingungen abhängig sind. Vor allem eine lärmende Umgebung und eine laute Geräuschkulisse behindern das Sprachverständnis des Patienten und werden durch die Filterfunktion des Hörgeräts nur selten genügend unterdrückt. Hörgeräte werden im Allgemeinen bei symmetrischer Schwerhörigkeit beidseits verwendet, ansonsten wird das Ohr mit dem schlechteren Sprachverständnis zuerst unterstützt. Unter **CROS (contralateral routing of signals)** versteht man die Überleitung der Mikrofoninformation vom tauben Ohr zum gesunden Ohr, um dem einseitig Tauben ein besseres Richtungshören zu ermöglichen. Ob der Patient ein Hörgerät erhält, entscheidet der HNO-Arzt anhand audiometrischer Messungen und der oben angegebenen Indikationen. Die Anpassung erfolgt bei einem Hörgeräte-Akustiker. Nur durch Ausprobieren kann für den Patienten das individuell am besten geeignete Hörgerät gefunden werden.

Luftleitungshörgeräte

Als häufigste Hörhilfe werden Luftleitungshörgeräte verwendet, die hinter dem Ohr oder vollständig im Ohr getragen werden. Sie können jedoch nur bei zumindest teilweise erhaltener Luftleitung über den körpereigenen Schallleitungsapparat verwendet werden. Zu einem solchen Hörgerät gehören ein Mikrofon, ein Verstärker und ein Ansatzstück mit eingebautem elektroakustischem Wandler, das im Ohrkanal sitzt und individuell angepasst werden muss. Bei Veränderungen des äußeren Ohrs und des äußeren Gehörgangs, etwa nach Operationen, ist daher eine erneute Anpassung durch einen Hörgeräte-Akustiker erforderlich. Außerdem verfügen die meisten Geräte über einen Lautstärkeregler und einen Audioeingang zur direkten Einspeisung von Radiosignalen etwa in Vortragssälen.
Als häufigstes Problem treten bei Luftleitungshörgeräten **Rückkopplungsphänomene** auf. Dabei treten Signale aus dem Ansatzstück des Hörgeräts erneut in das für eingehende Informationen bestimmte Mikrofon ein, da das Ansatzstück den Gehörgang nicht vollständig verschließt. Der Patient vernimmt hochfrequente Pfeiftöne. Als weiteres Problem der externen Hörgeräte treten Infektionen des äußeren Gehörgangs oder allergische Reaktionen gegen den Fremdkörper auf.

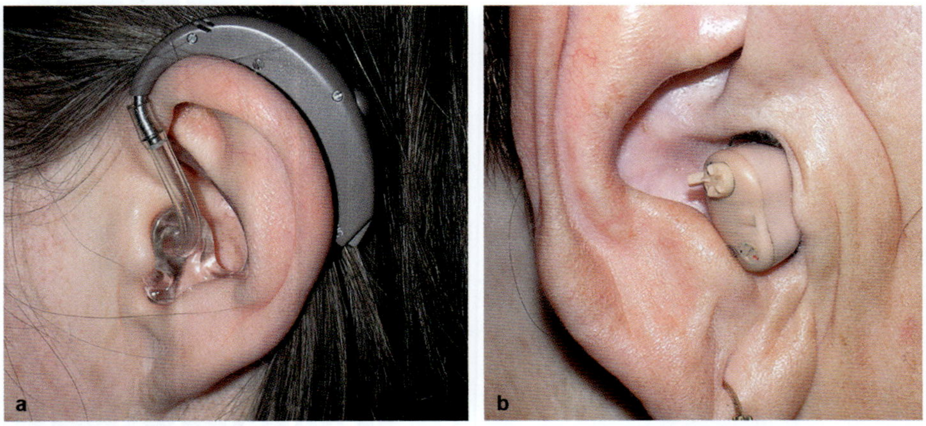

Abb. 13.1 HdO-Gerät (a) und IdO-Gerät (b). Das geeignete Gerät hängt vom Ausmaß der Hörschädigung, von der Art der Hörstörung sowie den ästhetischen Bedürfnissen des Patienten ab. [E307]

Knochenleitungshörgeräte

Bei gestörter Luftleitung, fehlender Entwicklung des äußeren Ohrs oder rezidivierenden Infektionen des Gehörgangs kommen Hörgeräte zum Einsatz, die über einen Schallgeber am Mastoid die Knochenleitung ausnutzen. Der Schallgeber sitzt hierbei entweder über einen Brillenbügel am Warzenfortsatz auf oder wird direkt perkutan auf im Knochen implantiert (knochenverankertes Hörgerät). Es bestehen keine Rückkopplungseffekte.

Implantierbare Hörgeräte

Ebenfalls als Alternative zum klassischen Luftleitungshörgerät besteht die Möglichkeit einer teil- oder vollimplantierten elektromechanischen Hörhilfe. Diese Geräte wandeln die eintreffenden Schallwellen in Vibrationen um. Da der Wandler des Implantats mit dem Amboss im Mittelohr in Verbindung steht, führen diese Vibrationen zur direkten mechanischen Erregung der Gehörknöchelchen. Rückkopplungen werden dabei ebenso vermieden wie Infektionen oder Verschlusseffekte des Gehörgangs.

Cochlear Implant (CI) – Innenohrimplantat

Hörgeräte können nur bei teilweise erhaltener Innenohrfunktion von Nutzen sein. Bei funktionsunfähiger Cochlea, aber normal angelegtem Hörnerv kann ein Innenohrimplantat zum Einsatz kommen. Indikationen sind:

- Kongenitale oder erworbene Taubheit oder hochgradige Schwerhörigkeit bei intaktem Hörnerv. Dabei stellt aber eine sehr lange bestehende Taubheit eine relative Kontraindikation dar.
- In der Sprachaudiometrie eine Diskriminationsfähigkeit für Einsilber von ≤ 60 % bei 65 dB lautem Stimulus, trotz optimaler Hörgeräteversorgung

Bei Ertaubung, die vor dem Spracherwerb stattfindet (oder angeboren ist), sollte eine möglichst frühzeitige Implantation innerhalb der ersten Lebensjahre erfolgen. Insbesondere bei Hörschäden infolge einer bakteriellen Meningitis ist Eile geboten, da der fortschreitende Fibrosierungsprozess nach einer Labyrinthitis die Elektrodeninsertion unmöglich machen kann.
Über einen externen Sprachprozessor werden die für das Verstehen von Sprache wichtigen Frequenzen herausgefiltert und in Form von elektrischen Signalen an eine hinter dem Ohr implantierte Empfangsspule weitergeleitet. Von dieser ziehen Elektroden

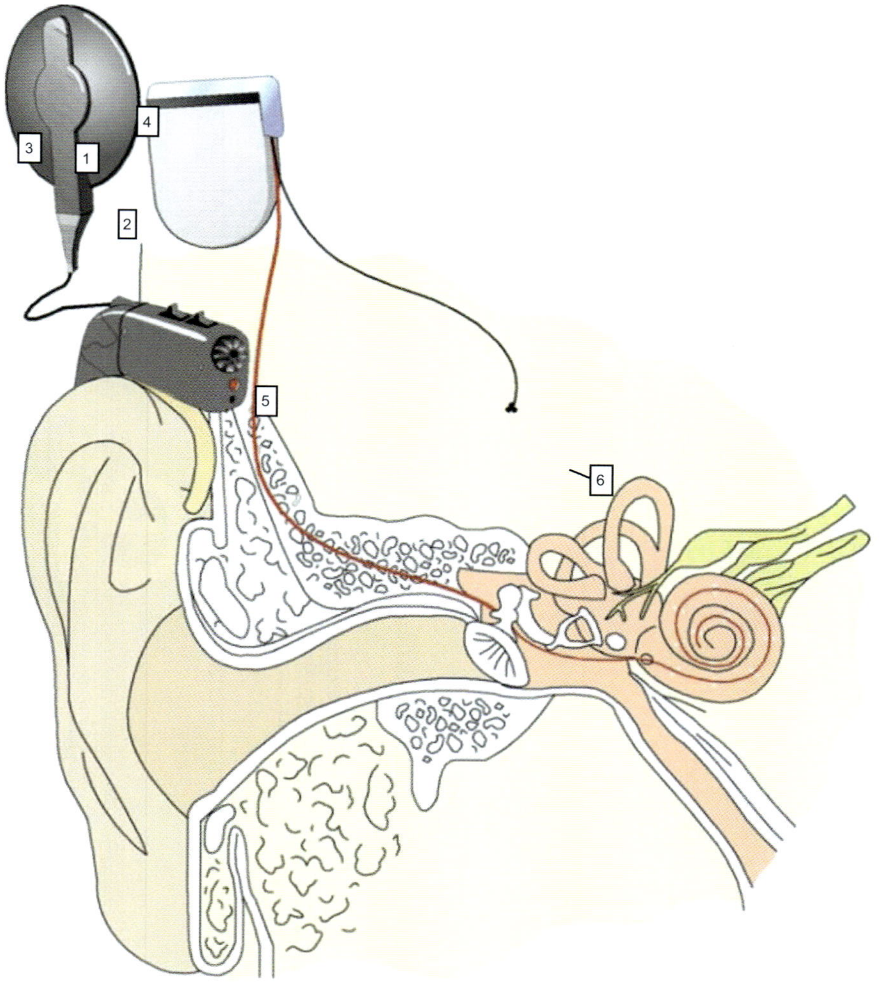

Abb. 13.2 Funktionsweise eines Cochlear-Implant-Systems: Der Schall wird über ein Mikrofon (1) aufgenommen, im externen Sprachprozessor (2) aufbereitet und über einen Sender (3) drahtlos an den implantierten Empfänger (4) übertragen. Von dort wird das elektrische Signal, das beispielsweise Sprache oder Musik als definierte Folge elektrischer Impulse kodiert, an eine Elektrode (5) weitergeleitet. Diese wird durch das Mastoid, den Recessus facialis, am N. facialis vorbei durch das Mittelohr in der funktionslosen Cochlea (6) platziert. Der Elektrodenträger stimuliert hier den Hörnerv und nach Dekodierung der fortgeleiteten Nervenerregung im Gehirn kann das ursprüngliche Signal wieder als Sprache oder Musik erkannt werden. [V544]

in das Schneckenrad der Cochlea (→ Abb. 13.2). Die im Innenohr physiologische Ortskodierung der Frequenzhöhen wird durch selektive Reizung der jeweiligen Nervenabschnitte durch die ihnen zugehörigen Elektroden nachgebildet.

Um sicherzustellen, dass die Grundvoraussetzung eines unbeschädigten Cochlearisnervs erfüllt ist, wird bei CI-Kandidaten vor der Implantation oft ein **Promontoriumstest** durchgeführt. Hierbei wird über am Promontorium eingestochene Nadelelektroden der Hörnerv gereizt und es sollte beim Patienten eine Hörwahrnehmung entstehen. Kommt es zur Operation, muss nach der Wundheilung der Sprachprozessor eingestellt werden. Vor allem erst seit Kurzem ertaubte Personen profitieren stark vom CI: Sie können sich bei der Einstellung des Prozessors an ihr Hörverständnis „erinnern" und sind dann in der Regel auch ohne visuelle Kontrolle in der Lage, Gesprochenes zu verstehen. Patienten mit lange bestehender Taubheit sind oft auch nach Implantation auf das Lippenlesen angewiesen, profitieren jedoch meist von einem erleichterten Verständnis. Für Patienten mit beidseitiger Läsion des N. cochlearis (z. B. bei Neurofibromatose) kommt als Ultima Ratio ein Hirnstammimplantat infrage. Hier werden die elektrischen Signale über eine Flächenelektrode die direkt auf den Hirnstamm aufgebracht wird, übermittelt. Dabei ist der therapeutische Erfolg jedoch deutlich geringer als beim Cochlear Implant.

Weitere Hilfsmittel

Um schwerhörigen oder gehörlosen Menschen das Leben zu erleichtern, wurden viele Alltagsgegenstände mit visuellen oder vibratorischen Signalen gekoppelt. Neben Telefonen, Türglocken, Smartphones oder anderen Dingen des privaten Lebens wird im verstärkten Maße auch beim Bau öffentlicher Einrichtungen auf Hörbehinderte geachtet. Um Schwerhörigen und Gehörlosen den Umgang mit ihren Mitmenschen zu erleichtern, existieren Schulungen im Lippenlesen, in der Gebärdensprache und dem korrekten Umgang mit den entsprechenden Hörhilfen.

Zusammenfassung

- Hörgeräte können das gesunde Gehör nicht ersetzen.
- Für jeden Patienten muss individuell die bestmögliche Hörhilfe gefunden werden.
- Luftleitungshörgeräte sind nur bei funktionierendem Schallleitungsapparat Erfolg versprechend.
- Knochenleitungshörgeräte verursachen keine Rückkopplungen und sind bei gestörter Luftleitung indiziert.
- Innenohrimplantate können nur bei intaktem Hörnerv verwendet werden.

Nase und Nasennebenhöhlen

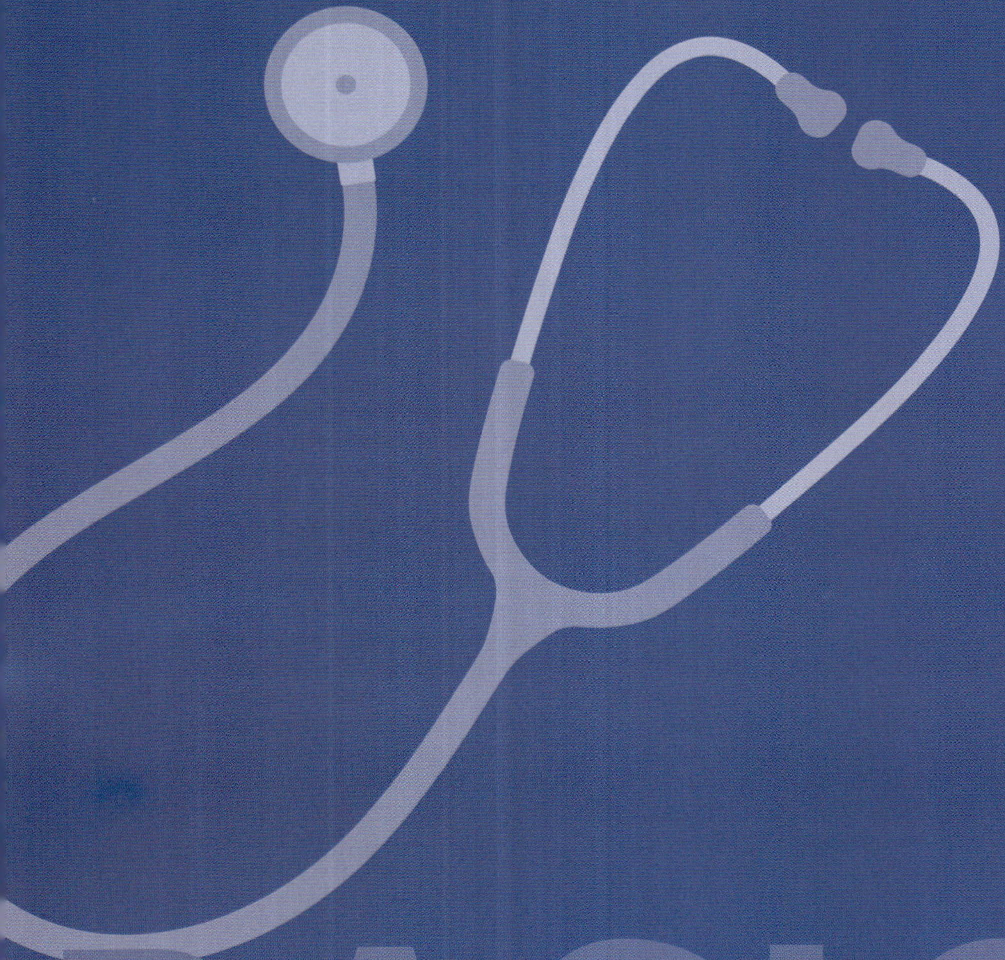

BASICS

Grundlagen und Diagnostik

Leitsymptome und Krankheitsbilder

Anatomie von Nase und Nasennebenhöhlen

Äußere Nase

Die Nase ist durch die Nasenwurzel, die von den knöchernen Ossa nasales gebildet wird, mit dem Stirnbein und der Maxilla verbunden. Die unteren zwei Drittel des Nasenrückens, die Nasenspitze sowie die Nasenflügel bestehen aus hyalinen, verformbaren Knorpelstücken. Die paarigen Nasenöffnungen werden durch das Septum nasi geteilt. Diese Nasenscheidewand hat einen knöchernen und einen knorpeligen Abschnitt. Die bedeckende Haut der Nase ist fest mit der Unterlage verbunden und enthält Talgdrüsen, die im Rahmen eines Rhinophyms hypertrophieren können. Die äußere Nase wird über die A. facialis und die A. ophthalmica mit Blut versorgt. Von Bedeutung ist hier der venöse Abfluss, es bestehen über die V. facialis und V. ophthalmica Verbindungen mit dem Sinus cavernosus. Oberflächliche Infektionen der Nasenregion können so verschleppt werden und zu ernsthaften intrakraniellen Komplikationen führen.

Nasenhöhle

Das Innere der Nase wird durch das Septum nasi in zwei Nasenhöhlen geteilt. Den nach außen offenen Anteil jeder Seite bezeichnet man als Vestibulum nasi, ihm folgen die Nasenhaupthöhlen. Im hinteren Abschnitt münden beide Nasenhöhlen hinter dem Septum gemeinsam in den Nasopharynx. Das Septum selbst stellt also die mediale Begrenzung jeder Seite dar, die untere Wand bildet der harte Gaumen, und nach oben begrenzt die Lamina cribrosa die Nasenhöhlen. Durch Letztere ziehen die Fila olfactoria von den Sinneszellen des olfaktorischen Epithels zum Bulbus olfactorius, dem primären Riechzentrum. Die knöcherne laterale Wand ist durch die Nasengänge geprägt, die jeweils den darüberliegenden Nasenmuscheln zugeordnet werden. Dabei spielt vor allem der mittlere Nasengang als Abfluss (bzw. Zugang) zur Kieferhöhle, zur Stirnhöhle sowie zu den vorderen Siebbeinzellen eine gewichtige klinische Rolle. In den unteren Nasengang entleert sich der Tränennasengang.
Das Innere der Nase wird von Anteilen sowohl der A. carotis interna als auch der A. carotis externa versorgt. Als grobe Grenze kann dabei die Wurzel des mittleren Nasengangs gesehen werden. Die Region darüber wird durch die A. ethmoidalis anterior bzw. A. ethmoidalis posterior versorgt, der untere Abschnitt der Nasenhöhle erhält sein Blut aus den Endästen der A. maxillaris (A. sphenopalatina). Im vorderen Septum anastomosieren beide Stromgebiete miteinander im Gefäßplexus des Locus Kiesselbachi. Diese Stelle ist daher für heftiges Nasenbluten prädestiniert. Die sensible Versorgung der inneren Nase erfolgt durch den N. maxillaris (N. trigeminus), sekretorische Fasern zu den Drüsen der Nasenschleimhaut entstammen dem Ganglion pterygopalatinum. Der Parasympathikus fördert dabei, der Sympathikus hemmt die Drüsenaktivität.

Nasennebenhöhlen

Bei den Nasennebenhöhlen handelt es sich um luftgefüllte Erweiterungen der Nasenhaupthöhle. Sie stehen über die Ausführungsgänge mit den Nasengängen in Verbindung. Man unterscheidet eine **vordere Gruppe** (Kieferhöhlen, Stirnhöhle und vordere Siebbeinzellen), die über den mittleren Nasengang Anschluss findet, sowie eine **hintere Gruppe** (hintere Siebbeinzellen und Keilbeinhöhle), die über den oberen Nasengang in die Nasenhöhle drainiert. Unter dem **ostiomeatalen Komplex** versteht man die laterale Nasenwand mit den Einmündungen der vorderen Gruppe (→ Abb. 14.1 und → Abb. 14.2). Diese funktionelle Einheit ist von Schwellungen der Nasenschleimhaut, anatomischen Variationen oder Verlegungen anderer Art besonders häufig betroffen. Verschlüsse führen zu Entzündungen der nachgeschalteten Nasennebenhöhlen, man spricht von Sinusitis.

Stirnhöhle

Die Stirnhöhlen beider Seiten sind meist verschieden groß, septiert und wie alle Nebenhöhlen mit Flimmerepithel ausgekleidet. Sie entwickeln sich erst nach der Geburt, können sich dann aber relativ weitläufig darstellen. Der Boden der Kammern wird durch das Dach der Orbita gebildet, hierdurch zieht auch der N. ophthalmicus (Trigeminusast). Nach hinten wird die Stirnhöhle nur durch eine dünne Knochenlamelle von der vorderen Schädelgrube abgegrenzt, es besteht daher bei Infektionen erhöhte Gefahr einer Meningitis.

Kieferhöhle

Die Kieferhöhlen sind schon bei Geburt vorhanden, dehnen sich aber bis zum 20. Lebensjahr immer weiter aus. Sie haben die Form vierseitiger Pyramiden, mit der medialen Wand als Basis. Diese entspricht der lateralen Begrenzung der Nasenhaupthöhle. Das Dach wird durch den Orbitaboden gebildet, die untere Wand hat sehr enge Beziehungen zur Mundhöhle (Eiterungen im Bereich der 2. Prämolaren können zu aufsteigenden Entzündungen führen).

Siebbeinzellen

Bei den Siebbeinzellen handelt es sich um eine variable Anzahl luftgefüllter Kammern (ca. 10) im oberen Bereich der Nase. Bei Infektionen sind vor allem die benachbarte Orbita und die vordere Schädelgrube (über die Lamina cribrosa) gefährdet.

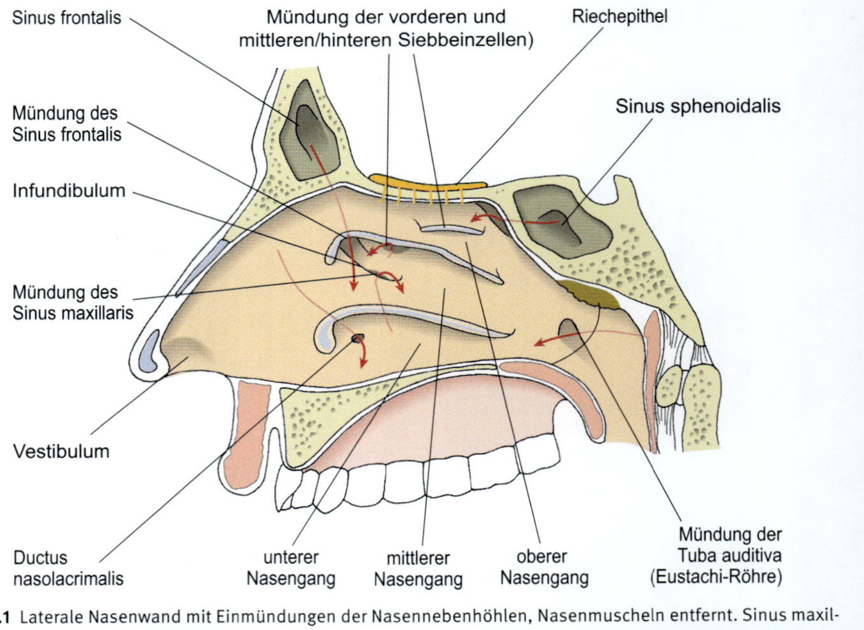

Abb. 14.1 Laterale Nasenwand mit Einmündungen der Nasennebenhöhlen, Nasenmuscheln entfernt. Sinus maxillaris sowie vordere und mittlere Siebbeinzellen münden in enger anatomischer Nachbarschaft im Bereich des Infundibulums im mittleren Nasengang. Die hinteren Siebbeinzellen münden hinter der vertikalen Aufhängung der mittleren Muschel in den oberen Nasengang. [L190]

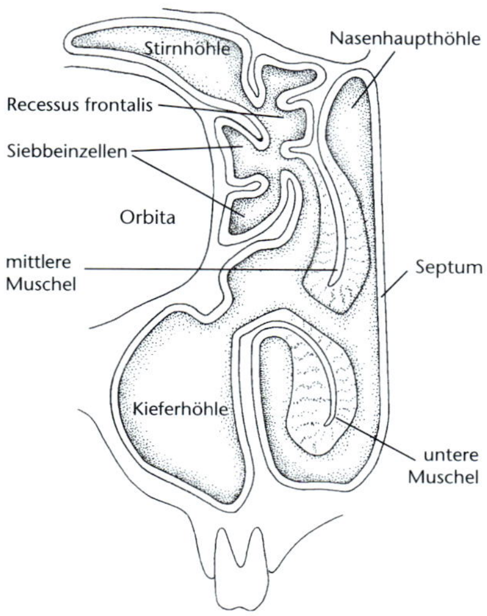

Abb. 14.2 Ostiomeatale Einheit rechts (Frontalschnitt) [L157]

Keilbeinhöhle

Die Keilbeinhöhle hat von allen Nebenhöhlen die gefährlichsten Nachbarschaftsbeziehungen. Nach oben grenzt sie an die Hypophyse, nach hinten an die hintere Schädelgrube, nach unten an das Rachendach und seitlich an die A. carotis interna, den Canalis opticus sowie den Sinus cavernosus. Sie stellt auch den meistgenutzten operativen Zugangsweg zu diesen Strukturen dar.

Physiologie der Nase

Filter- und Schutzfunktion

Als Eingangspforte zu den Atemwegen übernimmt die Nase die erste Filterung der Atemluft. Größere Partikel werden dabei von den Nasenhaaren, den Vibrissen, abgefangen. Kleinere Partikel verfangen sich in der Schleimhaut des respiratorischen Epithels der Nase. Durch die Zilienbewegung im Epithel wird das Material in Richtung Nasopharynx befördert und dort geschluckt. Neben dieser mechanischen Schutzfunktion enthält das Nasensekret noch unspezifische Abwehrstoffe wie Lysozym und sekretorische Antikörper.

Klimatisierungsfunktion

Atemluft sollte nach der Nasenpassage etwa eine Temperatur von 30 °C und eine Feuchtigkeit von ca. 80 % haben. Da das Nasenepithel diese Vorgabe bei sehr unterschiedlichen Klimabedingungen der Umgebungsluft aufrechterhalten muss, verfügt es über ein komplexes System zur Erwärmung und Befeuchtung. Die Temperaturregulation erfolgt dabei vor allem durch die venösen Gefäßschlingen des unteren Nasenhöhlenbereichs. Die Sekretion der Nasenschleimhaut sorgt für die nötige Luftbefeuchtung. Außerdem gibt auch die Ausatemluft durch Abkühlung innerhalb der Nasenhöhle Kondensationswärme und Feuchtigkeit ab und hilft so, die eingeatmete Luft den Bedingungen im Körper anzupassen.

Klangfunktion

Form und Funktionsfähigkeit der Nase prägen die individuelle Stimme jedes Menschen. Die Nase gehört zu den starren Bestandteilen des Ansatzrohrs für Stimm- und Lautbildung. Ist sie durch übermäßige Sekretion oder andere Behinderung verstopft oder aber durch eine Insuffizienz des Gaumensegels ständig mit dem Pharynx verbunden, so ändert sich die Klangqualität, der Patient „näselt".

Geruchsfunktion

Das eigentliche Riechorgan befindet sich in den oberen Abschnitten des Septums und der gegenüberliegenden lateralen Nasenwand jeder Seite. Dort ist das umgebende respiratorische Epithel auf einigen Quadratzentimetern unterbrochen und durch ein spezielles Sinnesepithel ersetzt. Diese Riechschleimhaut enthält Rezeptorzellen, deren Axone als Fila olfactoria durch die Lamina cribrosa zum Riechzentrum des ZNS ziehen. Die Sinneszellen sind bei der Erfassung von Geruchseindrücken auf Luftzufuhr angewiesen. Ist diese blockiert, so ist das Riechorgan in seiner Funktion folglich stark eingeschränkt, was klinisch meistens auch zu vermindertem Geschmacksempfinden führt (→ Kap. 25)!

Zusammenfassung

- Die Nase besteht aus häutigen, knorpeligen und knöchernen Anteilen.
- Es besteht eine arterielle Doppelversorgung aus der Carotis externa und der Carotis interna.
- Neben der Riechfunktion ist die Nase auch für die Befeuchtung und Erwärmung der Atemluft zuständig.
- Über die Nasennebenhöhlen können pathologische Prozesse der Nase leicht auf benachbarte Strukturen übergreifen.

Leitsymptome

Nach Beschreibung des Beschwerdebilds aus Sicht des Patienten sollte sich der Untersucher auf die Ermittlung vorhandener Leitsymptome konzentrieren.

Behinderte Nasenatmung

Ursachen für eine behinderte Nasenatmung können anatomische Verlegungen, Traumata, Reizungen der Nasenschleimhaut oder eine Überaktivität des vegetativen Systems sein. Ist die Nasenatmung durch anatomische Strukturen blockiert, ist neben der relativ häufigen **Septumdeviation** auch an eine pathologische Hypertrophie der Nasenmuscheln oder **neoplastische Prozesse (häufig sind Nasenpolypen;** → Kap. 19) zu denken. Bei Säuglingen ist auch eine einseitige **Choanalatresie** auszuschließen. Diese fällt den Eltern durch einen fast stets geöffneten Mund auf. Die beidseitige Cohanalatresie führt bereits bei Neugeborenen zu zyanotischen Erscheinungsbildern und wird daher meist schon frühzeitig entdeckt. **Schleimhautschwellungen** durch allergische Reaktionen oder virale Infektionen sind eine andere häufige Ursache behinderter Nasenatmung. Eine Überaktivität des parasympathischen Systems im Rahmen einer **idiopathischen Rhinitis** führt vermutlich durch erhöhten Bluteinfluss in die Schleimhaut ebenfalls zu Nasenobstruktion, meist in Verbindung mit wässriger Sekretion.

Erhöhte Nasensekretion

Art und Konsistenz der ausgeschiedenen Flüssigkeit liefern Hinweise auf die ursächliche Erkrankung. Wässriges Nasensekret kommt vor allem bei allergischer und vasomotorischer Rhinitis vor. Eine Verwechslung mit aus der Nase austretendem Liquor, der diesem Sekret in der Konsistenz gleicht, muss allerdings ausgeschlossen sein! Als eher schleimig-eitrig wird das im Rahmen einer viralen Infektion ausgeschiedene Sekret beschrieben. Unter dem Begriff **Epistaxis** versteht man den Ausfluss von Blut aus der Nase. Meist sind spontane Verletzungen der nasalen Gefäße hierfür die Ursache, es gilt aber, neoplastische Prozesse ebenso wie Blutgerinnungsstörungen auszuschließen.

Geruchsstörung

Das totale Fehlen jeglicher Geruchsempfindung, die **Anosmie,** ist eher selten. Ursache sind meist Schädelbasisfrakturen oder stumpfe Schädeltraumen mit Schädigung der Fila olfactoria. Häufiger dagegen kommt es vor, dass der Patient Gerüche schwerer wahrnimmt, man spricht von **Hyposmie.** Im Gegensatz hierzu steht die ebenfalls seltene **Hyperosmie,** bei der die Geruchsschwelle gesenkt ist. Bei der **Pseudosmie** werden Gerüche verkannt und meist als unangenehm empfunden **(Kakosmie).** Dies ist ein häufiger Befund bei Hirntumorpatienten. Auch unter physiologischen Bedingungen (z. B. Schwangerschaft) können Gerüche falsch zugeordnet werden, dieser Befund wird als **Parosmie** bezeichnet. Kann ein Geruch gar nicht eingeordnet werden, obwohl er eindeutig wahrgenommen wird, spricht man von **Agnosmie.**

Gesichtsschmerzen

Schmerzen im Gesichtsbereich werden meist nicht durch lokale Entzündungen, z. B. Vestibulitis der Nase, ausgelöst, sondern kommen durch **Reizungen des N. trigeminus** zustande. Vor allem Entzündungen der Nasennebenhöhlen führen durch die enge Nachbarschaft zu dessen Nervenästen zu Schmerzen im jeweiligen Versorgungsgebiet. Durch Druck des Untersuchers auf die Nervenaustrittspunkte oder Klopfen auf die Nebenhöhlen kann die Schmerzempfindung provoziert werden. Auch Lagewechsel des Körpers, z. B. Bücken, sind für den Patienten schmerzhaft.

Diagnostik

Klinische Untersuchung

Die **Inspektion** sollte sich zwar auf die Nase konzentrieren, aber benachbarte Strukturen sollten dabei nicht außer Acht gelassen werden. Bei behinderter Nasenatmung ist immer auch das Ohr zu inspizieren, eine Untersuchung der Mundhöhle und des Rachenraums ist ebenfalls obligat. Schon die Form der Nase gibt Hinweise auf traumatische oder infektiöse Veränderungen, etwa die typische „Boxernase“ nach Nasenbeinfraktur oder die „Sattelnase“, z. B. als Manifestation der Syphilis. Auch Septumdeviationen können manchmal schon von außen sichtbar sein. Daneben sollte der Untersucher auf die Bewegung der Nasenflügel beim Atmen achten (Kollaps schon in Ruheatmung?) und Haut und Knorpel (luxiert?) auf pathologische Veränderungen hin beurteilen.

Die **anteriore Rhinoskopie** dient der Beurteilung des Vestibulums sowie der vorderen Abschnitte der Nasenhaupthöhle (→ Abb. 15.1). Der Untersucher benutzt hierfür ein Spekulum, das in geschlossenem Zustand in die Nase eingeführt und dort vorsichtig geöffnet wird. Durch leichtes Nachvornbeugen des Kopfs sind der Nasenboden sowie die untere Nasenmuschel gut einzusehen. Für die Begutachtung des klinisch wichtigen mittleren Nasengangs und der hinteren Abschnitte eignet sich jedoch eher die **Endoskopie.** Diese hat die für den Patienten relativ unangenehme posteriore Rhinoskopie nahezu vollständig abgelöst. Sie bietet heute durch den Einsatz sowohl starrer als auch flexibler Instrumente ein breites Spektrum an Einsatzmöglichkeiten. Hauptanwendung findet die Nasenendoskopie bei der Inspektion des Nasopharynx, inklusive der Tubenostien und der Choanen sowie der Beurteilung des ostiomeatalen Komplexes mit seinen Einmündungen. Eine direkte nichtinvasive Untersuchung der Nasennebenhöhlen ist allerdings auch endoskopisch nicht möglich, lediglich die Keilbeinhöhle kann unter Verwendung einer sehr kleinen Optik über ihre Öffnung im oberen Nasenabschnitt erreicht werden.

Klinische Tests

Allergietests

Um eine Allergie als Ursache eines pathologischen Geschehens im Nasen-Rachen-Raum zu identifizieren, kommen Hauttests sowie serologische Verfahren zum Einsatz. Einfachste und billigste Methode ist der **Pricktest,** bei dem typische Allergene in die Haut eingeritzt werden. Eine Hautreaktion mit Rötung und Quaddelbildung spricht für eine Überempfindlichkeit gegenüber dem jeweiligen Stoff, beweist jedoch nicht, dass die Allergie Auslöser der Rhinitis ist. Serologisch können zur Allergiediagnostik das unspezifische Gesamt-IgE **(PRIST)** sowie jeweils das antigenspezifische IgE **(RAST)** bestimmt werden. Heute wird das antigenspezifische IgE allerdings meist mit **Fluoreszenz-Enzym-Immuno-Assays (FEIA)** bestimmt. Der **intranasale Provokationstest** führt letztlich zum Beweis einer allergischen Genese der Beschwerden. Dem Patienten wird das verdächtige Agens auf die untere

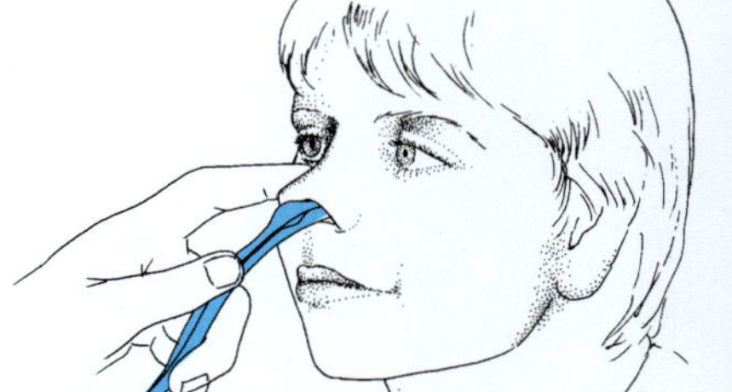

Abb. 15.1 Anteriore Rhinoskopie mit Spekulum [L157]

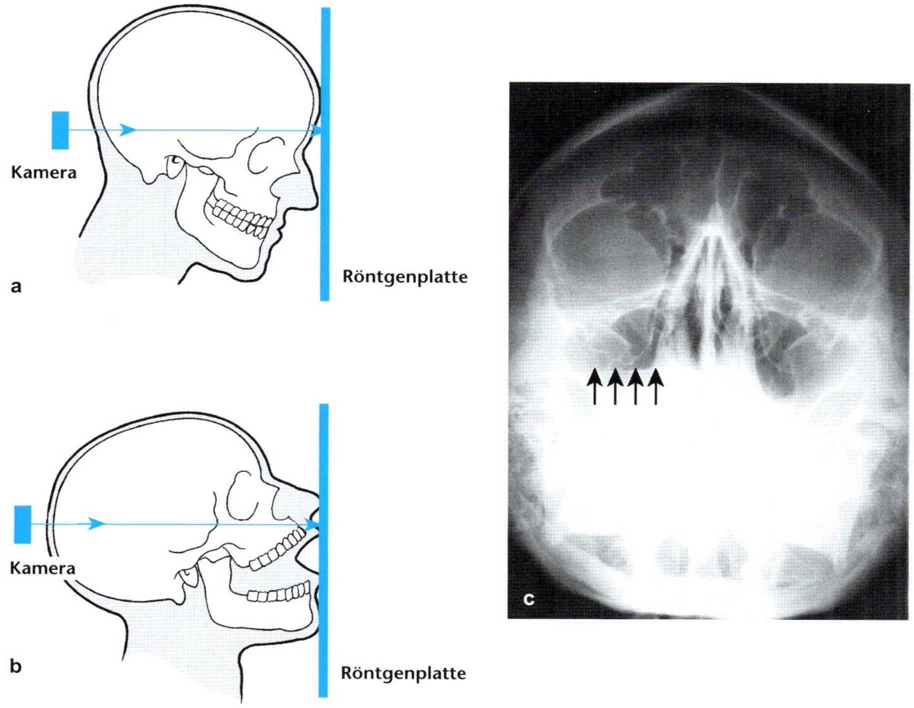

Abb. 15.2 Röntgendiagnostik der NNH. a) Okzipitofrontaler Strahlengang. b) Okzipitomentaler Strahlengang. c) Okzipitomentales Röntgenbild, Sinusitis mit Spiegelbildung in Kieferhöhle rechts. [a, b: L157/E879; c: E283]

Nasenmuschel aufgetragen. Dabei wird über Rhinomanometrie (s. u.) die daraus folgende Veränderung der Luftdurchlässigkeit bestimmt.

Rhinomanometrie

Hierunter versteht man ein Verfahren zur objektiven Messung der Luftdurchgängigkeit der Nase. Bei geschlossenem Nasenloch wird die Druckdifferenz zwischen Vestibulum und Nasopharynx der Gegenseite gemessen. Die Werte werden dann neben dem Atemluftvolumen pro Zeiteinheit grafisch dargestellt. Durch Einsprühen der Nase mit Vasokonstringens (z. B. Naphazolin) kann dabei der abschwellende Effekt auf die Nasenmuscheln untersucht werden.

Bildgebende Verfahren

Bei akuten Entzündungsprozessen der Nasennebenhöhlen werden **Röntgenübersichtsaufnahmen** im okzipitomentalen und okzipitofrontalen Strahlengang durchgeführt (→ Abb. 15.2). Ersterer stellt vor allem Kieferhöhle und Keilbeinhöhle dar, wohingegen sich mit Letzterem eher Stirnhöhle und Siebbeinzellen beurteilen lassen. Vor allem die Beurteilung der Keilbeinhöhle ist allerdings nur bedingt aussagekräftig, und die konventionelle Röntgendiagnostik ist heute bei Verdacht auf akute Sinusitis nur noch selten indiziert. Über **CT** kann die chronische Sinusitis sehr zuverlässig beurteilt und eine Operation der Nasennebenhöhlen geplant werden (→ Abb. 15.3). Die **MRT** kommt vor allem bei Weichteilprozessen (z. B. Neoplasien) zum Einsatz.

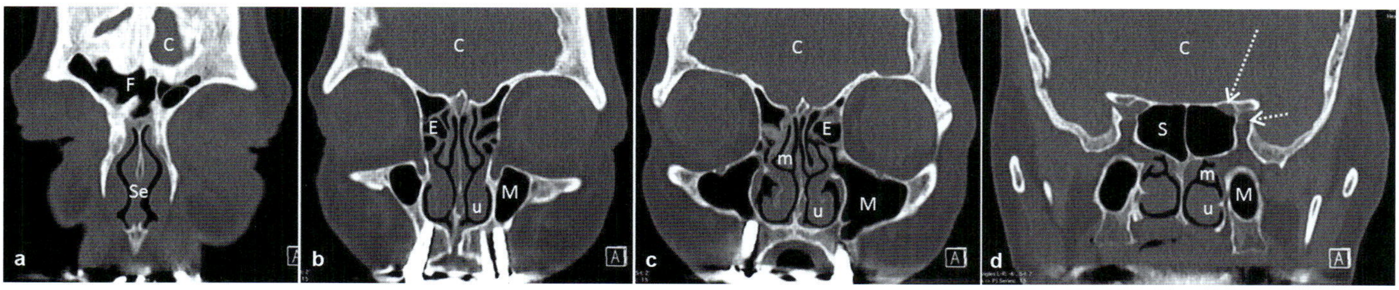

Abb. 15.3 Koronares CT der Nasennebenhöhlen. Schichten von a nach d in antero-posteriorer Richtung. C = Gehirn, Se = Nasenseptum, F = Sinus frontalis, E = Sinus ethmoidales, M = Sinus maxillaris, S = Sinus sphenoidalis, m = mittlere Nasenmuschel, u = untere Nasenmuschel. Beachte die enge Beziehung des Sinus sphenoidalis zum N. opticus (langer Pfeil) und zur A. carotis interna (kurzer Pfeil). Beachte auch das große Volumen der unteren Nasenmuscheln in der hinteren Nasenhöhle. (Die röntgendichten Fremdkörper in der Maxilla entsprechen Zahnimplantaten.) [O639]

Zusammenfassung

- Behinderte Nasenatmung ist das häufigste Symptom eines pathologischen Geschehens im Nasen-Rachen-Raum.
- Farbe und Konsistenz der ausgeschiedenen Nasenflüssigkeit geben Informationen über die mögliche Ursache der Erkrankung.
- Gesichtsschmerz wird meist durch Reizung des N. trigeminus im Bereich der Nasennebenhöhlen ausgelöst.
- Die anteriore Rhinoskopie ermöglicht nur eine eingeschränkte Beurteilung des ostiomeatalen Komplexes.
- Eine positive Hauttestung allein beweist nicht die allergische Genese einer Rhinitis.

Entzündungen der Nasen- und Gesichtshaut

Bei eitrigen Entzündungen der Nasenhaut besteht die Gefahr einer Keimverschleppung über die V. angularis und die V. ophthalmica zum Sinus cavernosus. Die Folge sind Kavernosusthrombosen und/oder Meningitiden!

Follikulitis und Furunkel

Eine Follikulitis ist eine eitrige Entzündung der Haarbälge, meist ausgelöst durch eine Infektion mit Staphylokokken (→ Abb. 16.1). Am häufigsten sind Nasenvorhof und Oberlippe betroffen. Durch Einschmelzungen kann hieraus eine eitrig-nekrotisierende Entzündung mit Beteiligung tieferer Strukturen entstehen, man spricht von Furunkeln. Zusammenfließende Furunkel werden wiederum als Karbunkel bezeichnet.

Therapie

Bedingt durch die im schlimmsten Falle tödlichen Komplikationen bei hämatogener Ausbreitung, werden Furunkel im Gesichtsbereich antibiotisch (Flucloxacillin, Cefuroxim) behandelt, sowohl topisch als auch parenteral. Das Ausdrücken der Eiteransammlungen durch den Patienten ist strengstens kontraindiziert! Bei einer Thrombose der V. angularis zusätzlich Heparin, um eine weitere Ausbreitung zu verhindern.

Erysipel

Das Erysipel geht von einer kleinen Verletzung aus, über die bakterielle Erreger, meist Streptokokken der Gruppe A, in die Haut eindringen. Es kommt zur flächenhaften, scharf abgegrenzten Entzündung mit Rötung und Schwellung. Fieber kann auftreten, später besteht durch Einschmelzung des betroffenen Gewebes die Gefahr der Abszessbildung.

Therapie

Die Therapie besteht in systemischer Penicillin- oder Makrolidgabe.

Entzündung der Naseneingangshaut (Vestibulitis)

Hautveränderungen des Vestibulum nasi können die verschiedensten Ursachen haben. Häufig treten nach längerer Sekretion (etwa nach allergischer Rhinitis) ekzemartige Veränderungen im Bereich des mit Haut ausgekleideten Vorhofs und der Nasenöffnungen auf. Daneben führen auch Diabetes mellitus, Infektionen mit Herpes simplex oder Varizellen sowie, vor allem bei Kindern, Fremdkörper und „Nasebohren“ zu Rhagadenbildung und Verkrustung der gereizten Haut. In vielen Fällen lassen sich Staphylokokken als Erreger nachweisen.

Therapie

Die Therapie erfolgt je nach Grunderkrankung durch Anwendung von Zinksalbe, topischen Steroiden und/oder Antibiotika. Bei einer persistierenden, ulzerierenden Vestibulitis im Erwachsenenalter ohne Erregernachweis muss neoplastisches Wachstum als Ursache ausgeschlossen werden.

Entzündungen der inneren Nase (Rhinitis)

Akute Rhinitis

Die akute Rhinitis entspricht der im Volksmund als Schnupfen bekannten viralen Infektion der Nasenschleimhaut. Die häufigsten Erreger sind Corona-, Rhino-, Adeno-, Influenza- sowie Parainfluenzaviren, bei Kindern RS-Viren. Übertragungsweg ist die Tröpfcheninfektion. Diese wird durch verschiedene, das Immunsystem schwächende Faktoren wie Unterkühlung oder Zugluft begünstigt, da das mukoziliare Transportsystem unter diesen Bedingungen in seiner Funktion eingeschränkt ist und die Viren somit längeren Kontakt zur Epitheloberfläche haben.

Klinik

Nach einer Inkubationszeit von wenigen Tagen äußert sich die Infektion mit einem Vorstadium, bestehend aus Fieberentwicklung (selten), Kopf- und Gliederschmerzen sowie allgemeinem Unwohlsein. Häufig empfinden die Patienten ein „Kratzen im Hals“. Im katarrhalischen Stadium kommt es zur Übersekretion der Nasenschleimhaut, zu Augentränen, Niesreizentwicklung und zunehmender Obstruktion der Nase durch die Schleimhautschwellung. Das produzierte Sekret ist anfangs wässrig-serös, später kann es durch bakterielle Superinfektion schleimig-eitrig erscheinen. Durch die Rhinorrhö und das häufige Naseputzen kommt es zu Hautreizungen am Naseneingang und an der Oberlippe. Nach etwa 7–9 Tagen sollte die virale Rhinitis in ihrer Symptomatik nachlassen, bei zusätzlichen bakteriellen Erregern dauert es auch länger.

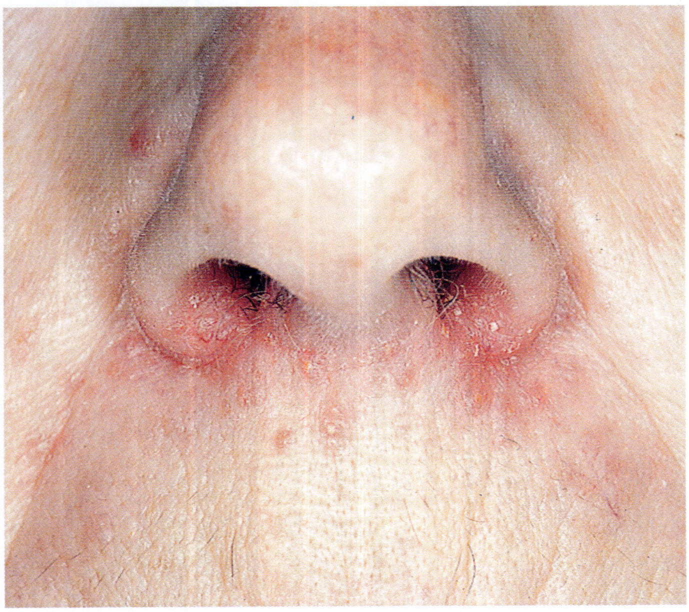

Abb. 16.1 Follikulitis am Naseneingang [E385]

Therapie
Da es sich um eine selbstlimitierende Erkrankung handelt, ist die Behandlung in erster Linie symptomatisch. Gegen die Schleimhautschwellung helfen lokale Sympathomimetika, allerdings sollten diese nicht länger als 1 Woche angewandt werden, um eine hyperreflektorische Rhinitis medicamentosa zu verhindern. Dampfinhalationen können zur Besserung des Allgemeinbefindens angewandt werden, bei Fieberentwicklung auch antipyretische Medikamente (Paracetamol). Bei Ausbildung einer bakteriellen Rhinitis durch Superinfektion kann auch eine Behandlung mit Antibiotika indiziert sein.

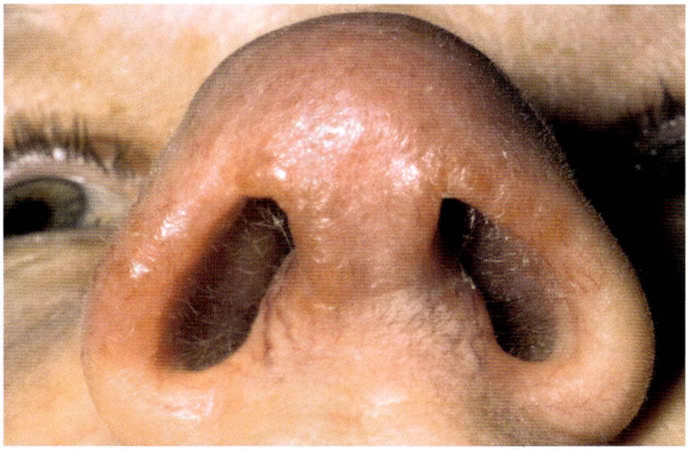

Abb. 16.2 Lupus pernio bei Sarkoidose [E273]

Atrophische Rhinitis

Klinik
Patienten mit atrophischer Rhinitis leiden unter extrem trockenen Nasenschleimhäuten. Neben dem Epithel selbst sind auch die Drüsen von der Atrophie betroffen, es wird nahezu kein Sekret mehr produziert. Auf den Schleimhäuten lagert sich ein zäher Schleim ab, der mehr und mehr verkrustet und schließlich zersetzt wird. Dabei kann es (vor allem nach sekundärer Keimbesiedlung) zur Entstehung eines üblen Geruchs kommen, der vom Patienten selbst aufgrund der Schädigung seines Riechepithels nicht wahrgenommen wird. Man spricht in diesem Fall von **Ozaena,** einer für den Patienten sozial extrem belastenden Situation. Die Ursache für die primäre Atrophie der Schleimhaut ist bisher noch ungeklärt, sekundär tritt sie nach größeren Schleimhautdefekten, z. B. im Rahmen von Operationen auf. Man findet eine familiäre Kumulation, auch ist das weibliche Geschlecht häufiger betroffen.

Therapie
Die Therapie beschränkt sich auf symptomatische Maßnahmen zur Feuchthaltung der Schleimhaut mit öligen Nasentropfen bzw. der täglichen Entfernung der Krusten durch Spülung. Dabei kommt es nicht selten zu Epistaxis. Absolut kontraindiziert sind abschwellende Nasentropfen, sie führen zu einer Verstärkung der Symptome! Operativ kann versucht werden, über die chirurgische Einengung des Nasenlumens einer Austrocknung entgegenzuwirken oder über Fistelverbindungen zur Mundhöhle das Epithel feucht zu halten. Letztlich bringt aber auch dies keine vollständige Symptombeseitigung.

Spezifische Rhinitiden

Tuberkulose
Die Infektion mit Mykobakterien kann im Bereich der Nase zu zwei verschiedenen Manifestationen führen. Durch Ausbildung eines Primärkomplexes etwa 6 Wochen nach Infektion tritt die **Schleimhauttuberkulose** in Erscheinung. Als postprimären **Lupus vulgaris** hingegen bezeichnet man den Befall vor allem des Vestibulums und des Septums. Es bilden sich dabei tuberkulöse Granulome im Bereich der Haut-Schleimhaut-Grenze, die destruierend in den umliegenden Knorpel einwachsen können und durch zentrale Nekrose von außen ein ulzeröses Bild zeigen. Die Therapie entspricht der Tuberkulosebehandlung.

Sarkoidose – Morbus Boeck
Als granulomatöse Systemerkrankung kann der Morbus Boeck auch Haut- und Schleimhauterscheinungen zeigen. Dabei kommt es zur Entstehung kleiner Knötchen, die im Bereich der äußeren Nase als **Lupus pernio** bezeichnet werden (→ Abb. 16.2). Von der inneren Nase sind vor allem das Septum und die untere Nasenmuschel betroffen, die Knötchen liegen hier unterhalb der Schleimhaut. Histologisch bietet sich das Bild unverkäsender, epitheloidzelliger Granulome. Neben der Entfernung der Knötchen kommt der Steroidbehandlung die größte therapeutische Bedeutung zu.

Nasale Lues
Die Nase ist klinisch vor allem im Rahmen des Tertiärstadiums betroffen. Es treten dabei entweder solide Gummen oder diffuse gummöse Infiltration der knöchernen Strukturen auf. Letztere führt unbehandelt über Nekrosen zur Destruktion der ursprünglichen Nasenform: Es entsteht die syphilitische Sattelnase.

Zusammenfassung
- Infektionen der Nasen- und Gesichtshaut können fortgeleitet zur Kavernosusthrombose und Meningitis führen.
- Akute Rhinitis sollte möglichst nur symptomatisch behandelt werden.
- Atrophische Rhinitis nie mit Sympathomimetika behandeln!
- Die Nase kann Manifestationsort von Systemerkrankungen wie Tuberkulose, Sarkoidose und Lues sein.

Die Ursachen für eine entzündliche Reaktion der Nasenschleimhaut sind vielfältig. Neben viralen und bakteriellen Infektionen (→ Kap. 16) spielen vor allem allergische Überempfindlichkeitsreaktionen in der Pathogenese eine Rolle. Bei diesen reagiert das Immunsystem bei Kontakt mit einem Allergen mit Degranulation von Mastzellen und Ausschüttung von Entzündungsmediatoren. Es handelt sich also um eine Typ-I-Sofortreaktion. Daneben können auch pathologische Ungleichgewichte des vegetativen Nervensystems zu einer Schleimhautschwellung führen, man spricht dann von einer vasomotorischen oder idiopathischen Rhinitis.

Allergische Rhinitis

Die allergische Rhinitis hat sich in den letzten Jahrzehnten wie die anderen allergischen Erkrankungen zu einer Volkskrankheit entwickelt. Man schätzt, dass in Deutschland heute etwa 20 % der Bevölkerung unter einer nasalen Manifestation einer Überempfindlichkeit gegen die verschiedenen Allergentypen leiden. Dabei unterscheidet man zwischen saisonal auftretenden Allergien und perennialem (nichtsaisonalem) Auftreten. Zur ersten Gruppe gehören die im Frühjahr einsetzenden Frühblüherallergien sowie die im Frühsommer durch die Gräser- und Getreideblüte ausgelösten Erkrankungen. Ganzjährig finden sich dagegen Symptome bei Überempfindlichkeit gegen Hausstaub und Hausstaubmilben sowie Tierhaare oder Pilzsporen. Außerdem können auch die selteneren Nahrungsmittelallergien Auslöser einer Rhinitis sein, dann in Form einer Fernreaktion (→ Tab. 17.1).

Pathophysiologie und Klinik

Die allergische Rhinitis wird durch eine Typ-I-Sofortreaktion des Immunsystems ausgelöst. Das Allergen bindet an IgE-besetzte Mastzellen und führt zu deren Degranulation. Es kommt zur Ausschüttung von Entzündungsmediatoren (Histamin, Leukotriene etc.). Diese führen neben ihrer direkten lokalen Auswirkung zusätzlich zum zeitlich verzögerten Einstrom weiterer Entzündungszellen (v. a. eosinophile Granulozyten) in das betroffene Schleimhautareal. Die Entzündungsreaktion wird daher unterteilt in eine Frühphase (0–30 min nach Allergenexposition) mit Mastzelldegranulation und eine Spätphase (2–12 h danach) mit zellulärer Reaktion. Als Folge dieser Immunantwort kommt es zum typischen **Symptomkomplex:**

- Behinderte Nasenatmung durch Schleimhautschwellung
- Juckreiz mit Auslösung von Niesattacken
- Starke wässrige Sekretion aus Nase, meist mit Augentränen als Zeichen einer begleitenden Konjunktivitis

Bei vielen Patienten treten mit der Rhinitis andere atopische Krankheitsbilder auf, etwa Ekzembildung, allergische Dermatitis oder Asthma bronchiale (sog. Etagenwechsel).

Diagnostik

Hauptziel der Diagnostik ist der Ausschluss anderer, nichtallergischer Ursachen für eine Rhinitis sowie die Identifikation der beteiligten Allergene. Bei der Inspektion der Nase erscheint die Schleimhaut vor allem im Bereich der unteren Nasenmuschel ödematös geschwollen und mit wässrigem Sekret bedeckt. Nach jahreszeitlichem Auftreten der Symptomatik lässt sich bereits anamnestisch zwischen saisonaler und perennialer Allergie unterscheiden. Bei der Inspektion führen saisonale Allergien dann meist zu eher bläulich livid verfärbter Schleimhaut, perenniale Allergien zeigen ein hochrotes Entzündungsbild. Auch tageszeitliche Veränderungen helfen bei der Allergensuche: Zeigt sich das Krankheitsbild vor allem in den Morgenstunden, lenkt das den Verdacht auf die häufige Hausstaubmilbenallergie oder Überempfindlichkeiten gegen Matratzenfüllstoffe. Auch ist es wichtig zu ermitteln, ob die Symptome nach Kontakt mit bestimmten Tieren, Pflanzen oder Lebensmitteln auftreten. Neben der Anamnese entsprechen die weiteren Schritte der üblichen Allergiediagnostik. Ein positiver Befund im Pricktest (→ Abb. 17.1) ist allerdings nicht beweisend für die aktuelle Krankheitsgenese! Erst über spezifische Serumtestung sowie nasale Provokationstests kann die Aktualität der Überempfindlichkeit für das Krankheitsgeschehen geprüft werden (→ Kap. 15).

Eine wichtige Neuentwicklung ist die komponentenbasierte Allergiediagnostik: Im Gegensatz zu den traditionellen, aus den Pflanzen extrahierten Allergenextrakten (die auch weniger spezifische Allergenkomponenten enthalten) werden hier viele verschiedene und durch molekularbiologische Methoden hergestellte hochreine Allergenkomponenten verwendet. Dadurch können diejenigen Patienten identifiziert werden, welche auf die besonders relevanten sog. Major-Allergene reagieren (im Gegensatz zu weniger relevanten kreuzreaktiven Allergenen) und damit auch die höchste Erfolgsrate bei der Hyposensibilisierung erreichen.

Tab. 17.1 Allergene bei allergischer Rhinitis

	Inhalation (Pollen)	Nahrungsmittel
Saisonal	• Gräser • Getreide • Bäume	
Perennial	• Hausstaub(milben) • Mehl- und Vorratsmilben • Federn • Tierhaare • Pilzsporen	• Weizen • Eier • Milch • Nüsse

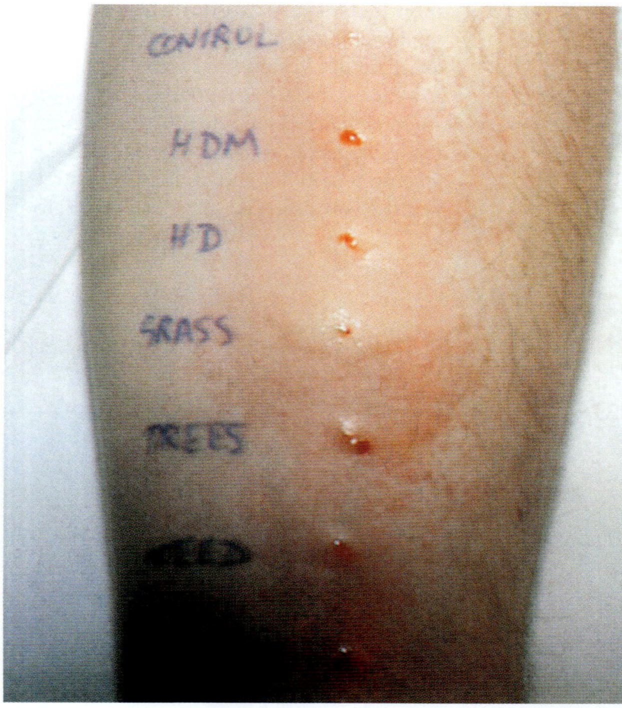

Abb. 17.1 Positiver Hauttest bei allergischer Rhinitis [E307]

Therapie

Die wichtigste und aussichtsreichste Maßnahme bei jedem allergischen Geschehen liegt in der **vollständigen Allergenkarenz.** Dies kann zu drastischen Einschränkungen im Leben der Patienten führen, etwa wenn dies die Abgabe eines geliebten Haustiers bedeutet oder wenn Allergien den Wohnort- oder Arbeitsplatzwechsel notwendig machen. Viele Bedingungen sind jedoch relativ leicht zu schaffen. Bei saisonalen Auslösern wie Pollenflug oder Gräserblüte bieten sich beispielsweise temporäre Aufenthalte in allergenarmer Umgebung (Küste, Gebirge) an. Durch häufiges Waschen der Bettbezüge und Verwenden spezieller Matratzenüberzüge kommt man gegen die hitzeempfindlichen Hausstaubmilben an, die sich sonst dort in großer Zahl tummeln. Bekannte Lebensmittelallergene in der Nahrung lassen sich durch eine entsprechende Diät auf ein Minimum reduzieren.
Bei der **medikamentösen Behandlung** stehen die Verhinderung der Mastzelldegranulation (Cromoglicinsäure, Nedocromil) sowie die Hemmung der entzündungsauslösenden Mediatoren (Antihistaminika) im Vordergrund. Mastzellstabilisatoren werden lokal als Augentropfen oder Nasenspray verabreicht und sind nur relativ schwach wirksam. Antihistaminika (H_1-Antagonisten) kommen sowohl topisch (z. B. Azelastin) als auch systemisch zur Anwendung. Jedoch ist bei systemischer Gabe die sedierende Wirkung zu beachten, die neueren Präparate (z. B. Levocetirizin) wirken weniger sedierend. Topische Steroide (z. B. Mometason, Betamethason) stellen die am stärksten entzündungshemmende Medikamentengruppe dar.
Wenn Allergenkarenz und die medikamentöse Therapie nicht ausreichen, ist die **Hyposensibilisierung** indiziert. Hier werden intrakutan oder sublingual abgeschwächte Allergene über einige Jahre in ansteigender Dosis verabreicht. Der Körper „gewöhnt" sich so an das Fremdeiweiß, eine Immunreaktion bleibt bei Kontakt aus. Diese spezifische Immuntherapie ist sogar in der Lage, das Auftreten von Begleiterkrankungen wie Asthma bronchiale bei vielen Patienten zu verhindern.
Als Ultima Ratio bei Obstruktion der Nase können auch **chirurgische Maßnahmen** in Erwägung gezogen werden. Um eine Verkleinerung der Nasenmuscheln und damit wieder eine unbehinderte Nasenatmung zu erreichen, wird das hyperplastische Gewebe chirurgisch (Turbinoplastik), durch Thermokoagulation (Radiofrequenztherapie) oder durch Laserbehandlung verkleinert. Bei gleichzeitig bestehender Septumdeviation ist diese ebenfalls operativ anzugehen. Es kommt jedoch auch hier nur zur Verbesserung der Obstruktion, die Rhinorrhö und der Juckreiz bleiben unverändert.

Idiopathische Rhinitis

Die idiopathische Rhinitis stellt ein unscharf definiertes Krankheitsbild (Ausschlussdiagnose!) dar. Sie wird vermutlich durch ein Ungleichgewicht des vegetativen Nervensystems mit Überwiegen des Parasympathikus ausgelöst. Dadurch kommt es zu wechselnd starken Tonusverlusten in den Gefäßen der Nasenschleimhaut, die anschwillt und sich rötlich verfärbt.

Klinik

Das klinische Bild ähnelt der allergischen Rhinitis. Die Hauptsymptome sind Obstruktion, wässrige Sekretion und leichterer Juckreiz. Wichtig ist die diagnostische Abgrenzung von der allergischen Rhinitis. Typisch sind diverse, endogene oder exogene Auslöser: die Inhalation von Rauch oder Staub, der Genuss von Alkohol, Absinken der Umgebungstemperatur oder Stresssituationen.

Therapie

Können auslösende Situationen vermieden werden, bleibt die Krankheit meist unbehandelt. Durch das Spülen mit kaltem Salzwasser kann die sympathische Versorgung der Gefäße angeregt werden, eine Schwellung wird so unterdrückt. Ansonsten kommen Antihistaminika, topische Steroide sowie Botulinumtoxin infrage, auch chirurgische Maßnahmen sind bei therapieresistenten Fällen indiziert.

Zusammenfassung

- Die allergische Rhinitis ist eine der häufigsten Erkrankungen überhaupt.
- Zu den häufigsten perennialen Allergenen zählen Hausstaub und Hausstaubmilben.
- Zu den häufigsten saisonalen Allergenen zählen Gräser- und Blütenpollen.
- Die Hauptsymptome der allergischen Rhinitis sind Obstruktion, Sekretion und Juckreiz.
- Die beste Therapie besteht in Allergenkarenz.
- Als Medikamente kommen vor allem Antihistaminika, Steroide und die Hyposensibilisierung zum Einsatz.
- Die vasomotorische Rhinitis wird vermutlich durch ein Ungleichgewicht des autonomen Nervensystems ausgelöst.

Als Sinusitis werden entzündliche Prozesse der Nasennebenhöhlen bezeichnet. Auslösender Faktor ist zumeist eine Entzündung der Nasenschleimhaut, die sich über die Ostien kontinuierlich in die Nebenhöhlen fortsetzt. Nahezu jede Rhinitis geht mit einer Beteiligung der Nebenhöhlen einher, jedoch muss diese nicht immer die Züge einer symptomatischen Sinusitis zeigen. Daneben kann eine Kieferhöhlenentzündung auch dentogen verursacht werden; hierbei zeigt sich nahezu immer ein chronischer einseitiger Verlauf.

Akute Sinusitis

Die akute Sinusitis tritt vor allem im Rahmen von **viralen Rhinitiden** als infektiöse Entzündung auf. Als begünstigende Faktoren gelten die Verlegung der Nebenhöhlenostien, Schwächen in der Immunitätslage des Patienten sowie die Virulenz der Erreger. Durch die hyperämische, stark resorbierende Mukosa der Nebenhöhlen und die mangelnde Ventilation kommt es zum Aufbau eines Unterdrucks innerhalb der Hohlräume. Dies begünstigt die Ansiedlung bakterieller Keime. Es handelt sich dabei zumeist um **Pneumokokken** und **Haemophilus influenzae,** seltener auch andere Streptokokken, Staphylokokken oder Moraxellen. Hauptsächlich sind die Kieferhöhlen und die Siebbeinzellen betroffen, seltener die Stirnhöhlen und nur in sehr seltenen Fällen die Keilbeinhöhle. Ist, wie fast immer, mehr als eine Nasennebenhöhle erkrankt, spricht man von **Polysinusitis,** sind alle betroffen, von **Pansinusitis.**

Klinik

Die Symptome entsprechen denen einer akuten Rhinitis mit zusätzlichen, unterschiedlich stark ausgeprägten Kopfschmerzen. Diese zeichnen sich durch Lokalisation über der jeweils betroffenen Nebenhöhlenregion aus, bei Keilbeinhöhlenbeteiligung besteht häufig auch Schmerz im Bereich des Vertex. Sind die Kieferhöhlen bzw. die Stirnhöhlen betroffen, zeigt sich über ihnen ein starker Klopfschmerz. Besonders bei Affektion des Sinus frontalis findet sich häufig eine Schmerzverstärkung bei gebückter Haltung. Über mögliche Komplikationen der Erkrankung informiert das folgende Kapitel.

Diagnostik

Über die Rhinoskopie stellt sich die Nasenschleimhaut geschwollen dar, meist sind die Ostien verlegt. Eiterstraßen im mittleren Nasengang deuten auf eine eitrige Entzündung der Kieferhöhle, der Siebbeinzellen und der Stirnhöhlen hin. Bei Keilbeinhöhlenaffektion können solche Eiteransammlungen auch an der Rachenhinterwand erscheinen. Röntgenaufnahmen werden heute nur noch selten angefertigt. Der okzipitofrontale Strahlengang stellt vor allem Stirnhöhle und Siebbeinzellen gut dar, der okzipitomentale die Kieferhöhle und die Keilbeinhöhle (→ Abb. 15.2). Schleimhautschwellungen führen im Bild zu polsterartigen Einengungen des Höhlenlumens, Eiter stellt sich in Form einer Spiegelbildung dar. Das CT wird präoperativ und bei komplizierter Sinusitis verwendet (→ Abb. 18.1). Die Sonografie kommt diagnostisch vor allem bei Kindern und Schwangeren (wegen Strahlenschutz) zum Einsatz.

Therapie

In den meisten Fällen (bei leichten Symptomen) ist eine symptomatische Behandlung ausreichend. Hierzu gehören die Verwendung von abschwellenden Nasentropfen oder -spray, Antiphlogistika, Phytotherapeutika und Nasenspülungen. Alternativ kann auch durch den HNO-Arzt Watte, die vorher in Sympathomimetika getränkt wurde, direkt unter die mittlere Nasenmuschel gelegt werden. Man spricht dabei von einer „hohen Einlage". Bei mittelschweren/hartnäckigen Symptomen werden zusätzlich topische Steroide eingesetzt. Bei schweren Verlaufsformen und bei Fieber kommen Antibiotika zum Einsatz (z. B. Amoxicillin 500 mg dreimal täglich für 5–10 Tage). Mukolytika und Dampfinhalationen werden nicht empfohlen. Besteht eine akute Sinusitis länger als 10–14 Tage, sollten eine i. v. Antibiose sowie ein kurzzeitige systemische Behandlung mit Steroiden erwogen werden. Bei therapieresistenten Prozessen im Sinus frontalis wurde früher die **Beck-Bohrung** angewandt: Hierbei wird nach Freilegung der knöchernen Struktur in Höhe der Augenbrauen die Stirnhöhle von außen mit einem Bohrer eröffnet. Heute erfolgt bei fehlender Besserung auf die genannten konservativen Maßnahmen eine endoskopische Nasennebenhöhlenoperation.

Chronische Sinusitis

Man spricht von einer chronischen Sinusitis, wenn eine Entzündung länger als 3 Monate in den Nasennebenhöhlen ohne komplette Ausheilung persistiert. Auslöser der Erkrankung ist ein lang andauernder Verschluss der Nebenhöhlenöffnungen im Bereich der ostiomeatalen Einheit. Dieser kann wiederum eine Vielzahl von Ursachen haben. Dazu gehören Septumdeviationen, Muschelhyperplasien, allergische Prozesse, traumatische Schäden, chronisch-entzündliche Vorgänge oder tumoröse Neubildungen. Die angrenzenden Nebenhöhlen, vor allem die vorderen Siebbeinzellen und die Kieferhöhle, können dadurch nicht mehr in ausreichendem Maße in die Haupthöhle drainieren. Der Sekretstau bewirkt eine reflektorische Schwellung der Mukosa des ostiomeatalen Komplexes und somit eine Verschlimmerung der Situation. Über rezidivierende akute Nebenhöhlenentzündungen kommt es schließlich zur Ausbildung eines chronisch-persistierenden Krankheitsbilds.

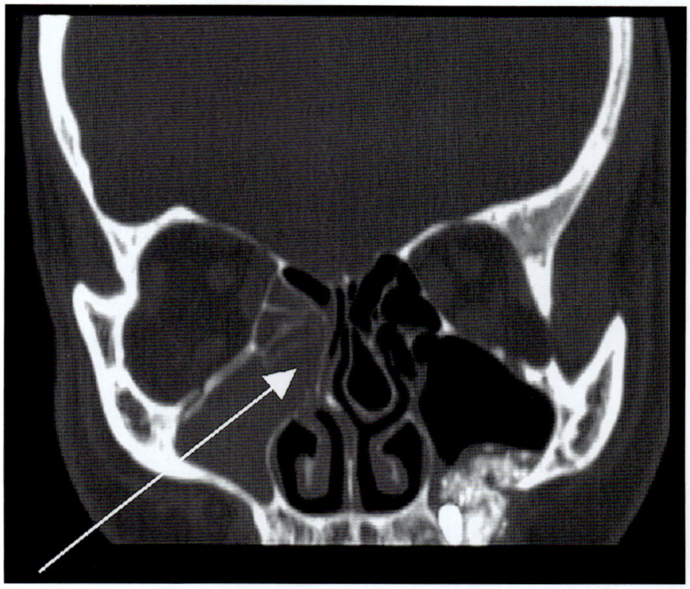

Abb. 18.1 Rechtsseitige Sinusitis maxillaris et ethmoidalis. Infundibulum ethmoidale (Pfeil). Koronare CT. [T523]

Klinik

Man unterscheidet eine **polypöse Form** (→ Kap. 19) mit Ausbildung von Polypen in der Schleimhaut von einer **nichtpolypösen Form.** Oft kommt es (v. a. in der Kieferhöhle) zur Empyembildung mit putridem Sekretfluss aus dem mittleren Nasengang. Die Symptome entsprechen in etwa denen einer akuten Sinusitis, wenn sie auch bei chronischen Entzündungen meist schwächer ausgeprägt sind. Zusätzlich kommt es häufig zum Auftreten von eitrigem oder serösem „Post-nasal drip" im Rachenraum mit resultierendem Räusperzwang.

Diagnostik

Über die Rhinoskopie und Endoskopie werden die Nasenhaupthöhle und dabei vor allem die Nasenmuscheln mit der ostiomeatalen Einheit beurteilt. Neubildungen, die zur Verlegung geführt haben, werden biopsiert. An bildgebenden Verfahren steht bei chronischem Krankheitsbild die CT im Vordergrund (→ Abb. 18.2).

Therapie

Konservative Maßnahmen bei nichtpolypöser chronischer Sinusitis sind topische Steroidsprays, Nasenspülung sowie Antibiose (im Rahmen von Exazerbationen).
Bei polypöser chronischer Sinusitis stehen topische sowie orale Steroide (Stoßtherapie) im Vordergrund. Bei fehlendem Ansprechen auf diese Maßnahmen kommt es jedoch zur **operativen Sanierung** der Nasennebenhöhlen. Diese wird durch den HNO-Arzt mithilfe von Endoskop (oder Mikroskop) über die Nasenöffnungen (d. h. endonasal) durchgeführt. Bei leichten Fällen kann die Erweiterung der Ostien (Infundibulotomie) mit zusätzlicher Ausräumung der vorderen Siebbeinzellen ausreichend sein. Die Stirnhöhle kann sich dann von selbst über die Siebbeinzellen wieder entleeren, für die Kieferhöhle kann unterstützend noch ihr natürliches Ostium erweitert werden. Je nach Befall weiterer Nebenhöhlen werden auch Keilbein- und Stirnhöhle saniert. Als Caldwell-Luc-Operation werden die Eröffnung der Kieferhöhle und die Entfernung nicht regenerationsfähiger Schleimhautareale über einen Zugang am Dach der Mundhöhle bezeichnet. Sie wird heute nur noch selten ausgeführt. Das Gleiche gilt für die Ausräumung der Stirnhöhle über einen perkutanen frontalen Zugang von außen. Bei Nebenhöhlensanierungen besteht das Risiko, umliegende Strukturen zu reizen oder zu verletzen. Dazu gehören vor allem die Orbita samt Inhalt, die vordere Schädelgrube, A. carotis interna, N. opticus sowie die Gesichtsäste des N. trigeminus.
Bei fehlendem Erfolg der oben genannten Therapien für die schwere polypöse chronische Sinusitis können seit 2019 monoklonale Antikörper eingesetzt werden, die den Signalweg von IL-4, IL-5 oder IgE blockieren (z. B. Dupilumab).

Sonderformen der Sinusitis

Zu den Sonderformen der Sinusitis gehört unter anderem die **dentogen bedingte Entzündung** der Nasennebenhöhlen, wie sie etwa nach Wurzelentzündungen, oronasalen Fisteln oder Zahnbehandlungen auftreten kann. Hier sind oft anaerobe Pathogene beteiligt. Typischerweise ist dabei nur eine Kieferhöhle betroffen. Da dies auch bei Tumoren der Fall ist, muss eine gründliche Diagnostik erfolgen.
Durch hohe Druckunterschiede zwischen Umgebung und Nebenhöhlenlumen kommt es zu Ödementwicklung und Entstehung einer **Barosinusitis.** Besonders häufig tritt diese Erkrankung bei Tauchern oder nach Flugreisen auf.
Entzündliche Erkrankungen der Nasennebenhöhlen können eine Vielzahl von Komplikationen nach sich ziehen. Dazu gehören Ausweitungen des Entzündungsprozesses auf die Orbita und das umgebende Knochen- und Weichteilgewebe sowie endokranielle Komplikationen. Daneben bilden Rhinosinusitiden auch eine Ursache für die Entstehung von Muko- und Pyozelen innerhalb der Nebenhöhlen.

Orbitale Komplikationen

Vor allem bei Kindern findet sich häufig ein Übergreifen des Entzündungsprozesses auf die benachbarten Strukturen der Orbita. Bei Erwachsenen sind diese Komplikationen zwar insgesamt seltener, jedoch in ihrer Ausprägung meist noch schwerwiegender. Auslöser sind zumeist Entzündungen im Bereich der Siebbeinzellen und der Stirnhöhle. Es empfiehlt sich, bei schwereren Erkrankungen einen Augenarzt hinzuzuziehen. Die verschiedenen Krankheitsbilder werden im Folgenden nach aufsteigendem Schweregrad besprochen.

Orbitaödem

Beim Orbitaödem kommt es zur Schwellung und Rötung der Augenlider (→ Abb. 18.3). Der Bulbus ist nicht betroffen und bleibt in seiner Bewegungsfähigkeit uneingeschränkt. Die Therapie ist konservativ, entsprechend der akuten Sinusitis, plus intravenöser Antibiose. Eine antiphlogistische Therapie in Form einer Steroidgabe kann in Erwägung gezogen werden. Differenzialdiagnostisch bedeutsam ist die Abgrenzung zur Dakryozystitis, einer Entzündung des Tränensacks. Die Symptome sind ähnlich, die Schwellung tritt jedoch verstärkt im medialen Lidbereich auf, und es findet sich ein Druckschmerz.

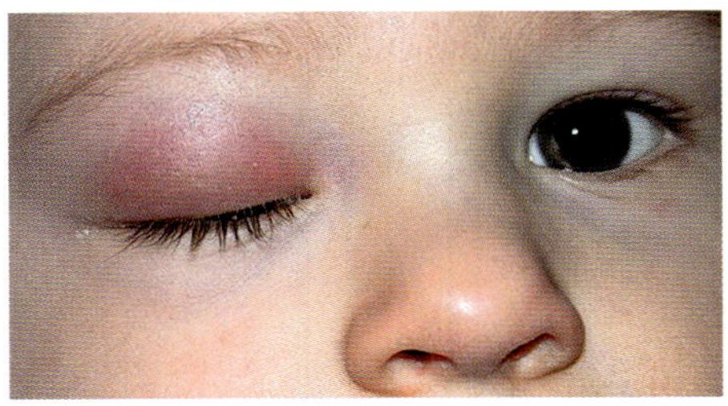

Abb. 18.3 Zweijähriges Kind mit Orbitaödem bei Nebenhöhlenentzündung [E307]

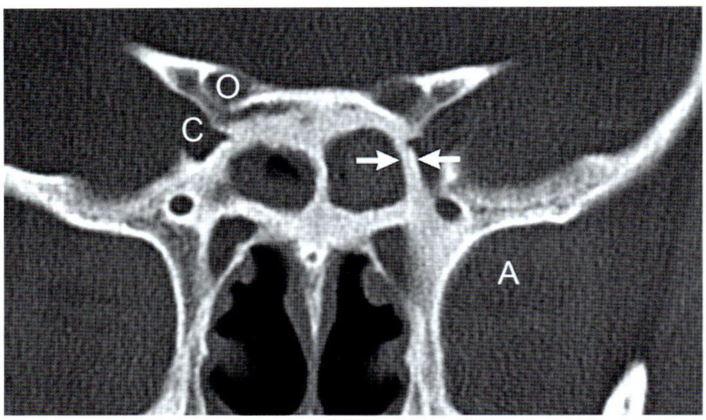

Abb. 18.2 Chronische Sinusitis sphenoidalis mit reaktiv verdickter Wand (Pfeile). Koronare CT. C = Carotis interna, O = N. opticus, A = Augenhöhle. [F438]

Periostitis

Hierbei greift die Entzündung auf die knöcherne Orbitawand über, überschreitet dabei jedoch nicht das Periost. Der Bulbus bleibt uneingeschränkt beweglich. Neben dem Lidödem besteht ein Druckschmerz im medialen Augenwinkel. Die konservative Therapie ist auch hier meist ausreichend. Bei Therapieresistenz sollte eine operative Sanierung der betreffenden Nasennebenhöhlen erfolgen.

Subperiostaler Abszess

Es kommt zur Abhebung des Periosts von der Lamina papyracea (→ Abb. 18.4a). Hierbei wird der Bulbus nach unten und außen gedrängt, eine Protrusio bulbi besteht. Selten findet sich eine Chemosis, das heißt eine Ödembildung der Bindehaut mit Abhebung der Lederhaut. Eine stark ausgeprägte, schmerzhafte Lidschwellung besteht weiterhin. Der Patient leidet zudem unter Doppelbildern infolge der eingeschränkten Bulbusbeweglichkeit. Ein Augenarzt muss zur Beurteilung von Visus und Augenhintergrund herangezogen werden. Therapeutisch steht die endoskopisch durchgeführte Eröffnung des Abszesses im Vordergrund. Diese operative Sanierung der erkrankten Nasennebenhöhlen ist dringend erforderlich. Außerdem erfolgt die Behandlung mit hochdosierter Antibiotikagabe.

Orbitalphlegmone

Dies ist die schwerwiegendste Komplikation im Bereich der Orbita. Es kommt dabei zum Eitereinbruch in die Augenhöhle mit konsekutiver Protrusio und schwersten Bewegungseinschränkungen des Bulbus, die zu Doppelbildern, Visusverlust und im schlimmsten Fall zur Blindheit führen. Daneben bestehen eine massive Schwellung und Verfärbung der Augenlider. Die Orbitalphlegmone kann außerdem über eine Thrombophlebitis zu zusätzlichen endokraniellen Komplikationen führen (s. u.). Sie stellt eine lebensbedrohliche Notfallsituation dar, welche eine schnellstmögliche operative Behandlung unter Antibiotikaschutz nötig macht. Dabei wird der Abszess zum einen nach endonasal, zum anderen nach außen entleert. Greift die Entzündung auf die dorsalen Strukturen der Orbita über, kann es zum **Orbitaspitzensyndrom** kommen. Dies führt zu schwersten Beeinträchtigungen des N. opticus, der Hirnnerven III–VI und der orbitalen Gefäße (A. + V. ophthalmica).

Entzündung des Knochen- und Weichteilgewebes

Leichte Entzündungen der Stirn- und Wangenhaut finden sich relativ häufig infolge von Nebenhöhlenentzündungen. Als schwerwiegende Komplikation gilt dagegen die Entstehung einer **Osteomyelitis** nach Entzündung des Sinus frontalis.

Klinik

Es kommt dabei über die Diploevenen zur Erregeraussaat im Stirnbein. Klinisch imponiert eine teigige Schwellung der Stirnhaut mit Rötung und Abszessbildung. Das genaue Ausmaß der Entzündung wird über das CT ermittelt. Bei Stirnbeinosteomyelitis besteht zum einen die Gefahr intrakranieller Komplikationen nach Durchbruch der Entzündung in die vordere Schädelgrube. Zum anderen kann das Krankheitsbild auch auf die benachbarten knöchernen Schädelanteile übergreifen und zu einer umfassenden Ostitis der Kalotte führen.

Therapie

Therapeutisch wird die Stirnhöhle unter Antibiotikaschutz saniert, daneben müssen entzündete Knochenanteile des Stirnbeins von außen abgetragen werden.

Endokranielle Komplikationen

Eine endokranielle Ausbreitung einer Nebenhöhlenentzündung geht fast immer vom Sinus frontalis aus. Bei Kindern finden sich auch Komplikationen nach Affektion der Siebbeinzellen oder der Keilbeinhöhle. Die Fortleitung erfolgt entweder über eine kontinuierliche Weichteil- und Knochenentzündung oder direkt über die Diploevenen (→ Abb. 18.4b).
Eine **Hirnabszessbildung** stellt sich klinisch zunächst eher unspezifisch dar, im weiteren Verlauf kommt es zur Ausbildung von Hirndruckzeichen (Erbrechen, Somnolenz, dumpfer Schmerz). Häufig ist ophthalmologisch eine Stauungspapille nachweisbar. Beim Stirnlappenabszess kann es in schweren Verläufen zu Geruchsausfall und Persönlichkeitsveränderungen kommen. Die Lokalisation und das Ausmaß der Abszessbildung werden über CT oder MRT bestimmt (→ Abb. 18.4a). Zur Entlastung eröffnet man die Abszesse operativ transkraniell, daneben muss die auslösende Nebenhöhle saniert werden. Eine rhinogene **Entzündung der Hirnhäute** präsentiert sich mit den typischen Meningitiszeichen. Die Diagnose wird nach CT und Liquorpunktion gestellt.

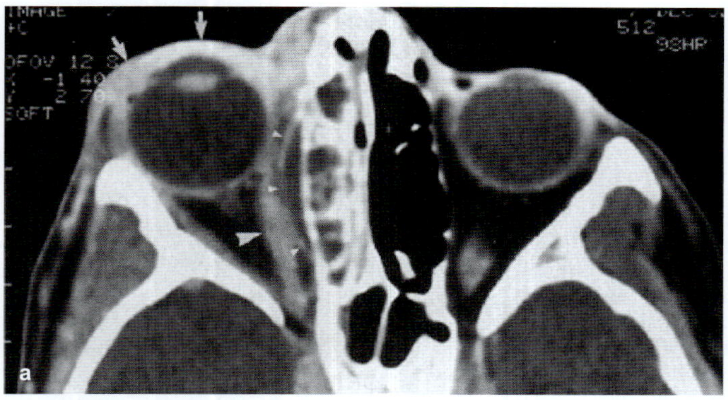

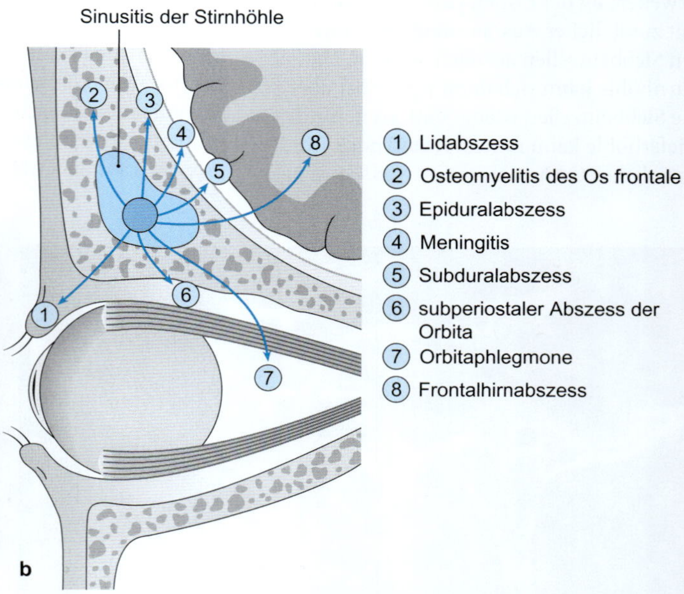

Abb. 18.4 a) Subperiostalabszess der rechten Orbita (Pfeilspitzen) bei Sinusitis ethmoidalis im axialen kontrastverstärkten CT. Beachte auch den Exophthalmus (Pfeile). b) Komplikationen einer Sinusitis frontalis. [a: E400, b: L141]

Als schwerwiegendste, wenn auch seltene Komplikation nach Nasennebenhöhlenentzündungen gilt die Thrombophlebitis mit möglicher Ausbildung einer **Kavernosusthrombose.** Letztere stellt sich klinisch mit Lidödem, Chemosis und Exophthalmus dar. Diese Symptome kommen durch die Stauung der Orbitalvenen zustande und werden durch ein allgemein septisches Krankheitsbild ergänzt. Die Diagnose wird über CT oder besser MRT gestellt. Es handelt sich bei der Kavernosusthrombose um eine lebensbedrohliche Komplikation, die schnellstes Eingreifen in Form einer operativen Nebenhöhlensanierung sowie eine Heparinisierung notwendig macht!

Muko- und Pyozelen

Bei Behinderung des Drainagesystems durch Entzündungen, Frakturen oder nach Operationen kommt es in der Nasennebenhöhlenschleimhaut zu Ansammlungen von Flüssigkeit. Handelt es sich dabei um Schleim, spricht man von Mukozelen, bei eitrigem Sekret infolge einer Superinfektion von Pyozelen. Zelen führen zur Vergrößerung der jeweiligen Nebenhöhle und zur gleichzeitigen Ausdünnung der umgebenden knöchernen Wand. Am häufigsten findet man die Zelenbildung in der Stirnhöhle.

Klinik

Pyozelen imponieren mit lokaler Druckschmerzhaftigkeit. Durch die Ausdehnung kann es zu Verdrängungssymptomen der umliegenden Strukturen kommen (Protrusio bulbi, Doppelbilder etc.). Über das CT oder MRT können Zelen bildlich dargestellt, über die Endoskopie möglicherweise die Ursache erkannt werden.

Therapie

Die Muko- oder Pyozele wird operativ entfernt, ein auslösender Faktor beseitigt. Ein Tumorgeschehen sollte immer ausgeschlossen werden.

Zusammenfassung

- Auslöser einer Sinusitis ist häufig eine akute Nasenschleimhautentzündung.
- Vor allem der mittlere Nasengang ist für den Abfluss der Nebenhöhlen von Bedeutung.
- Die Therapie der akuten Sinusitis besteht in abschwellenden Maßnahmen und – je nach Schweregrad – topischen Steroiden sowie Antibiotika.
- Der Verschluss der ostiomeatalen Einheit ist häufig Ursache einer chronischen Sinusitis.
- Eine chronische Sinusitis ist oft eine Indikation für eine endoskopische Nasennebenhöhlenoperation.
- Nebenhöhlenentzündungen können z. T. lebensbedrohliche Komplikationen nach sich ziehen.
- Orbitale Komplikationen gehen zumeist von der Stirnhöhle und den Siebbeinzellen aus.
- Bei schweren orbitalen Komplikationen sollte immer ein Augenarzt hinzugezogen werden.
- Endokranielle Komplikationen gehen zu Anfang meist mit einem unspezifischen Krankheitsbild einher.
- Zelen entstehen durch Verlegung des Drainagesystems der Nasennebenhöhlen.

Nasenpolypen

Nasenpolypen bestehen aus ödematösen Schleimhautwucherungen der Nasennebenhöhlen im Rahmen einer chronischen Sinusitis. Sie können durch die entsprechenden Ostien in die Nasenhaupthöhle wachsen und dort zur Verlegung der Nasenatmung und/oder des Riechepithels führen. In der Mehrheit der Fälle treten sie beidseitig auf. Vor allem die Siebbeinhöhlen und die Keilbeinhöhle sind für die Polypenbildung prädestiniert, aber auch im Bereich des ostiomeatalen Komplexes finden sich, bedingt durch den geringen Abstand der dortigen Schleimhäute (etwa 1 mm), immer wieder polypöse Wucherungen.
Die polypöse chronische Sinusitis tritt nicht selten zusammen mit einer allergischen Rhinitis auf. Weiterer vermutlicher Auslöser ist die Analgetika-Unverträglichkeit (ASS). Im Kindesalter treten Polypen fast nur bei Patienten mit Mukoviszidose auf. Zu den selteneren Ursachen gehört auch die primäre Ziliendyskinesie, eine autosomal-rezessiv vererbte Krankheit mit Störung der Zilienfunktion. Durch die damit einhergehende Verschlechterung des mukoziliaren Transports kommt es zu verstärkten Affektionen der Nasenschleimhaut und des respiratorischen Epithels: Sinusitiden, Otitiden und Bronchiektasien sind die Folge.

Klinik

Die Patienten klagen vor allem über zunehmende **Behinderung der Nasenatmung** und **Einschränkung des Riechvermögens.** Die polypöse Schleimhaut selbst ist schmerzlos. Durch die verhinderte Ventilation der Nasennebenhöhlen kommt es allerdings zu **Kopfschmerzen** und **wässriger Rhinorrhö.** Fließt das übermäßig produzierte Sekret über die Choanen in den Oropharynx („Post-nasal drip“), sind Räusperzwang, Laryngitis mit Heiserkeit sowie bronchitische Symptome durch Reizung der tiefen Atemwege keine Seltenheit. Bei Verlegung der Tuben können auch Otitiden durch mangelnde Belüftung der Paukenhöhle entstehen.

Diagnostik

Die Rhinoskopie bzw. Endorhinoskopie gibt nur über polypöses Wachstum Auskunft, das schon über die Ostien in die Nasenhaupthöhle wuchert. Die Polypen erscheinen beidseitig als graue glasige Schleimhautschwellungen (→ Abb. 19.1a und → Abb. 19.2b). Rein einseitig wachsende, blutende Wucherungen müssen an neoplastische Prozesse denken lassen (**Cave:** Angiofibrom!). Die Computertomografie zeigt das Ausmaß der chronischen polypösen Sinusitis (→ Abb. 19.2). Differenzialdiagnostisch kommen Meningozelen infrage, die sich als einseitige, harte Auswulstung am Dach der Nasenhaupthöhle darstellen. Sie kommen durch pathologische Spaltbildungen innerhalb der vorderen Schädelgrube zustande. Außerdem sei darauf hingewiesen, dass auch eine hypertrophierte untere Nasenmuschel einer Polyposis stark ähneln kann.

Therapie

Zu den konservativen Maßnahmen gehören die Anwendung topischer oder systemischer Steroide sowie bei allergischer Rhinosinusitis Antihistaminika. Diese greifen vor allem bei kleineren Polypen, wobei eine komplette Remission letztlich jedoch selten zustande gebracht wird. Bei unbefriedigender Wirkung und bei größeren Polypen wird die operative Abtragung angewandt. Neben der Polypektomie müssen hierbei meist auch die von der Wucherung betroffenen Nebenhöhlen chirurgisch saniert werden. Um Rezidive zu vermeiden, ist eine langfristige Nachbehandlung mit lokalen Kortikoiden sinnvoll. Typisches Merkmal der chronischen Sinusitis mit Polyposis ist die Neigung zu Rezidiven. In hartnäckigen Fällen mit rezidivierender Polyposis trotz operativer Ausräumung

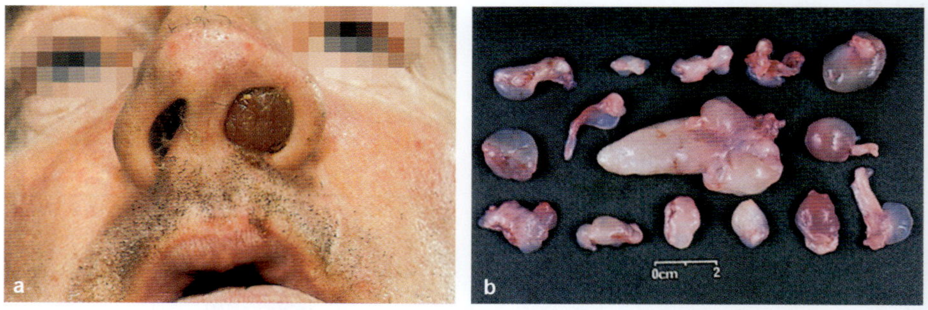

Abb. 19.1 a) Nasenpolypen. b) Operativ entfernte Polypen, in der Mitte Antrochoanalpolyp. [E307]

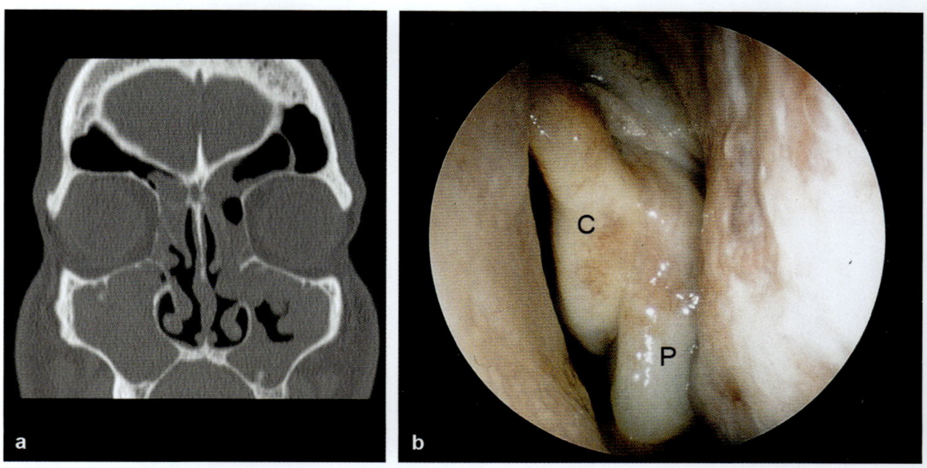

Abb. 19.2 Polyposis im koronaren CT (a) und im endoskopischen Bild (b) einer linken Nasenhaupthöhle. C = Mittlere Nasenmuschel, P = Polyp. [a: O639, b: E288]

sowie nasaler und systemischer Kortikoidtherapie steht seit den späten 2010er-Jahren eine zusätzliche und effektive Therapie zur Verfügung: Interleukin-5-Antagonisten (z. B. Dupilumab, Omalizumab).

Antrochoanalpolyp

Dieser seltene Polypentyp geht von der Kieferhöhle aus (→ Abb. 19.1b). Im Gegensatz zur typischen Polyposis nasi (→ Abb. 19.2) findet sich der Antrochoanalpolyp meist nur einseitig. Er besteht aus einem zystischen Anteil innerhalb der Kieferhöhle, der sich mit einem langen Stiel über ein zusätzliches Ostium in einen soliden Polypen im Bereich der Choanen fortsetzt. Teilweise kann dieser Fortsatz bis in den Nasopharynx reichen und dort zur totalen einseitigen Blockade der Nasenatmung führen. Meist sind auch die Tubenöffnungen verlegt, das Ohr der betroffenen Seite zeigt rezidivierende Entzündungen. Die Diagnose stützt sich auf Endoskopie und CT. Die Therapie besteht in der operativen Entfernung.

Fremdkörper

Endonasale Fremdkörper bei Kindern gehören für den HNO-Arzt zum „Tagesgeschäft“. Dabei kann es sich um alle Arten von Objekten handeln, meist Spielgegenstände oder Nahrungsmittel. Letztere sind häufig aufquellend (z. B. Hülsenfrüchte) und erschweren sowohl das Symptombild als auch die Entfernung. Bei Erwachsenen sind Fremdkörper eher selten. Die Objekte finden sich meist direkt in der Nasenhaupthöhle, nur äußerst selten gelangen Fremdkörper in Nebenhöhlen und sind auch dann eher Überbleibsel vergangener ärztlicher Interventionen (z. B. nach Zahnfüllungen, Medikamentenapplikationen) oder Verletzungsfolgen.

Klinik und Diagnostik

Die Kinder klagen über eine einseitig behinderte Nasenatmung, einseitige eitrige Rhinorrhö, bei Verletzungen der Schleimhaut auch über Nasenbluten. Häufig sind Zeichen einer Vestibulitis zu erkennen, um die betroffene Nasenöffnung sowie im Bereich der Oberlippe kommt es zu Hautrötung und Krustenbildung. Der Fremdkörper ist oft schon von außen zu sehen, ansonsten wird nach Abschwellung der Schleimhaut rhinoskopisch nach ihm gesucht. Findet sich kein Fremdkörper bei weiterhin verdächtiger Symptomatik, sollte (vor allem bei Kindern) eine Exploration unter Narkose in Erwägung gezogen werden. Wegen potenzieller Folgeschäden (z. B. bei Batterien) darf damit nicht zu lange gewartet werden. Bei Erwachsenen mit fötider Sekretion und einseitig behinderter Nasenatmung muss differenzialdiagnostisch neoplastisches Wachstum ausgeschlossen werden.

Therapie

Der Fremdkörper wird für gewöhnlich mit Häkchen oder stumpfer Zange unter Oberflächenanästhesie entfernt. Bei ängstlichen Kleinkindern kann der modifizierte „Elternkuss“ zum Erfolg führen: Mutter und Kind nehmen jeweils ein Ende eines Trinkhalmes in den Mund, das kontralaterale Nasenloch des Kindes wird zugehalten, und die Mutter bläst den Fremdkörper hinaus. Dabei verhindert der reflektorische Glottisschluss beim Kind ein Aufblasen der Lunge. Bei Kindern mit tief sitzendem Fremdkörper muss ggf. unter Narkose vorgegangen werden. Zum Teil ist der Zugang über den Nasopharynx vorzuziehen. Grundsätzlich sollte gerade bei kleineren Objekten auch die andere Nasenöffnung inspiziert werden.

Rhinolith

Verbleibt ein Objekt über Jahre innerhalb der Nasenhöhle, lagern sich um den ursprünglichen Fremdkörper als Kern Kalksalze ab. Der so entstandene Rhinolith kann dabei um ein Vielfaches größer sein als das ursächliche Objekt. Häufig entwickeln sich solche Rhinolithen etwa infolge von in der Nase verbliebenem Verbandmaterial nach Epistaxis. Im Gegensatz zum normalen, häufig organischen Fremdkörper ist der Kalk innerhalb des Rhinolithen auf Röntgenbildern gut zu erkennen.

Zusammenfassung

- Polypen bilden sich meist als Folge chronischer Entzündungen.
- Sie gehen fast immer aus den Nasennebenhöhlen hervor.
- Einseitige, blutende Polypen können auf ein neoplastisches Geschehen hindeuten.
- Polypen im Kindesalter sind sehr selten und kommen gehäuft bei Mukoviszidose vor.
- Fötider einseitiger Ausfluss bei Kindern weist auf Fremdkörper hin.
- Zur Entfernung von Fremdkörpern kann bei Kindern eine Narkose notwendig sein.

Veränderungen des Septums

Septumdeviation

Unter Septumdeviation versteht man die Abweichung der Nasenscheidewand von der Medianstellung. Diese kann neben **angeborenen Formveränderungen** auch **traumatische Ursachen** haben. Durch unterschiedliche Entwicklungszeiten der knorpeligen und knöchernen Anteile während des Septumwachstums liegt die Nasenscheidewand nur bei den wenigsten Menschen genau in der Mitte: Leichte Verbiegungen sind die Regel und bleiben in den meisten Fällen symptomlos. Ist die Deviation jedoch stärker ausgeprägt, kann es zur einseitigen Verlegung der Nasenwege kommen (→ Abb. 20.1). In seltenen Fällen findet sich durch ein s-förmiges Septum auch eine bilaterale Blockade.

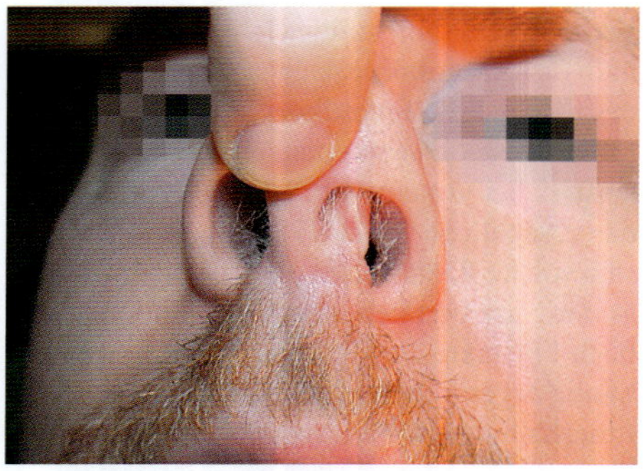

Abb. 20.1 Septumdeviation mit Subluxatio septi nach links. Die Nasenatmung auf dieser Seite ist dadurch nahezu blockiert. [E307]

Klinik

Die Deviation äußert sich vor allem in behinderter Nasenatmung, aber auch die Riechfunktion der Nase kann durch die Obstruktion eingeschränkt sein. Aus der verminderten Ventilation können außerdem häufig rezidivierende Entzündungen der Nasenhaupt- und -nebenhöhlen resultieren lassen. Nicht selten klagen die betroffenen Patienten auch über Kopfschmerz. Stößt die verbogene Nasenscheidewand mit ihren knöchernen Anteilen an die lateralen Abschnitte des verengten Bereichs, kann es auch zu rezidivierendem Nasenbluten kommen. Diagnostisch lässt sich der Befund nach anteriorer Rhinoskopie oder Endoskopie leicht erkennen. Häufig sieht man eine hypotrophe ipsilaterale untere Muschel und eine kompensatorische Hypertrophie auf der nicht verlegten Seite.

Therapie

Nur symptomatische Deviationen sind therapiebedürftig. Behandlung der Wahl ist die Septumplastik (→ Abb. 20.2). Hierfür wird das Mucoperichondrium vom Septum gelöst, die verbogenen Anteile werden entfernt und das verbliebene Septum in der Medianstellung wieder aufgehängt. Teilweise werden die entfernten Knorpel- und Knochenstücke dann nach Begradigung (durch Quetschen) reimplantiert. Bei übermäßiger Entfernung von Septumknorpel kann der Nasenrücken kollabieren, es entsteht eine Sattelnase.

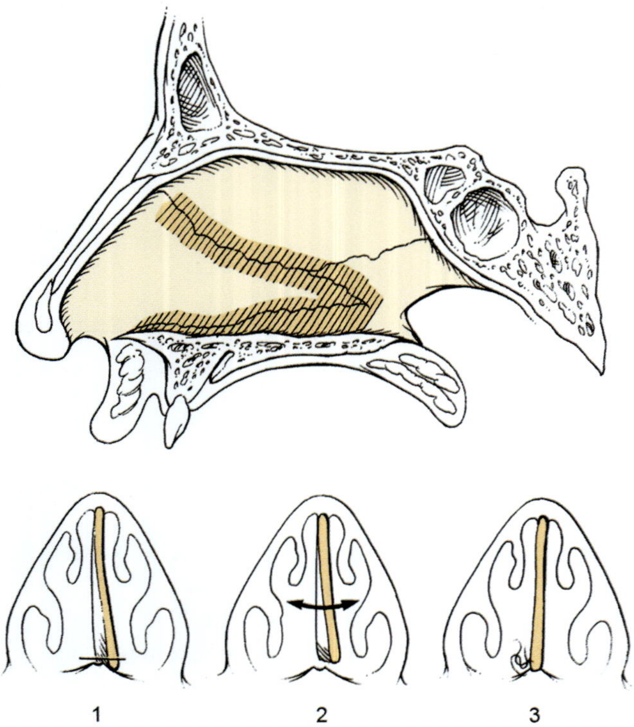

Abb. 20.2 OP-Technik der Septumplastik. Die Grenze zwischen knorpeligem und knöchernem Nasenseptum ist schraffiert. [E653]

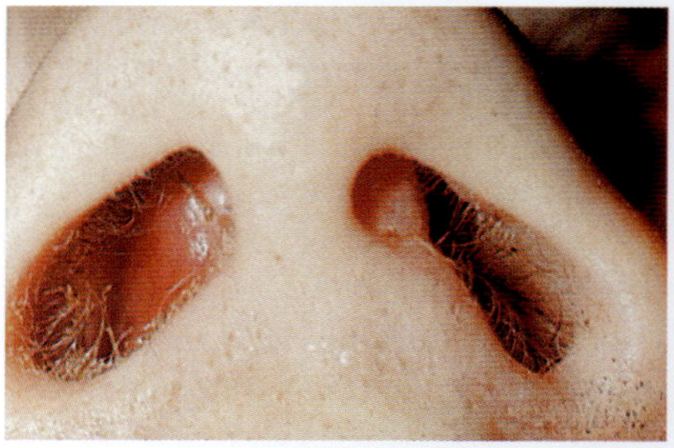

Abb. 20.3 Posttraumatisches Septumhämatom [E307]

Septumhämatom

Ein Septumhämatom ist allermeistens traumatisch bedingt (→ Abb. 20.3). Es ist bei Kindern häufiger anzutreffen, da hier die Schleimhaut nur lose an den unterliegenden Knorpelstrukturen angeheftet ist. Da die Blutung subperichondral liegt, beeinträchtigt sie die Ernährung des Septumknorpels.

Klinik

Die Einblutung führt zur nahezu vollständigen Verlegung der Nasenatmung. Sie stellt sich bei der Rhinoskopie als kissenartige Schwellung der Septumregion dar. Kommt es zur bakteriellen Infektion des Hämatoms, bildet sich ein **Septumabszess** (akute Meningitisgefahr!). Daneben können **nekrotische Knorpeldestruktionen** zu entstellenden Formveränderungen führen.

Therapie

Drainage durch Inzision und Kompression durch Septumschienung. Bei Abszessbildung wird zusätzlich antibiotisch behandelt.

Tab. 20.1 Ursachen einer Septumperforation

Trauma	• Septumchirurgie • Epistaxisbehandlung • Frakturen • „Nasebohren“
Maligne Neubildungen	• Basalzellkarzinom • Malignes Granulom
Entzündung	• Syphilis • Tuberkulose • Morbus Wegener
Andere	• Kokainkonsum • Schnupftabak • Reizgase

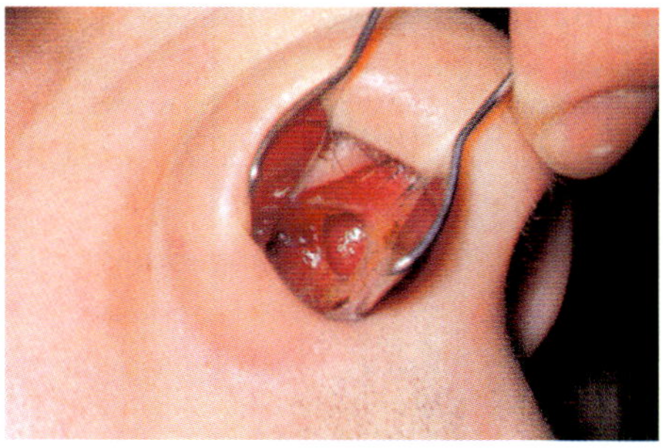

Abb. 20.4 Septumperforation [E307]

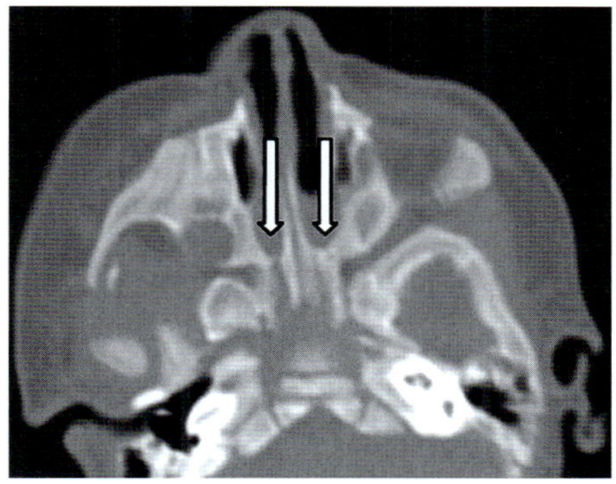

Abb. 20.5 Knöcherne (links) und häutige (rechts) Choanalatresie, verdickter Vomer [F448]

Septumperforation

Viele Ursachen können zu Perforationen der Nasenscheidewand führen, eine Biopsie ist diagnostisch oft hilfreich (→ Tab. 20.1). Eine der häufigeren Ursachen stellen vorangegangene chirurgische Eingriffe in der Septumregion dar, etwa die vorher beschriebene Septumplastik oder ästhetische Operationen. Auch nach Rhinitis sicca ist eine Septumperforation nicht selten. Für gewöhnlich findet sich die Perforation im vorderen, knorpeligen Septumanteil (→ Abb. 20.4). Eine Ausnahme bildet dabei die Perforation nach Syphilisinfektion, die klassischerweise den knöchernen Abschnitt betrifft. Als Symptome treten bei Nasenatmung Pfeifgeräusche auf, außerdem kommt es zu rezidivierendem Nasenbluten sowie zur Verkrustung der umliegenden Epithelabschnitte und subjektiver Nasenatmungsbehinderung. Therapeutisch wird die Grunderkrankung behandelt und der Defekt operativ mit Schleimhautlappenplastik verschlossen.

Choanalatresie

Die Choanalatresie ist eine angeborene Verlegung des hinteren Nasenausgangs. Sie entsteht bei unterbliebener oder unvollständiger Ruptur der Membrana oronasalis, die in der Embryonalzeit die Nase vom Rachenraum trennt. In der Mehrzahl der Fälle handelt es sich bei der Atresie um einen knöchernen Verschluss, seltener findet man membranöse Strukturen. Daneben kann die Fehlbildung ein- oder beidseitig vorliegen. Existiert noch ein Restlumen, so spricht man von Choanalstenose.

Klinik

Sind beide Choanen verschlossen, entwickelt sich bei den betroffenen Neugeborenen schon kurz nach der Geburt ein akutes Krankheitsbild. Da in den ersten sechs Lebenswochen die meiste Zeit über die Nase geatmet wird, kommt es zu **hypoxischen Symptomen** mit Dyspnoe und Zyanose. Das klinische Bild ändert sich, sobald das Neugeborene schreit, da es dann zwangsweise durch den Mund atmet. Man spricht von einer **„paradoxen Zyanose“**, da sie sich entgegen einer kardialen Zyanose durch Erregung des Kindes bessert. Die Verdachtsdiagnose wird durch Sondierung der Choanen, Endoskopie sowie CT-Aufnahmen bestätigt (→ Abb. 20.5).

Therapie

Akut wird zunächst das atretische Material mit einem Trokar unter Intubation durchstoßen. Die neu geschaffene Öffnung wird mit einem Kunststoffröhrchen versehen, um einem narbigen Verschluss vorzubeugen. Nach einigen Wochen erfolgt die endgültige operative Versorgung.

Formfehler der äußeren Nase

Formfehler der Nase können sowohl angeboren als auch erworben sein und das knöcherne sowie das knorpelige Nasengerüst betreffen, siehe hierzu auch Rhinoplastik → Kap. 23.

Zusammenfassung

- Septumdeviationen werden nur bei entsprechenden Symptomen operativ behandelt.
- Ein Septumhämatom muss frühzeitig drainiert werden, um die Gefahr einer Abszessbildung oder Knorpelnekrose zu verringern.
- Eine doppelseitige Choanalatresie stellt einen akuten Notfall in der Neugeborenenmedizin dar.
- Formfehler der Nase können auch eine erhebliche Einschränkung der Nasenatmung bedingen.

21 Epistaxis (Nasenbluten)

Nasenbluten ist ein häufiges Krankheitsbild, das im Allgemeinen für den Patienten eher harmlos, wenn auch sehr unangenehm ist. Bei persistierendem Nasenbluten aus großen Blutungsquellen kann Epistaxis jedoch unbehandelt zu erheblichen bis lebensgefährlichen Blutverlusten führen. Außerdem kann auch schwaches Nasenbluten das erste Symptom einer schwerwiegenden Grunderkrankung darstellen.

Ätiologie

Grundsätzlich wird bei den möglichen Ursachen für Epistaxis zwischen lokal bedingtem Nasenbluten und systemischen Auslösern unterschieden. In den meisten Fällen (90 %) findet sich als Blutungsort der Locus Kiesselbachi, ein Gefäßplexus im vorderen Bereich der Nasenscheidewand. Die häufigste Ursache stellen digitale Manipulationen (Nasebohren) oder traumatische Verletzungen dar. Zu Letzteren gehören auch Einblutungen in die Nasenhaupthöhle nach frontobasalen Frakturen, bei denen es durch die einwirkenden Scherkräfte zum Zerreißen der A. ethmoidalis anterior kommen kann. Weitere **lokale Ursachen** sind Gefäßrupturen nach starkem Schnäuzen, bei Rhinitis sicca oder durch Fremdkörper. Auch Scheidewandpathologien (Perforationen, Sporn) gehen oft mit Epistaxis unterschiedlichen Schweregrads einher. Entzündliche Veränderungen der Nasenschleimhaut, etwa nach viralen Infektionen oder bei allergischem Geschehen, erhöhen die Verletzlichkeit der ohnehin zarten Struktur. Letztlich müssen auch Neoplasien als Auslöser einer Blutung in Betracht gezogen werden, etwa das juvenile Nasenrachenfibrom (sehr selten). Zu den **systemischen Auslösern** werden vor allem Gefäß-Kreislauf-Erkrankungen gezählt (Hypertonus, Arteriosklerose). Erkrankungen mit hämorrhagischen Diathesen angeborener oder erworbener Art führen zwar nicht unmittelbar zu einem höheren Risiko für Epistaxis, doch es kommt dabei öfter zu schwer stillbaren Blutungen. Dazu gehört selbstverständlich auch die Behandlung mit Antikoagulanzien oder Thrombozytenaggregationshemmern. Der Morbus Osler als Beispiel einer systemischen Vasopathie zeichnet sich durch Teleangiektasien der Nasenschleimhaut sowie im Bereich der Haut und Mundschleimhaut aus (→ Abb. 21.1). → Tab. 21.1 fasst die häufigsten Ursachen einer Epistaxis zusammen.

Tab. 21.1 Häufige Ursachen einer Epistaxis

Lokale Ursachen	• Idiopathisch • Lokale Infektion der Nasenschleimhaut • Traumatisch bedingt, Manipulation • Fremdkörper • Neoplasien (Angiofibrom!)
Systemische Ursachen	• Gefäß-Kreislauf-Erkrankungen (Hypertonie) • Infektionskrankheiten (Masern, Influenza etc.) • Morbus Osler • Gerinnungsstörung (medikamentöse Antikoagulation, Leukämie, Hämophilie)

Diagnostik

Bedingt durch die akute Blutung, muss die Diagnostik parallel zur Therapie verlaufen. Bei unbekannter Blutungsursache sind zuerst die Kreislaufparameter festzustellen. Mit einer Blutentnahme lassen sich hinsichtlich des Gerinnungsstatus erste Verdachtsdiagnosen ausschließen oder bestätigen sowie die Menge des Blutverlusts abschätzen. Über die Nasenendoskopie wird nach Schleimhautanästhesie und abschwellender Einlage versucht, die Blutungsquelle zu lokalisieren. Dabei ist wichtig, wo sich diese im Verhältnis zur mittleren Nasenmuschel befindet, um sie dem Versorgungsgebiet der A. carotis interna (oberhalb der Muschel) oder der A. carotis externa (unterhalb) zuordnen zu können. Auch mithilfe einer Angiografie – als Ultima Ratio – kann die Blutungsquelle ausgemacht werden. Bei Verdacht auf neoplastisches Wachstum ist ein CT unumgänglich.

Therapie

Die Therapie der Epistaxis gliedert sich in
- Akutmaßnahmen
- Lokale Maßnahmen zur Blutungsstillung
- Rezidivprophylaxe

Akutmaßnahmen

Um die Blutungsintensität zu verringern, sollte der Patient aufrecht sitzen. Durch ein Zusammendrücken der Nasenflügel kann die Blutung, die allermeistens am vorderen Septum liegt, komprimiert werden. Eine Eiskrawatte (Eisbeutel in Nackenbereich) führt zur reflektorischen Vasokonstriktion. Der Patient sollte durch den Mund atmen, damit nicht unnötig Blut in den Nasopharynx läuft. Blut im Rachen sollte nicht geschluckt werden. Dies erhöht das Aspirationsrisiko, da Blut im Magen stark emetisch wirkt. Um bei drohender Schocksymptomatik adäquat reagieren zu können, empfiehlt sich bei größeren Blutverlusten die Anlage eines intravenösen Zugangs.

Lokale Maßnahmen zur Blutstillung

Die lokalen Maßnahmen sind abhängig vom Ort der Blutung und vom Ansprechen auf die einzelnen Therapieverfahren. Sie werden unter Lokalanästhesie und mithilfe eines Nasenspekulums oder endoskopisch durchgeführt.

Ätzung und Koagulation Liegt eine klar zuordenbare, nur schwache Blutung im Bereich des Locus Kiesselbachi vor, wird zunächst versucht, diese durch Ätzung mit Silbernitrat oder bipolare Elektrokoagulation zu stoppen. Beidseitiges Nasenbluten im Bereich der Nasenscheidewand darf nicht mit diesen Methoden behandelt werden, es besteht sonst die Gefahr einer Septumperforation.

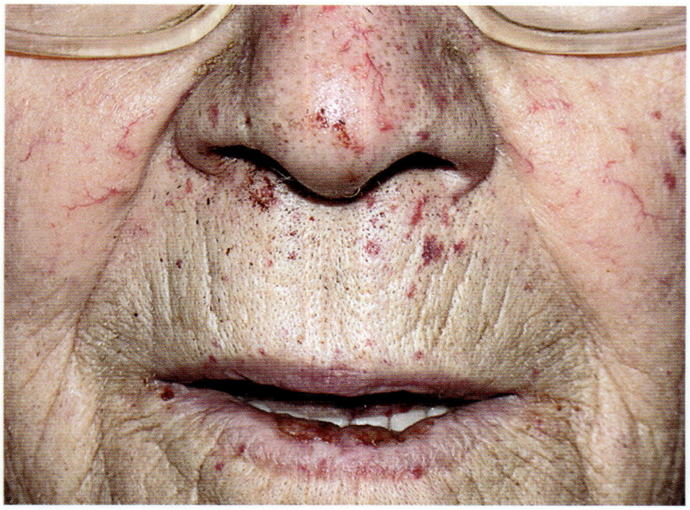

Abb. 21.1 Patient mit Morbus Osler. Typisch sind die zahlreichen Teleangiektasien im Gesichtsbereich. Der Patient hatte zum Zeitpunkt der Aufnahme bereits 150 Konserven Blut benötigt. Bei ihm wurden beidseits Ligaturen der A. ethmoidalis anterior, der A. maxillaris und der A. carotis externa durchgeführt, trotzdem leidet er noch immer unter rezidivierender Epistaxis. [E307]

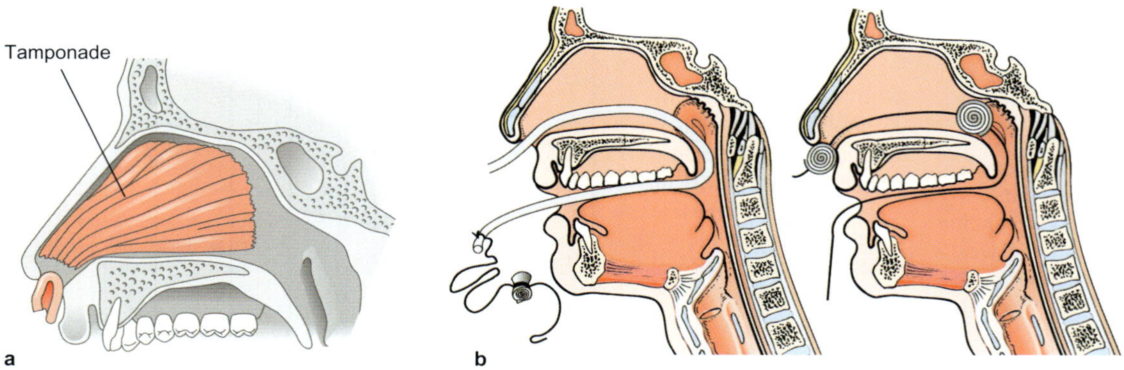

Abb. 21.2 a) Vordere Nasentamponade zur Stillung von Blutungen im vorderen Abschnitt der Nasenhaupthöhle.
b) Einlegen einer Bellocq-Tamponade. [a: L106, b: E567]

Tamponaden Kommt die Blutung nach Koagulation oder Ätzung nicht zum Stillstand oder ist sie diffus, muss eine Tamponade eingelegt werden. Bei Blutungen im vorderen Teil der Nasenhaupthöhle werden **salbengetränkte Gazestreifen** eingeführt. Alternativ finden auch Tamponaden Anwendung, die sich durch Feuchtigkeit entfalten oder über einen Schlauch aufgeblasen werden können und mit gerinnungsfördernden Substanzen (z. B. Carboxymethylcellulose) beschichtet sind. Dabei ist zu beachten, dass auch bei unilateralem Geschehen immer beidseits eine Tamponade eingeführt werden muss, um genügend Druck auf den Blutungsort auszuüben. Bei unklarer Blutungsquelle werden **zweikammerige Ballonkatheter** eingesetzt. Sie üben nach Wasserfüllung sowohl auf die Nasenhaupthöhle als auch über den kleineren Anteil auf den Nasopharynx Druck aus. Damit vermindern sie auch das Hinunterlaufen von Blut in den Rachen. Führt auch der Ballonkatheter nicht zum gewünschten Erfolg, kann die als **Bellocq-Tamponade** bezeichnete hintere Tamponade angewandt werden (→ Abb. 21.2). Dabei wird ein Tupfer im Choanal- oder Nasenrachenbereich angebracht und der Rest der Nase über eine vordere Tamponade verschlossen. Jedoch ist hierbei das Aspirationsrisiko durch den Tupfer im Nasopharynx erhöht und es kann durch Druck auf den Hirnstamm zu atemdepressiven Symptomen kommen. Tamponaden sollten nicht länger als 2–3 Tage in der Nase verbleiben, um eine Infektion und Gewebsnekrosen durch die Druckbelastung zu verhindern.

Andere Maßnahmen Als Ultima Ratio bei unstillbaren Blutungen können versorgende Gefäße in Narkose endoskopisch unterbunden werden. Diese sind bei Blutungen oberhalb der mittleren Nasenmuschel die Aa. ethmoidales, bei Blutungen im unteren Bereich der Nasenhaupthöhle die A. sphenopalatina bzw. die A. maxillaris. Dabei sollte die Ligatur möglichst nah an der Blutungsquelle erfolgen. Alternativ kann die Blutung angiografisch einem Gefäß zugeordnet und embolisch unterbunden werden.

Rezidivprophylaxe

Befeuchtende Nasensalben beugen einem Austrocknen der Schleimhaut vor. Manchmal kann rezidivierendes Nasenbluten nur durch einen operativen Eingriff sinnvoll behandelt werden. Dazu gehört z. B. ein knöcherner Septumsporn, der die anliegende Schleimhaut immer wieder reizt. Über eine Septumplastik kann in so einem Fall dem Patienten langfristig geholfen werden. Bei systemisch bedingtem Nasenbluten muss die Grunderkrankung behandelt werden. Beim **Morbus Osler** mit hartnäckiger Epitaxis kann die chirurgische Okklusion des Naseneingangs Linderung verschaffen, mit obligatorischer Mundatmung als Nebenwirkung.

Zusammenfassung

- Nasenbluten kann bei großen Blutverlusten lebensbedrohlich sein.
- In den meisten Fällen findet sich als Ort der Blutung der Locus Kiesselbachi.
- Leichtere Blutungen im vorderen Nasenbereich können über Ätzung oder Koagulation behandelt werden.
- Aufgrund der Infektionsgefahr dürfen Nasentamponaden nicht länger als 2–3 Tage in der Nase verbleiben.
- Bei systemischen Ursachen steht die Behandlung der Grunderkrankung im Vordergrund.

Laterale Mittelgesichtsfrakturen

Isolierte Orbitabodenfraktur

Diese auch als Blow-out-Fraktur bezeichnete Verletzung entsteht nach frontaler Gewalteinwirkung auf den Bulbus. Der Orbitaboden bricht und der Inhalt der Augenhöhle rutscht nach unten in die Kieferhöhle. Der Infraorbitalrand bleibt dabei erhalten, auch das Jochbein ist nicht betroffen.

Klinik und Diagnostik

Einschränkung der Augenbewegung, vor allem nach oben, durch Einklemmung des M. rectus inferior im Bruchspalt. Daneben kann es zu Sensibilitätsausfällen (N. infraorbitalis) und zur Entstehung eines Monokelhämatoms kommen. Bei der NNH-Röntgenaufnahme fällt eine Spiegelbildung durch Hämatomentstehung in der Kieferhöhle auf. Am Dach der Kieferhöhle zeigt sich der eingesunkene Orbitainhalt als „hängender Tropfen". Mit der CT kann die Frakturausdehnung bestimmt werden.

Therapie

Über Konjunktival- oder Subziliarschnitt wird eine Platte eingeschoben und der Orbitainhalt auf diese Weise in der Augenhöhle stabilisiert. Alternativ besteht auch die Möglichkeit eines transmaxillären Zugangs.

Jochbein- und Jochbogenfraktur

Eine Jochbeinfraktur mit Einbeziehung der Kieferhöhle und der Orbitawand (**Tripodfraktur,** → Abb. 22.1) entsteht durch umschriebene stumpfe Gewalteinwirkung von lateral. Die Bruchlinie zieht dabei meist durch die laterale Orbitawand, den Orbitaboden, die laterale Wand des Sinus maxillaris sowie den Jochbogen. Ist nur Letzterer betroffen, spricht man von einer **isolierten Jochbogenfraktur.**

Klinik und Diagnostik

Es imponiert bei Jochbeinfraktur die Gesichtsasymmetrie durch Impression der Fragmente. Bei Beteiligung des Jochbogens stehen Kieferklemme oder -sperre im Vordergrund. Es kommt häufig zur Entstehung eines **Monokelhämatoms** sowie zur Einblutung in die Kieferhöhle. Bei Schädigung des N. infraorbitalis (verläuft im Orbitaboden) besteht Hypo-/Parästhesie im Bereich der Wange. Außerdem kann es durch Bulbusabsenkung zu Doppelbildern kommen. Bei der Palpation lässt sich eine Stufenbildung am lateralen und anterioren Orbitarand erkennen. Die Prüfung der Sensibilität und der Augenbewegungen gibt über den Grad der geschädigten Strukturen Auskunft. Zur Frakturerkennung und Beurteilung der Nasennebenhöhlen werden Röntgenübersichtsaufnahmen herangezogen, daneben bietet die „Henkeltopfaufnahme" eine genauere Darstellung des Jochbogens. Noch besser zeigen sich Frakturen im CT.

Therapie

Dislozierte Brüche müssen operativ reponiert und über Miniplatten- oder Drahtosteosynthese fixiert werden.

Zentrale Mittelgesichtsfrakturen

Maxillafrakturen

Der Franzose Le Fort klassifizierte die häufigsten Bruchtypen der zentralen Mittelgesichtsfrakturen. Nach ihm unterscheidet man drei Gruppen (→ Tab. 22.1 und → Abb. 22.2).

Tab. 22.1 Einteilung der Mittelgesichtsfrakturen nach Le Fort

Le Fort I	Isolierte Absprengung des Alveolarfortsatzes
Le Fort II	Absprengung der Maxilla im Bereich des mittleren Orbitabodens; Beteiligung von Siebbein, Frontobasis, Nasenbein möglich
Le Fort III	Abriss des gesamten Gesichtsschädels vom Gehirnschädel

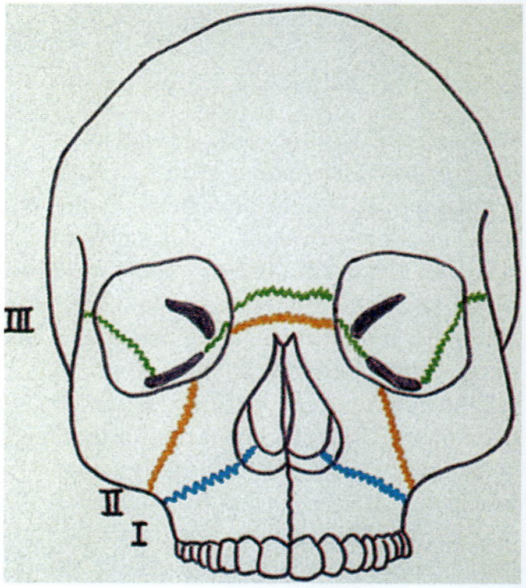

Abb. 22.2 Le-Fort-Frakturen [E307]

Mittelgesichtsfrakturen findet man heutzutage am häufigsten als Folge von Verkehrsunfällen, etwa wenn das Opfer frontal an das Armaturenbrett oder das Lenkrad prallt. Der Oberkiefer fungiert dabei als Pufferzone, sodass der Gehirnschädel von der direkten Krafteinwirkung verschont bleibt. Je nach Ausmaß und Winkel der einwirkenden Kraft verschiebt er sich in Relation zur Nase (Le Fort I), zur Frontobasis und zum Jochbein (Le Fort II) oder zur gesamten Schädelbasis (Le Fort III).

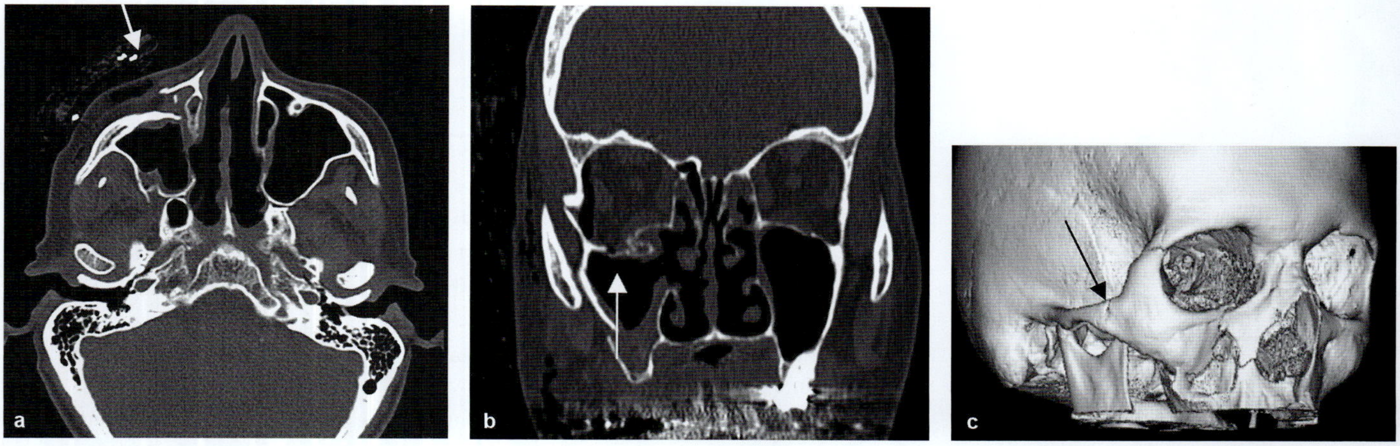

Abb. 22.1 Tripodfraktur. a) Axiale Schicht, Fraktur des Sinus maxillaris. b) Koronare Schicht, Orbitaboden- und Seitenwandfraktur. c) 3-D-Rekonstruktion, Jochbogenfraktur. [M509]

Klinik und Diagnostik
Bei reinen Le-Fort-Frakturen stehen durch die Maxillaverschiebung ausgelöste Symptome im Vordergrund: Fehlbiss, eingesunkener Oberkiefer, mögliche Blockade der Atemwege, Einblutungen in Nase und Mund. Bei Beteiligung von Orbita und/oder Siebbein kann es zusätzlich zu Visusverlust, Doppelbildern, Sensibilitätsverlust, Anosmie sowie Rhinoliquorrhö kommen. Die z. T. ausgedehnten Weichteilverletzungen können die darunterliegenden Knochenbrüche zum einen durch offene Wunden oder gut sichtbare Schwellungen deutlich machen, zum anderen besteht die Möglichkeit kritischer Knochenverletzungen unter oberflächlich „harmlosen“ Weichteildefekten. Röntgen- und CT-Aufnahmen werden angefertigt, um das Ausmaß der Knochen- und Gewebebeteiligung zu erkennen. Bei der Palpation lässt sich immer eine pathologische Beweglichkeit der Maxilla bei fixierter Stirn nachweisen.

Therapie
Nach Sicherung der Vitalfunktionen werden die dislozierten Bruchstücke z. B. mittels Titan-Plattenosteosynthese fixiert und bestehende Begleitverletzungen adäquat behandelt.

Nasenpyramidenfraktur

Die Nase ist durch die exponierte Lage die häufigste Frakturlokalisation im Kopf-Hals-Bereich. Vor allem im Rahmen von Sportunfällen sind Verletzungen der Nase nicht selten. Je nach Weichteilbeteiligung unterscheidet man offene von geschlossenen Frakturen.

Klinik und Diagnostik
Meist finden sich eingeschränkte Nasenatmung und/oder Nasenbluten. Oft erscheint die Nase schon bei der Inspektion verschoben, gerade nach lateraler Gewalteinwirkung. Über die Rhinoskopie oder

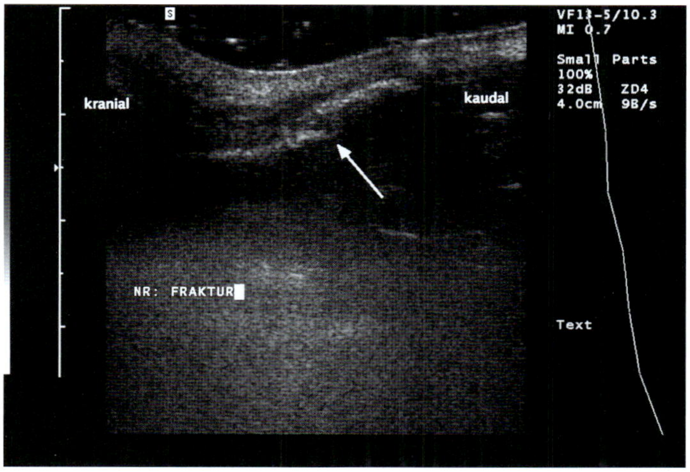

Abb. 22.3 Dislozierte Fraktur (Pfeil) des Nasenrückens im sonografischen Bild [O639]

Endoskopie findet sich bei der Beurteilung der inneren Nase meist auch eine Schleimhautverletzung, nicht selten ist auch das Septum in Mitleidenschaft gezogen (**Cave:** Septumhämatom!). Palpatorisch können manchmal **Krepitationen** (Knirschen) nachgewiesen werden, was eindeutig für eine Frakturpathologie spricht. Die Diagnose wird durch Röntgenaufnahmen (Nase seitlich und okzipitomental) oder Sonografie bestätigt (→ Abb. 22.3).

Therapie
Eine offene Fraktur wird nach Tetanusprophylaxe sofort operativ behandelt, geschlossene Brüche sollten innerhalb der ersten Woche chirurgisch versorgt werden. Die Bruchfragmente werden manuell oder, vor allem bei eingesunkener Nasenpyramide, über ein spezielles Instrument (Elevatorium) reponiert. Zur Behandlung eventueller Septumverletzungen → Kap. 20.

Frontobasale Frakturen

Von frontobasalen Frakturen spricht man bei Beteiligung der vorderen Schädelbasis. In die Fraktur sind meist auch die Nasennebenhöhlen (v. a. Stirnhöhle und Keilbeinhöhle) mit einbezogen. Die Unterteilung der verschiedenen Frakturverläufe erfolgt nach Escher.

Klinik und Diagnostik
Durch die Beteiligung der vorderen Schädelbasis, der Orbita und der Nasennebenhöhlen sind entsprechende Symptome häufig: Brillen- oder Monokelhämatome, Doppelbilder und Visusverluste, Anosmie, Rhinoliquorrhö (**Cave:** Meningitis!) und Pneumatozephalus (Luftfüllung des Liquorsystems). Seltener finden sich bei ausgedehnten Frakturspalten ein Hirnprolaps in die Nasenhaupthöhle oder intrakranielle Blutungen durch Schädigung der A. carotis interna. Daneben zeigen sich ähnliche Symptome wie bei zentralen Mittelgesichtsfrakturen. Vor allem das CT dient der Bestimmung der Frakturen und Weichteilbeteiligung sowie zur Erkennung eventueller Schäden der Dura und intrakranieller Strukturen.

Therapie
Operative Versorgung je nach Ausmaß der Schädigung.

Zusammenfassung

- Nur dislozierte Jochbogenfrakturen werden operativ behandelt.
- Die Blow-out-Fraktur führt zur Verlagerung des Orbitainhalts in die Kieferhöhle.
- Le-Fort-Frakturen zeichnen sich durch eine Verschieblichkeit der Maxilla in Relation zur Frontobasis aus.
- Eine Nasenpyramidenfraktur kann gedeckt oder offen sein.

23 Weichteilverletzungen und plastische Kopf-Hals-Chirurgie

Weichteilverletzungen

Weichteilschäden können im Gesichtsbereich durch die exponierte Lage vom Patienten als sehr belastend empfunden werden. Ihre adäquate Versorgung mit nur geringsten kosmetischen Restdefekten ist daher Hauptanliegen des behandelnden Arztes. Am häufigsten finden sich im Gesichtsbereich Schnitt- und Platzwunden nach Sportverletzungen oder Verkehrsunfällen. Zu größeren Defekten kommt es auch nach Bissverletzungen, hierbei ist besonders auf ausreichende **Tetanusimmunisierung** zu achten. Bei jeder Weichteilverletzung größeren Ausmaßes ist auch ein radiologischer Ausschluss von Frakturen nötig. Die operative Wundversorgung sollte erst nach entsprechenden Desinfektionsmaßnahmen vorgenommen werden. Bei abgetrennten Gewebeteilen, etwa Anteilen des Ohrs oder der Nase, sollten diese nach Möglichkeit aufbewahrt werden, da durch die sehr gute Blutversorgung im Gesichtsbereich eine rasche Replantation häufig gelingt.

Plastische Kopf-Hals-Chirurgie

Die für den HNO-Arzt wichtigen plastisch-chirurgischen Maßnahmen beziehen sich nicht nur auf die Nase und das Ohr; er versorgt auch andere Gewebsdefekte im Kopf-Hals-Bereich, wie sie im Rahmen von Tumorgeschehen oder bei Verletzungen auftreten.

Exzision von Hautläsionen

Das Gesicht ist relativ häufig von Hautläsionen betroffen. Dann kann Tumorverdacht (z. B. Basaliom) oder auch einfach eine ästhetisch störende Position (Nasenspitze, Stirn) eine Exzision notwendig machen. Neben dem Skalpell besteht heutzutage die Möglichkeit, entsprechende Defekte mithilfe von Elektrokauterisierung, Kälteanwendung,

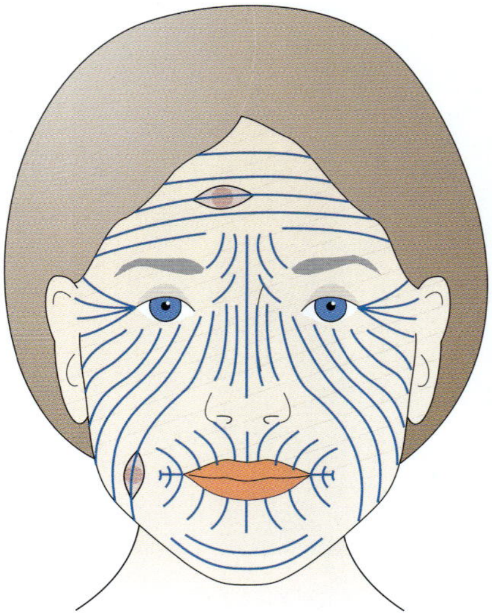

Abb. 23.1 Spannungslinien der Haut des Kopfs [L141]

Laser oder ionisierender Strahlung zu beseitigen. Bei unsicherem Dignitätsgrad ist es jedoch immer am sinnvollsten, Teile oder die gesamte Läsion zu exzidieren und histologisch zu untersuchen. Jede Exzision sollte dabei entlang der **Hautspannungslinien** erfolgen, um einer Narbenbildung durch Zug an den Wundrändern entgegenzuwirken (→ Abb. 23.1).

Deckung von Gewebsdefekten

Die Versorgung mittelgroßer Defekte erfolgt über **Nahlappentechnik.** Hierzu werden Anteile der umliegenden Haut (Wange, Stirn, Skalp) durch eine spezielle Schnittführung mobilisiert, über die angrenzende Wunde geschoben und dort vernäht. Die Schnitte sind hier ebenfalls möglichst in die Spannungslinien zu legen (→ Abb. 23.2).

Fernlappen kommen bei ausgedehnten Defekten zum Einsatz. Sie sind entweder gestielt, das heißt, sie werden mitsamt ihrer Gefäßversorgung verpflanzt oder werden als **freie Lappen** dem Gewebe entnommen. Zu Ersteren gehört z. B. der Pektoralislappen, der aus Haut, subkutanem Weichteilgewebe und Anteilen des Muskels besteht. Er wird mitsamt der versorgenden A. thoracoacromialis verschoben und ist als Defektdeckung im gesamten Kopf-Hals-Bereich verwendbar. Freie Lappen (z. B. Radialislappen) müssen wiederum über Anastomosen mit den Gefäßen vor Ort verbunden werden (→ Abb. 23.3). Neben der oberflächlichen Defektdeckung können so auch tiefere Gewebeanteile ersetzt werden, etwa durch Haut-Muskel- oder Haut-Faszien-Lappen, z. B. bei der Rekonstruktion der oberen Aerodigestivtrakts nach Tumorexzisionen, z. B. bei großen Mundboden- oder Ösophaguskarzinom.

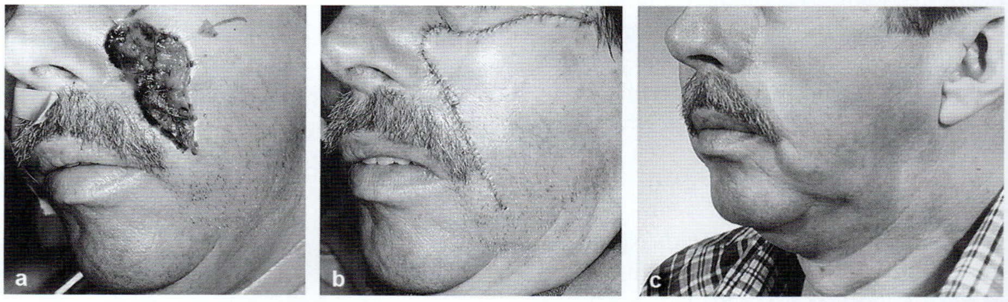

Abb. 23.2 Defektdeckung durch Wangenrotationslappen [F439]

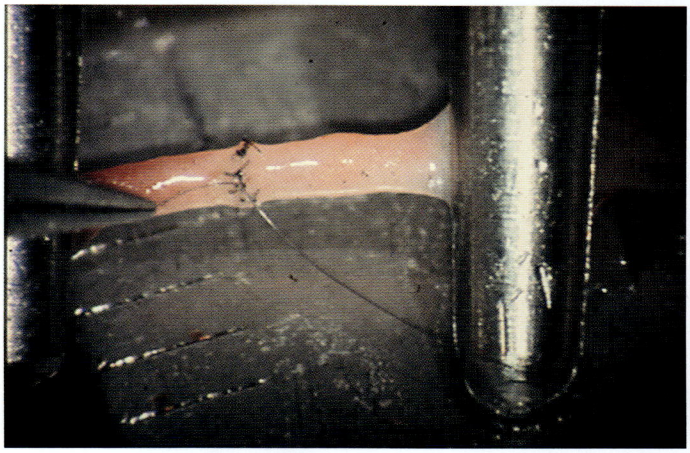

Abb. 23.3 Beispiel einer mikrochirurgischen Gefäßnaht [R234]

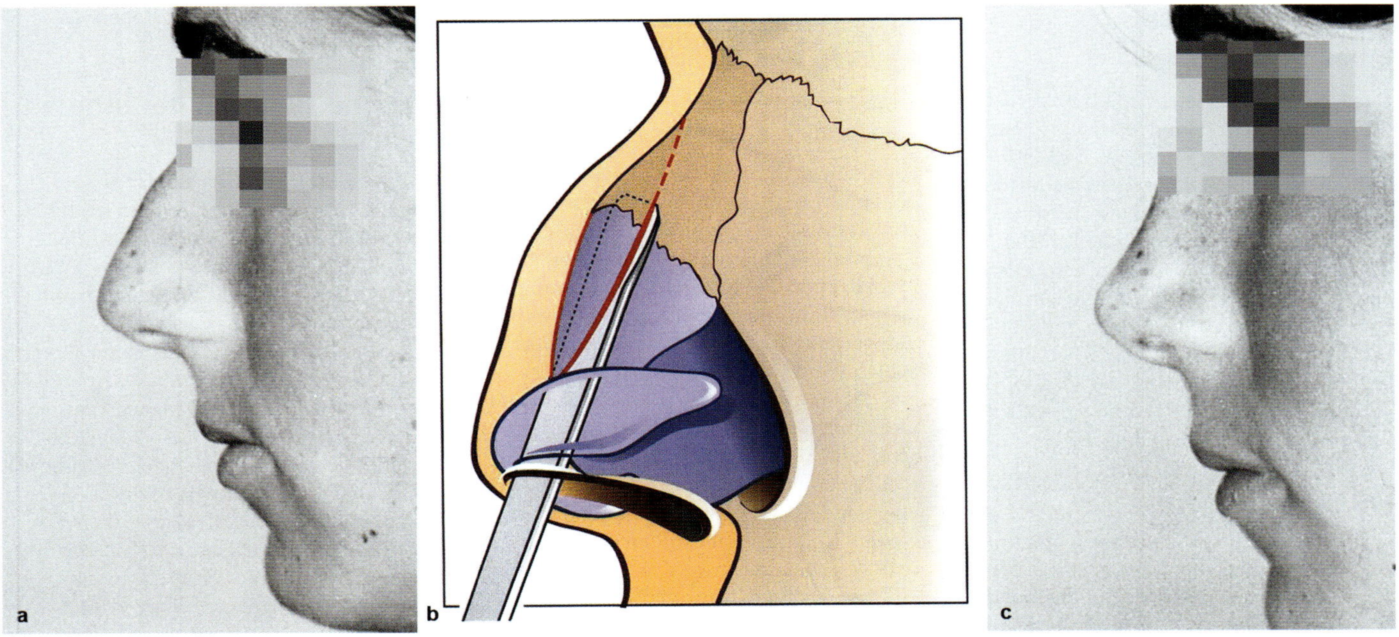

Abb. 23.4 Rhinoplastik bei Höckernase: a) präoperativ, b) Höckerabtragung mit dem Osteotom, c) postoperativ [a, c: F439; b: F524]

Rhinoplastik

Die korrektive Nasenplastik erfolgt bei Fehlbildungen oder Formfehlern der Nase. Neben der ästhetischen Intention steht dahinter oftmals die Notwendigkeit, die Funktion der Nase durch gezielte Chirurgie wiederherzustellen. Neben der Rekonstruktion der äußeren Nase sind daher meist auch Korrekturen der Nasenscheidewand sowie eine Verkleinerung der Nasenmuscheln nötig. Die Rhinoplastik erfolgt aus kosmetischen Gründen über das Vestibulum nasi (→ Abb. 23.4). Je nach Pathologie werden knöcherne und/oder knorpelige Anteile des Nasengerüsts korrigiert. Reicht bei einem Nasenaufbau das vorhandene Knorpel- oder Knochenmaterial nicht aus, um dem Nasengerüst genügend Halt zu geben, werden autogene Gewebeanteile zur Rekonstruktion verwendet. Als Ersatz der Nasenflügel wählt man hierzu z. B. meist Ohrknorpel, welcher mitsamt der aufliegenden Haut an die entsprechende Stelle transplantiert wird **(Composite graft).**

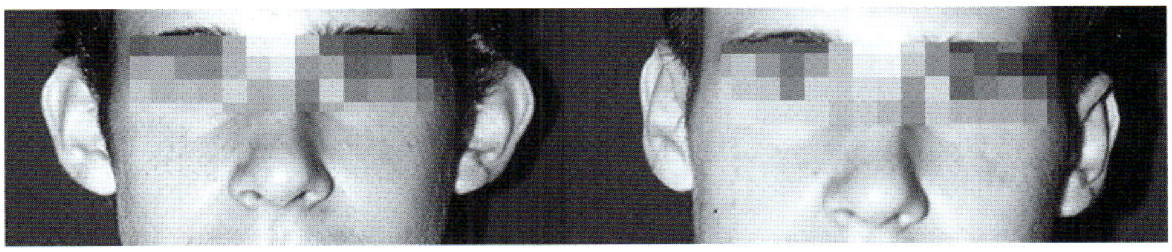

Abb. 23.5 Korrektur abstehender Ohrmuscheln [F439]

Plastische Ohrchirurgie

Bei einem Winkel zwischen Ohrmuschel und Kopf von **mehr als 30°** spricht man von abstehenden Ohren (→ Abb. 23.5). Ursächlich liegt meist eine sehr tiefe Concha bei nur gering ausgeprägter Anthelix vor. Die Anthelix wird über eine Exzision hinter der Ohrmuschel und Ausdünnen des Knorpels sowie mithilfe spezieller Nahttechniken chirurgisch rekonstruiert. Diese Eingriffe werden meist vor dem Schuleintritt ausgeführt. Im Erwachsenenalter kann die Operation auch unter lokaler Betäubung durchgeführt werden. Bei Mikrotie/Anotie wird die Ohrmuschel unter Verwendung von autologem Rippenknorpel oder Kunststoff rekonstruiert.

Zusammenfassung

- Bei größeren Weichteilverletzungen muss immer Tetanusimmunisierung gesichert sein.
- Hautläsionen unbekannter Dignität exzidieren und histologisch abklären!
- Einschnitte im Gesichtsbereich sollten immer entlang der Hautspannungslinien erfolgen.
- Die korrektive Nasenplastik hat neben der ästhetischen oft auch funktionelle Bedeutung.

Benigne Tumoren

Rhinophym

Das Rhinophym entsteht durch Hyperplasie der Talgdrüsen und bindegewebiger Anteile der äußeren Nase (→ Abb. 24.1). Als prädisponierende Faktoren gelten männliches Geschlecht, Alkoholkonsum, Fettstoffwechselstörungen und physikalische Schäden. Zumeist findet es sich auch im Verbund mit einer Rosazea. Die knolligen Wucherungen erscheinen daher ebenfalls blau-rötlich. Daneben imponieren im klinischen Bild ausgeprägte Teleangiektasien. Das Rhinophym wird mit Messer oder Laser abgetragen, das Epithel bildet sich spontan nach.

Osteom

Gutartige Knochenwucherungen innerhalb der Nebenhöhlen, die sich zumeist in der Stirnhöhle und den Siebbeinzellen finden. Typischerweise werden sie als Zufallsbefund bei Röntgenübersichtsaufnahmen entdeckt. Je nach Größe können sie aber auch durch Schmerzen oder als Drainagehindernis auffällig werden. Der Grad der Ausdehnung und die eventuelle Beteiligung der Schädelbasis werden durch das CT diagnostiziert. Bei klinischer Symptomatik erfolgt die chirurgische Abtragung.

Juveniles Nasenrachenfibrom

Bei männlichen Jugendlichen mit rezidivierender Epistaxis und einer Neoplasie in der hinteren Nasenhöhle muss ein Angiofibrom (Nasenrachenfibrom) gedacht werden und eine Abklärung mittels MRT erfolgen (→ Kap. 34).

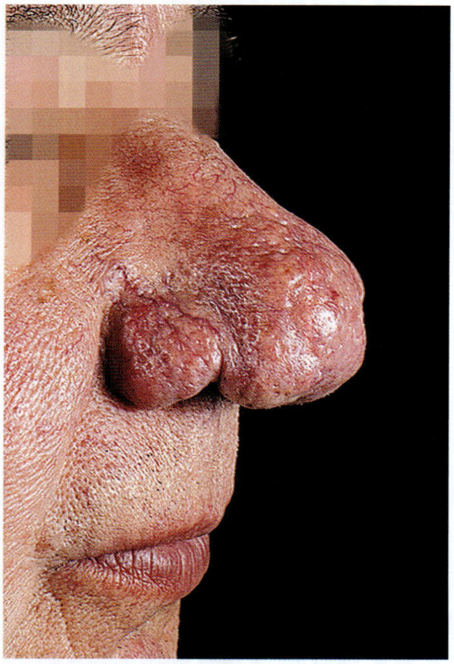

Abb. 24.1 Rhinophym [M551]

Papillom

Papillome sind prinzipiell gutartige, epitheliale Neubildungen. Sie kommen am häufigsten als exophytisch wachsende Tumoren der Nasenscheidewand vor. Als **invertiertes Papillom** oder **Transitionalzellpapillom** bezeichnet man Neubildungen der lateralen Nasenwand, die unter intakter Schleimhaut wachsen (DD bei Polyposis nasi!). Sie verhalten sich lokal destruierend und infiltrierend, außerdem ist ein Übergang zu malignem Wachstum (Plattenepithelkarzinom) möglich. Sie nehmen daher eine Sonderstellung unter den gutartigen Geschwülsten ein und sollten großzügig chirurgisch entfernt werden. Danach erfolgt eine regelmäßige Kontrolle mithilfe des CT, um Rezidiven rasch entgegenwirken zu können.

Maligne Tumoren der äußeren Nase

Hauttumoren finden sich im Gesicht relativ häufig im Bereich der Nase. Meist handelt es sich um Basalzellkarzinome (Basaliome) und spinozelluläre Karzinome (Spinaliome), daneben finden sich aber auch Melanome und Sarkome.

Basaliom

Basaliome zeigen ein lokal infiltrierendes Wachstum, neigen jedoch nicht zur Metastasierung. Sie treten gehäuft im höheren Lebensalter auf. Zu den ätiologischen Faktoren gehört neben genetischer Prädisposition vor allem UV-Licht. Das Vorliegen eines Basalzellkarzinoms muss histologisch über eine Biopsie abgeklärt werden, bei positivem Befund erfolgt eine vollständige En-bloc-Resektion mit dem Ziel histologisch tumorfreier Resektionsränder.

Spinaliom

Das spinozelluläre Karzinom tritt insgesamt seltener als das Basaliom auf. Auch hiervon sind meist ältere Patienten betroffen, Sonnenbelastung spielt pathogenetisch eine Rolle. Spinaliome neigen zur Metastasierung. Bei arbeitsbedingter Sonnenlichtexposition kann seit 2015 eine Berufskrankheit anerkannt werden. Aus diesem Grund müssen neben der Primärlokalisation auch Lymphknoten auf Malignität untersucht werden. Bei positivem Nachweis werden neben der Exzision der Läsion auch eine Neck Dissection und eine postoperative Bestrahlung durchgeführt.

Maligne Tumoren der inneren Nase und der NNH

Maligne Tumoren innerhalb der Nase oder der Nasennebenhöhlen sind relativ selten. Sie finden sich häufiger beim älteren Menschen (Erkrankungsgipfel 50.–60. Lj.) und betreffen doppelt so häufig das männliche Geschlecht wie das weibliche. In der überwiegenden Zahl der Fälle handelt es sich um **Plattenepithelkarzinome** (→ Abb. 24.2) oder **Adenokarzinome.** Daneben kann es aber auch zu mesenchymalen Neubildungen, Lymphomen, Granulomen oder zu Tumoren des Riechepithels kommen. Metastasenansiedlung im Bereich der Nase ist eher ungewöhnlich, meist handelt es sich beim Primärtumor um Bronchial-, Mamma-, Schilddrüsen-, Nierenzell- oder Prostatakarzinome.

Zu den ätiologischen Faktoren maligner Entartung gehört eine Reihe von Umweltgiften:

- Hartholzstaub (Buche und Eiche) bei Entstehung des Adenokarzinoms
- Nickel- und Chromexposition bei anaplastischem Karzinom und Plattenepithelkarzinom
- Verschiedene Schadstoffe der Textilindustrie bei Plattenepithel- und Adenokarzinom

Von Tumorbildung sind vor allem die Kieferhöhle und die Nasenhaupthöhle betroffen. Nur selten finden sich Neubildungen in den anderen Nebenhöhlen oder primär dentogener Herkunft.

Klassifikation

→ Tab. 24.1 zeigt die TNM-Klassifikation am Beispiel des Kieferhöhlenkarzinoms.
Das Ausmaß der Schädigung wird durch CT und MRT erhoben.
Daneben werden die Neubildungen klinisch **nach ihrer Lokalisation** unterteilt (→ Tab. 24.1).

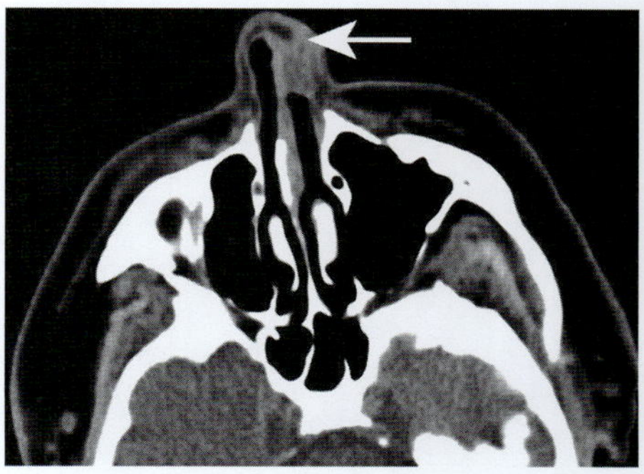

Abb. 24.2 Plattenepithelkarzinom der Nasenhöhle links. KM-CT in axialer Schichtung. [E871]

Tab. 24.1 TNM-Klassifikation des Kieferhöhlenkarzinoms [G272]

T1	Befall des Sinus maxillaris ohne Knochenarrosion
T2	Knocheninfiltration außer Hinterwand
T3	Infiltration der Hinterwand, Wange, Orbitawand, Siebbein
T4	Befall von Orbitainhalt, Schädelgrube, Hirnnerven

Über die Biopsie werden die einzelnen Tumoren **nach ihrem histologischen Typ** beurteilt:

- **Plattenepithelkarzinom:** häufigster maligner Tumor der Nase (57 %)
- **Adenokarzinom:** zweithäufigste maligne Neubildung, besonders gehäuftes Auftreten bei Männern (arbeitsbedingt?)
- **Anaplastisches Karzinom:** sehr rasches Wachstum, schlechtere Prognose als Plattenepithelkarzinom
- **Ästhesioneuroblastom:** neuroendokriner Tumor mit Sitz am Nasen-/Siebbeindach, geht aus den Sinneszellen des Riechepithels hervor. Kommt häufig schon bei jüngeren Patienten vor.

Tab. 24.2 Einteilung der Neoplasien von Nase und NNH nach Lokalisation in Etagen nach Sébileau. Je höher der Tumor sitzt, desto schlechter ist die Prognose.

Obere Etage	Oberhalb des Orbitabodens: Siebbeinzellen, Stirnhöhle, Keilbeinhöhle, Dach der Kieferhöhle
Mittlere Etage	Kieferhöhle, Nase
Untere Etage	Unterhalb des Kieferhöhlenbodens: Alveolarfortsatz, Gaumen

Klinik

Die Lokalisation und Tumorgröße bestimmen den Grad der klinischen Symptome. Generell verursachen Tumoren innerhalb der Nebenhöhlen erst sehr spät Beschwerden. Zu den Erstsymptomen gehören häufig die einseitige Behinderung der Nasenatmung sowie einseitige blutige, z. T. fötide Sekretion. Daneben finden sich bei Lokalisation in der unteren Etage Veränderungen im Bereich des Gaumens (Ulzerationen) und der Zähne. In der mittleren Etage können sich Veränderungen der Wange, Bulbusirritationen und Schwellungen der Nasenwände zeigen. Bei Befall der oberen Etage überwiegen Symptome der Orbitaregion (Doppelbilder, Protrusio).

Therapie und Prognose

Da Neoplasien der NNH bei der Inspektion den vergleichsweise harmlosen Polypen ähneln können, ist eine frühzeitige bioptische Gewebeentnahme zur histopathologischen Untersuchung essenziell!

Malignome werden je nach Tumorart und -ausdehnung behandelt. Prinzipiell kommt es zur chirurgischen Entfernung und postoperativen Bestrahlung. Bei inoperablen Tumoren wird eine primäre Radiochemotherapie durchgeführt. Bei Befall der Lymphknoten erfolgt eine zusätzliche Neck Dissection. Die Behandlung mit systemischen Chemotherapeutika wird vor allem in Kombination mit Chirurgie und Bestrahlung angewandt. Generell haben maligne Tumoren im Nasenbereich eine schlechte Prognose, da sie durch ihre unauffälligen Symptome erst relativ spät entdeckt werden. Die 5-Jahres-Überlebensrate liegt insgesamt nur bei 35–40 %!

Zusammenfassung

- Invertierte Papillome können maligne entarten.
- Einseitig behinderte Nasenatmung und blutige Sekretion sind häufige Erstsymptome einer neoplastischen Erkrankung der Nase.
- Durch das späte Erkennen des Tumorgeschehens haben maligne Nasen- und NNH-Tumoren eine schlechte 5-Jahres-Überlebensrate.

Mundhöhle und Rachen

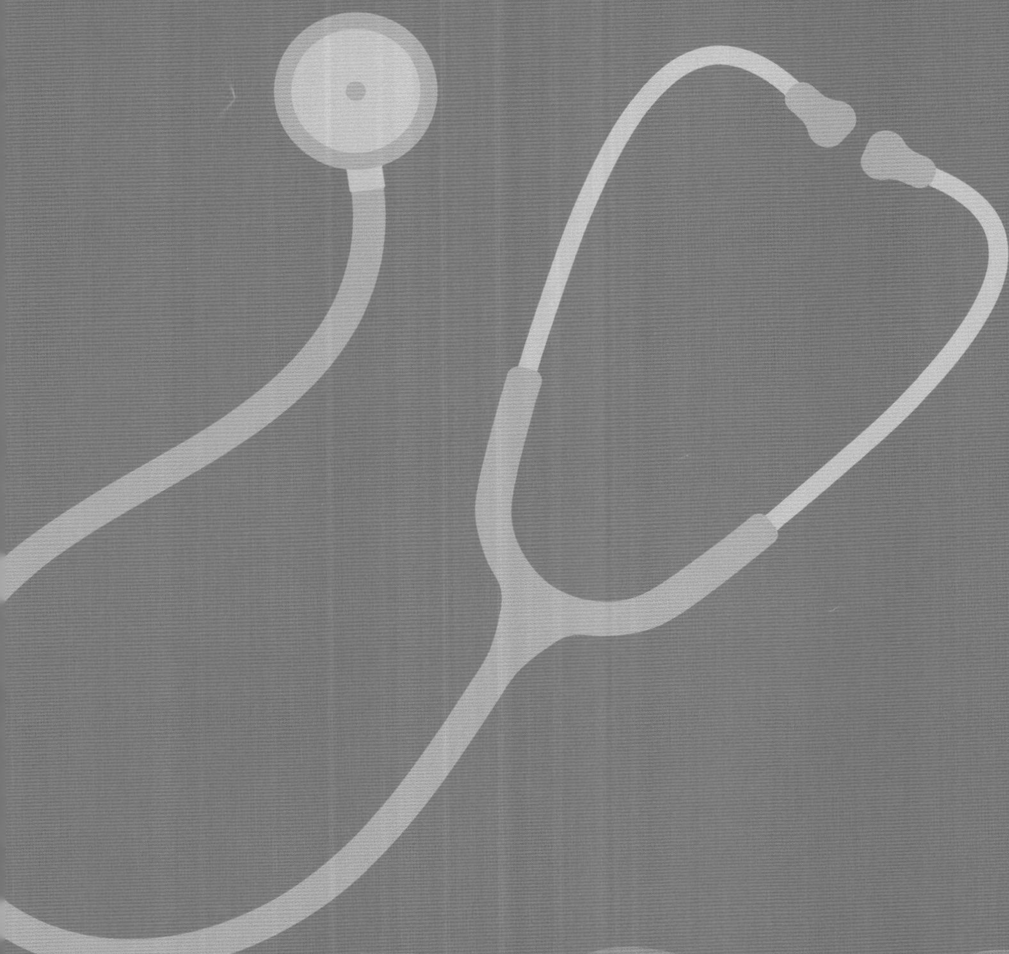

BASICS

Grundlagen und Diagnostik

Leitsymptome und Krankheitsbilder

25 Anatomie und Physiologie

Anatomie

Anatomie der Mundhöhle

Die Mundhöhle wird von außen über den **Mundvorhof** erreicht. Dieser wird nach frontal und lateral von den Lippen und den Wangen begrenzt, nach dorsal und medial von den Zahnreihen. Hinter den Zahnreihen erstreckt sich die eigentliche Mundhöhle bis zum **Isthmus faucium,** der durch die vorderen Gaumenbögen gebildet wird und den Übergang in den Oropharynx darstellt. Nach oben grenzen der harte und weiche Gaumen mit der Uvula den Mundraum zur Nasenhöhle und zum Nasopharynx ab. Dem Mundboden liegt bei geschlossenem Mund der Zungenkörper auf. Die Lippen-, Wangen- und Gaumenschleimhaut besteht aus nicht verhornendem Plattenepithel. Innerhalb der Schleimhaut finden sich außerdem zahlreiche seromuköse Speicheldrüsen. Die Zunge füllt bei geschlossenem Mund das Lumen der Mundhöhle nahezu vollständig aus. Sie besteht aus mehreren Muskelsträngen, die am Mundboden und am Zungenbein verankert sind. Ihre Oberfläche ist mit Geschmackspapillen bedeckt, nach hinten geht sie mit ihrer Wurzel in den Pharynx über. Die Grenze zwischen Zungenkörper und -grund wird durch den Sulcus terminalis gebildet. Hinter dem Sulcus terminalis befinden sich die Zungenmandeln (→ Abb. 25.1). Das Zungenbändchen ist nur bei erhobener Zungenspitze sichtbar. Es verbindet die Unterseite der Zunge mit dem Mundboden. Neben dem Bändchen finden sich links und rechts die Carunculae. Hier münden die Ausführungsgänge der Unterzungen- und Unterkieferspeicheldrüsen in den Mundboden.

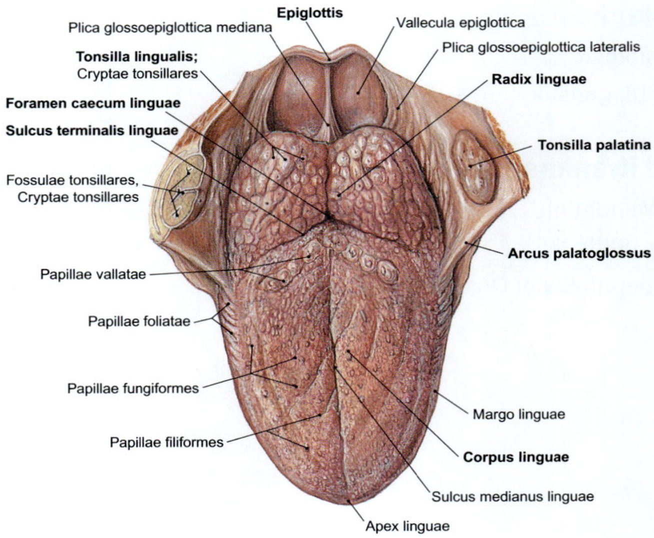

Abb. 25.1 Anatomie der Zunge [S700]

Gefäßversorgung und Lymphabfluss

Die **Lippen** werden über die A. facialis versorgt, die **Zunge** über die A. lingualis. Beide gehören ebenso wie die A. palatina, die A. pharyngea und die A. maxillaris zum Stromgebiet der A. carotis externa. Das venöse Blut fließt über die entsprechenden Venen (v. a. die V. facialis) zur V. jugularis interna. Der Lymphabfluss im Mundbereich erfolgt über die submentalen und submandibulären Lymphstationen nicht seitengetrennt, sondern sowohl ipsi- als auch kontralateral zu den tiefen Halslymphknoten.

Nervenversorgung

Die Zunge wird motorisch über den N. hypoglossus versorgt. Die sensible Innervierung erfolgt im vorderen Bereich durch den N. lingualis (aus Hirnnerv V_3), im hinteren Bereich über den N. vagus und N. glossopharyngeus. Die Geschmacksfasern der vorderen zwei Drittel der Zunge verlaufen in der Chorda tympani (aus Hirnnerv VII), die des hinteren Drittels ziehen mit dem N. glossopharyngeus. Das Gaumensegel wird mithilfe des N. vagus und des N. glossopharyngeus gehoben (M. levator veli palatini) und über den N. trigeminus gespannt (M. tensor veli palatini).

Anatomie des Pharynx

Der Pharynx wird anatomisch in drei Abschnitte unterteilt (→ Abb. 25.2):

Nasopharynx Er reicht von der Schädelbasis bis zum Gaumensegel und wird nach vorn durch die Choanen begrenzt. Der Nasopharynx dient der Luftzirkulation. Während des Schluckvorgangs wird er durch das Gaumensegel verschlossen. Er ist mit respiratorischem Flimmerepithel ausgekleidet. An den lateralen Wänden münden jeweils die Ohrtrompeten über die Tubenostien in den Rachenraum. Das Dach des Nasopharynx wird durch den Boden der Keilbeinhöhle gebildet. Hier und an der hinteren Wand liegen die Rachenmandeln.

Oropharynx Er erstreckt sich vom Gaumensegel bis zum Oberrand der Epiglottis, nach vorn geht er in die Mundhöhle über. Der Oropharynx ist wie der Hypopharynx von nicht verhornendem Plattenepithel ausgekleidet, da neben der Atemluft auch die Nahrung diesen Bereich passieren muss. Zwischen den Gaumenbögen finden sich die Gaumenmandeln. Zwischen Zungenwurzel und Epiglottis markieren drei Schleimhautfalten die ligamentären Verbindungsstränge zwischen den beiden Strukturen. Zwischen den Falten finden sich die Valleculae epiglotticae. Die Epiglottis klappt beim Schluckvorgang nach unten und bedeckt somit den Zugang zu Kehlkopf und Luftröhre.

Hypopharynx Er wird nach kranial vom Oberrand der Epiglottis begrenzt, nach kaudal geht er auf Höhe der Ringknorpelhinterplatte in den Ösophagus über. Der Hypopharynx bildet den Übergang vom Rachen zur Speiseröhre. Er öffnet sich während des Schluckvorgangs, ansonsten liegt er der Larynxhinterwand eng an. Die Recessus piriformes bilden den Eingang und liegen an der hinteren Innenseite des Schildknorpels. Die innere Pharynxmuskulatur wird durch den M. constrictor pharyngis gebildet. Diese dreiteilige Muskelschicht ist in den oberen und mittleren Abschnitten schräg angeordnet, der untere Teil zeigt eine horizontale Anordnung. Dazwischen besteht eine kleine Muskellücke (s. Zenker-Divertikel, → Kap. 30!).

Gefäßversorgung und Lymphabfluss

Die arterielle Versorgung erfolgt auch hier über Äste der A. carotis externa. Vor allem die A. palatina ascendens ist von klinischer Bedeutung, sie versorgt die Gaumenmandeln und kann bei Tonsillektomie zu schweren Blutungen führen. Der venöse Abfluss erfolgt letztlich in die V. jugularis interna. Die Lymphe des Nasopharynx und der Rachenhinterwand fließt über prävertebrale Lymphstationen zu den Halslymphknoten. Die Tonsillen besitzen zwar keine zuführenden Lymphbahnen, sie drainieren aber über die Kieferwinkellymphknoten ebenfalls in die tiefen Halslymphknoten. Der Hypopharynx drainiert schließlich direkt dorthin.

Nervenversorgung

Der Pharynx wird motorisch durch den **Plexus pharyngeus** mit Anteilen des N. vagus und des N. glossopharyngeus innerviert. Der Nasopharynx wird sensibel vor allem über

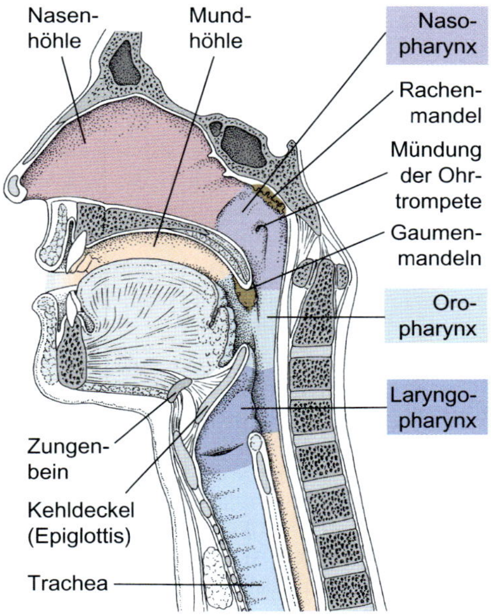

Abb. 25.2 Anatomie des Pharynx [L190]

den N. trigeminus, der Oropharynx über den N. glossopharyngeus und der Hypopharynx über den N. vagus innerviert.

Physiologie von Mund und Rachen

Nahrungsaufnahme

Vorbereitungsphase

Zuerst kommt es durch Kauen und Zusatz von Speichel zur Aufbereitung der Nahrung innerhalb der Mundhöhle. Diese Phase gehört zu den willkürlich gesteuerten Abläufen des Schluckakts.

Orale Transportphase

Hier werden die Nahrungsbestandteile zum Gaumenbogen transportiert, wo sich der Transportweg mit dem der Atemluft kreuzt. Um eine nasale Regurgitation zu verhindern, wird der Nasopharynx durch das Gaumensegel verschlossen. Diese Phase läuft z. T. willkürlich, z. T. unwillkürlich ab.

Pharyngeale Phase

Der unwillkürliche Hochzug des Kehlkopfs bei geschlossener Glottis nach oben drückt den Zungengrund auf die Epiglottis. Der Nahrungsbrei rutscht dann über die Schleimhauttaschen des Sinus piriformis in den Hypopharynx. Hierbei ist nicht nur der geordnete motorische Ablauf, sondern auch eine intakte Sensibilität der Schleimhäute notwendig, um z. B. den Hustenreflex zu aktivieren und eine Aspiration zu verhindern!

Ösophageale Phase

Von hier erfolgt der Weitertransport unwillkürlich mithilfe peristaltischer Kontraktionen der Muskulatur durch den Ösophagus zum Magen.
Die hauptsächlich am Schluckvorgang beteiligten nervösen Strukturen sind die Hirnnerven V, VII, IX, X und XII.

Geschmackssinn

Die Sinnesknospen der Mundhöhle und des Oropharynx können zwischen sechs Geschmacksqualitäten unterscheiden: süß, sauer, salzig und bitter, fettig und umami. Umami (japanisch) kann als „herzhaft“ übersetzt werden, ihr Träger ist Glutaminsäure. Dabei wird „süß“ vor allem durch die Sinneszellen der Zungenspitze wahrgenommen, „bitter“ am Zungengrund und „salzig“ und „sauer“ am Zungenrand. Die Geschmacksinformationen der vorderen zwei Drittel der Zunge werden über die Chorda tympani – Ganglion geniculi – N. intermedius – den zentralen Strukturen (Ncl. solitarius im Hirnstamm – Thalamus – Gyrus postcentralis) übermittelt.
Die Geschmacksempfindung vom Zungengrund und den wenigen Sinneszellen der Rachenhinterwand wird durch den N. glossopharyngeus und den N. vagus zum Ncl. solitarius (Geschmackskern) geleitet. Die subjektive Geschmackswahrnehmung wird jedoch neben der gustatorischen Information auch sehr stark durch die olfaktorische Reizung beeinflusst. Die genauen physiologischen Vorgänge auf molekularer Ebene sind dabei noch weitgehend unbekannt.

Artikulation

Die Mundhöhle, vor allem die Lippen, sowie z. T. auch der Pharynx spielen eine zentrale Rolle bei der Lautformung. Über die willkürliche Modulation des Ansatzrohrs kann der Mensch eine Vielzahl unterschiedlicher Laute erzeugen. Dabei werden Nasallaute, die den Resonanzraum des Nasopharynx ausnutzen, von Mundlauten, die bei geschlossenem Gaumensegel produziert werden, unterschieden.

Lymphatische Funktion

Der lymphatische Rachenring hat für die immunspezifische Abwehrfunktion vor allem bei Kindern große Bedeutung. Mehr hierzu in → Kap. 29.

Zusammenfassung

- Mundhöhle und Rachen sind als funktionelle Einheit zu sehen.
- Vor allem die Zunge trägt zur Geschmacksbildung, zum Transport des Nahrungsbreis und zur Lautbildung entscheidend bei.
- Der Nasopharynx gehört funktionell zu den Atemwegen, Oro- und Hypopharynx dienen dem Transport sowohl der Atemluft als auch der Nahrung.
- Der Oropharynx wird von Nasopharynx durch das Gaumensegel und vom Hypopharynx durch die Epiglottis abgegrenzt.
- Am Schluckakt sind die Hirnnerven V, VII, IX, X und XII beteiligt.

Leitsymptome

Schmerz

Schmerz ist das Leitsymptom vieler Erkrankungen im Bereich von Mund und Rachen. Wichtig ist die Differenzierung zwischen akuten und länger andauernden Schmerzen, der Schmerzqualität (dumpf, stechend etc.), der Seitengleichheit sowie der Ausstrahlung des Schmerzes in benachbarte Regionen (z. B. Ohr).

Schmerzen im Bereich der Mundhöhle Sie werden vor allem durch Entzündungen der Mundschleimhaut sowie durch pathologische Veränderungen der Zähne und des Zahnfleischs verursacht. Auch Entzündungen der angrenzenden Kieferhöhlen oder der Speicheldrüsen können sich in die Mundhöhle projizieren. Viele entzündliche Erkrankungen der Mundhöhle gehen mit gut sichtbaren und oft auch gut differenzierbaren Schleimhautveränderungen einher, die wichtige diagnostische Hinweise liefern. Bei unklarer Schmerzursache im Bereich der Mundhöhle, vor allem bei Auftreten in Verbindung mit der Nahrungsaufnahme oder Temperaturveränderungen empfiehlt sich immer auch eine zahnärztliche Untersuchung.

Zungenbrennen Es handelt sich um ein allgemeines Leitsymptom einer Reihe von Erkrankungen. Betroffen sind hiervon vor allem Frauen im mittleren und höheren Alter. Zu den Ursachen gehören vor allem **Stoffwechselerkrankungen** (z. B. Diabetes mellitus, Vitamin-C-Mangel, Eisenmangelanämie, Gicht), **Intoxikationen** (vor allem Schwermetalle), **Magen-Darm-Erkrankungen** und Erkrankungen des **rheumatischen Formenkreises** (z. B. Sjögren-Syndrom).

Schmerzen im Bereich des Rachens Sie finden sich vor allem bei entzündlichen Erkrankungen der Organe des lymphatischen Rachenrings (z. B. Angina tonsillaris) oder der Rachenschleimhäute (z. B. Pharyngitis) als Leitsymptom. Häufig strahlt der Schmerz dabei auch in das Ohr aus. Ist der Schmerz eher ein- als beidseitig und tritt als zusätzliches Symptom auch eine Kieferklemme hinzu, so ist eine Abszessbildung sehr wahrscheinlich. Zusätzlich zur Schmerzsymptomatik finden sich nicht selten auch mehr oder weniger starke Schluckbeschwerden. Für die Diagnosestellung muss in jedem Fall eine gründliche Inspektion aller Halsstrukturen erfolgen. Länger bestehende Schmerzen sind bei älteren Patienten grundsätzlich immer auch tumorverdächtig.

Schwellungen

Entzündungen im Bereich der Mundhöhle Sie gehen zumeist auch mit schmerzhaften, geröteten Schwellungen einher (→ Abb. 26.1a). Häufig sind sie relativ großflächig und konfluierend. **Tumoren** der Mundhöhle sind oft durch ein eher ulzeröses Erscheinungsbild gekennzeichnet, obgleich auch hier exophytisch oder papillomatös wachsende Entitäten vorkommen. Fällt bei der Inspektion des Rachens eine einseitige Vorwölbung des Gaumenbogens auf, so muss an einen Tumor im Parapharyngealraum gedacht werden. Nicht selten wachsen pleomorphe Adenome der Glandula parotis verdrängend in den Parapharyngealraum (sog. „Eisbergtumor") und verursachen diese Schwellung in der Tonsillarregion.

Schwellungen der Zunge Diese können verschiedenste Ursachen haben. Ödematöse Vergrößerungen der Zunge geben vor allem Hinweise auf allergische oder traumatische Erkrankungen, knötchenförmige Verdickungen sind in jedem Fall auch tumorverdächtig und bedürfen genauerer Abklärung. Eine Makroglosssie findet sich im z. B. bei Akromegalie.

Geschmacksstörungen

Mit **Ageusie** wird der Verlust des Geschmacksempfindens bezeichnet. Dieser kann vor allem durch toxische Schädigungen auftreten. Häufiger ist das Geschmacksempfinden nur vermindert, etwa im Rahmen von Infekten, bei älteren Patienten oder infolge einer Strahlentherapie. Man spricht dabei von **Hypogeusie.** Sehr oft ist eine vom Patienten beklagte verminderte Geschmacksempfindung jedoch auf eine **Hyposmie (z. B. bei Polyposis nasi)** zurückzuführen! Eine überempfindliche Geschmackswahrnehmung **(Hypergeusie)** kann die Folge einer Schädigung des N. glossopharyngeus sein. Unter **Parageusie** versteht man das fehlerhafte Empfinden oder die fehlerhafte Zuordnung von Geschmacksreizen.

Globusgefühl

Hierbei handelt es sich um ein Fremdkörpergefühl im Rachen. In der Mehrzahl der Fälle ist ein Globusgefühl auf eine organische Ursache zurückzuführen. Nur selten kann daher nach Ausschluss aller anderen Ursachen die Diagnose eines **Globus nervosus** gestellt werden.

Schleimhautveränderungen und Zungenbeläge

Diese Symptome treten bei der ärztlichen Untersuchung der Mundhöhle und des Rachens am offensichtlichsten zutage. In → Kap. 27 wird näher auf die einzelnen Krankheitsbilder eingegangen.

Foetor ex ore

Mundgeruch kann die verschiedensten Ursachen haben. Am häufigsten findet sich eine unzureichende Mundhygiene als Auslöser. Daneben können im Mundraum aber auch Schleimhautaffektionen, Entzündungen der Gaumenmandeln, Abszesse oder Tumoren zur Geruchsbildung beitragen. Eine genaue Inspektion ist daher unumgänglich. Auch Entzündungen im Rachenraum, „post-nasal drip" bei Nebenhöhlenerkrankungen oder pathologische Veränderungen der Speiseröhren- oder Magenschleimhaut können sich über einen Foetor ex ore äußern. Selbst auf systemische Erkrankungen lassen sich anhand der Geruchsqualität Rückschlüsse ziehen, so z. B. auf ein Coma diabeticum (Acetongeruch) oder eine Zyankalivergiftung (Bittermandelgeruch).

→ Abb. 26.2 fasst die verschiedenen Symptome bei Erkrankungen des Pharynx zusammen.

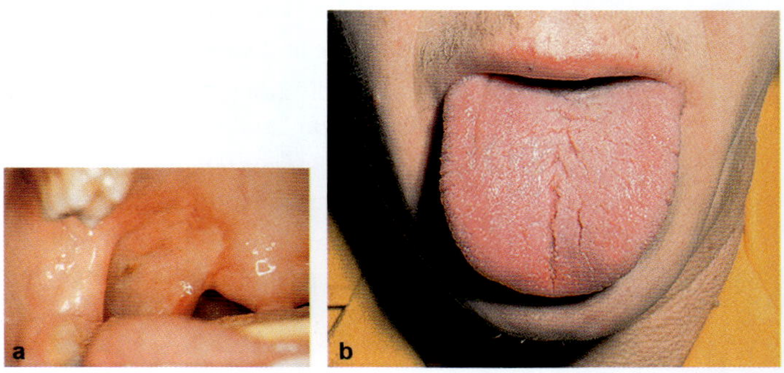

Abb. 26.1 a) Major-Aphthe im Wangenbereich. Diese entzündliche Erkrankung der Mundschleimhaut geht vor allem mit extremen Schmerzen einher.
b) Makroglossie. [a: E273, b: E426]

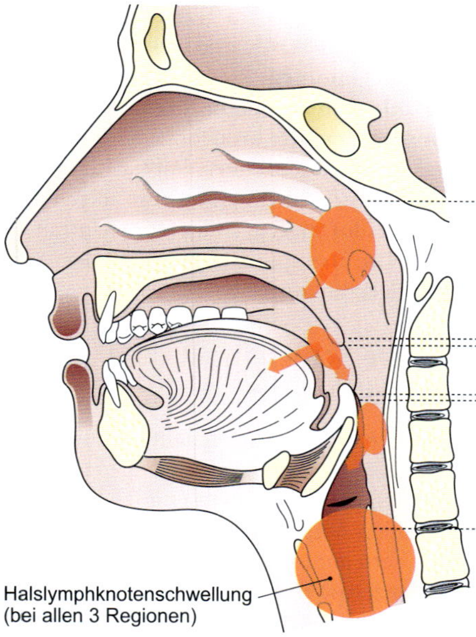

Abb. 26.2 Typische Symptome verschiedener Erkrankungen der drei Pharynxanteile [L141]

Diagnostik

Klinische Untersuchung

Die Mundhöhle, der Oropharynx und z. T. auch Nasopharynx, Hypopharynx und Larynx können mit der Reflektorlampe und gewinkelten Spiegeln häufig schon ausreichend beurteilt werden. Ansonsten kommen endoskopische Optiken zur Anwendung. In der Mundhöhle werden die Ausführungsgänge der Speicheldrüsen, die Schleimhaut und der Zustand des Gebisses untersucht. Bei Tonsillen und Gaumenbögen sollte man vor allem auf Symmetrie, Beweglichkeit und Oberflächenbeschaffenheit achten. Ein Abweichen der Uvula und des weichen Gaumens zu einer Seite kann Hinweise auf Schädigung des N. vagus/glossopharyngeus der Gegenseite geben (Kulissenphänomen). Eine gestörte Beweglichkeit der Zunge weist auf Läsion des N. hypoglossus oder auf einen Tumor im Zungenkörper hin. Störungen des N. glossopharyngeus verursachen wegen der Sensibilitätsstörung im Rachen ein Fehlen des Würgereflexes.

Die Lymphknotenstationen im Kieferwinkel, im submentalen Bereich und am Hals sollten bei jeder HNO-ärztlichen Untersuchung palpiert werden. Durch Palpation von verdächtigen Schwellungen innerhalb der Mundhöhle kann oft schon eine ungefähre Aussage über die Ausdehnung und Konsistenz einer Raumforderung gemacht werden. Eine Steinbildung innerhalb der Drüsenausführungsgänge lässt sich ebenfalls gut palpieren, am besten mit Gegendruck von außen durch die andere Hand.

Geschmacksprüfung

Hierfür träufelt man Glukoselösung (süß), Citratlösung (sauer), Kochsalzlösung (salzig) und Chininlösung (bitter) auf die Zunge. Alternativ kann die Funktionsfähigkeit der Sinneszellen auch durch elektrische Reizung bestimmt werden (sog. Elektrogustometrie). Hierbei kommt es jedoch häufig auch zur Stimulation der sensiblen Fasern des N. lingualis.

Bildgebende Verfahren

Konventionelle Röntgenaufnahmen kommen im Mundhöhlen- und Rachenraum nur bei speziellen Fragestellungen zum Einsatz. Über sie lassen sich teilweise Steinbildungen erkennen oder, mittels Bariumbreischluck, Veränderungen der Hypopharynxwand sowie eine Aspiration bei Schluckstörungen beurteilen. Daneben werden sie natürlich zur Erhebung des Zahnstatus verwendet. Die B-Scan-Sonografie ist heute zur Beurteilung von Weichteilprozessen weit verbreitet. Neben der Untersuchung von außen lässt sie über eine Fingersonde auch eine direkte Diagnostik innerhalb der Mundhöhle zu.
CT und MRT dienen in erster Linie zur Bestimmung von Infiltrationstiefe und Metastasenbildung bei Tumoren. Dabei ist das CT bei knöcherner Infiltration, das MRT eher bei Weichteilbeteiligung überlegen.

Zusammenfassung

- Zungenbrennen hat häufig keine lokale, sondern eine systemische Erkrankung als Ursache.
- Für die Inspektion sind meist gute Beleuchtung und gewinkelte Spiegel schon ausreichend.
- Zur Untersuchung gehört die Inspektion der gesamten Schleimhaut, der Speicheldrüsenostien sowie der Bewegung von Zunge und Gaumensegel.
- Ein Tumor des Zungengrunds ist teilweise nur durch die Palpation erkennbar!
- Bei der klinischen Untersuchung sollten immer die Lymphknotenstationen des Kopf-Hals-Bereichs palpiert werden.

Die häufigsten Erkrankungen der Mundhöhle beziehen sich auf das Gebiss. Dazu gehören in erster Linie Karies und Parodontose. Daneben findet sich eine Vielzahl von Entzündungen der Mundschleimhaut, die für den Patienten häufig schmerzhaft sind und ihn bei der Nahrungsaufnahme und der Artikulation deutlich einschränken können. Neoplastischen Erkrankungen ist ein eigenes Kapitel gewidmet (→ Kap. 33).

Fehlbildungen

Fehlbildungen im Bereich der Mundhöhle sind verhältnismäßig häufig. Sie bedürfen aber nicht unbedingt immer einer Therapie. So wird z. B. ein **verkürztes Zungenbändchen** nur bei damit verbundenen Einschränkungen der Artikulation behandelt. Ein **persistierendes Oberlippenbändchen** (sehr selten) kann hingegen neben einer Sprachbehinderung auch zu einer Erweiterung des Schneidezahnzwischenraums führen. **Spaltbildungen** der Lippen, des Kiefers oder des Gaumens beruhen auf einer Schädigung während der embryonalen Gesichtsentwicklung. Sie können einzeln oder in Kombination auftreten. Defekte der Lippen und des Nasenbodens müssen schon kurz nach der Geburt verschlossen werden, um dem Säugling das Trinken zu ermöglichen. Gaumenspalten werden erst nach dem 1. Lebensjahr behandelt. Hierbei werden zunächst die knöchernen Strukturen wieder verschlossen, dem folgt die Rekonstruktion des weichen Gaumens. Ziel ist die weitestgehende Abdichtung des Nasopharynx gegenüber dem Mund-Rachen-Raum, um den Austritt von Nahrungsbestandteilen über die Nase beim Schlucken zu verhindern.

Entzündliche Erkrankungen der Mundschleimhaut

Eine Entzündung der Mundschleimhaut kann die verschiedensten Ursachen haben. Häufig ist auch das Zahnfleisch betroffen oder sogar der eigentliche Entzündungsherd. In diesen Fällen spricht man von einer **Gingivostomatitis.**

Soorstomatitis

Eine durch **Candida albicans** ausgelöste Schleimhautentzündung findet sich vor allem bei resistenzgeschwächten Patienten oder nach längerer Antibiotika- oder Strahlentherapie. Die gerötete und bei Berührung leicht blutende Schleimhaut ist hierbei von weißen abwischbaren Belägen bedeckt. Es erfolgt eine lokale Behandlung mit antimykotischen Lösungen (Amphotericin B oder Nystatin), in schweren Fällen auch systemisch. Bei unklarer Ursache der Abwehrschwäche muss eine HIV-Infektion ausgeschlossen werden.

Gingivostomatitis herpetica

Zugrunde liegt die Erstinfektion mit Herpes-simplex-Viren Typ I. Sie tritt daher vor allem im Kindesalter auf und geht mit Bläschenbildung der Mund- und Rachenschleimhaut sowie Fieber einher. Später entwickeln sich hieraus linsengroße Erosionen, die als Aphthen bezeichnet werden. Eine desinfizierende und schmerzlindernde Lokalbehandlung ist in aller Regel ausreichend, systemische Komplikationen (z. B. Herpessepsis) sind extrem selten. Differenzialdiagnostisch ist die **habituelle Aphthenbildung** von Bedeutung. Deren Ursache ist unbekannt. Die Symptomatik tritt in rezidivierenden Schüben auf, häufig gekoppelt an Stresssituationen (→ Abb. 27.1a).

Lues und Tuberkulose

Beide Krankheiten gehen mit Schleimhauterscheinungen einher. Die **Lues** kann sich in allen drei Stadien in der Mundhöhle manifestieren. Im Stadium I zeigt sich der Primäraffekt als derbes, in einen Ulkus übergehendes Knötchen. Das Sekundärstadium tritt etwa 8 Wochen später mit konfluierenden, in Papeln übergehenden Infiltrationen (Plaques muqueuses) auf. Außerdem finden sich weißliche Schleimhauttrübungen (Plaques opalines). Im Tertiärstadium entwickeln sich am harten und weichen Gaumen typische Gummen.
Die **Tuberkulose** manifestiert sich nach hämatogener oder bronchogener Streuung einer Lungentuberkulose mit flachen Ulzera in der Mundschleimhaut. Diese zeigen eine girlandenförmige, granulierende Umrandung. Die Therapie erfolgt gemäß der Grunderkrankung.

Andere Schleimhautveränderungen

Unter **Leukoplakien** versteht man weißliche, dysplastische Epithelverdickungen meist der lateralen Mundhöhlenabschnitte. Sie treten besonders bei Alkoholikern und starken Rauchern auf und stellen eine fakultative Präkanzerose dar (→ Abb. 27.1b). Ein ähnliches klinisches Bild zeigt der **Lichen ruber planus.** Hierbei sind die Läsionen jedoch häufiger schmerzhaft. Zur differenzialdiagnostischen Abgrenzung ist in jedem Fall eine Biopsie durchzuführen. Verschiedene Bluterkrankungen gehen ebenfalls mit Schleimhautmanifestationen einher. So kommt es etwa bei **Agranulozytose** oder der **akuten lymphatischen Leukämie** zur Ausbildung von Ulzera oder Nekrosen. Auch Autoimmunerkrankungen wie der **Morbus Reiter** oder der **Morbus Behçet** (typische Trias: orogenitale Aphthen, Augensymptome, Vaskulitis) zeigen Schleimhautbeteiligung.

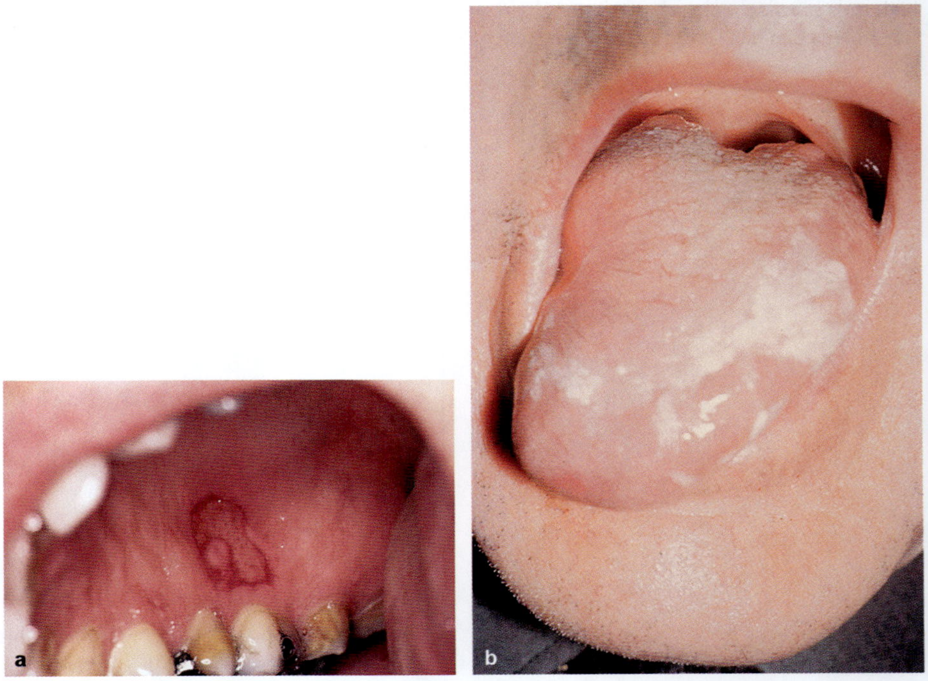

Abb. 27.1 a) Aphthöse Ulzera, b) Leukoplakien auf der Zunge [E434-004]

Veränderungen der Zunge

Die Zunge selbst kann eine Reihe von mehr oder weniger pathologischen Veränderungen aufweisen, die diagnostisch wegweisend sein können. Mögliche Veränderungen sind in → Tab. 27.1 zusammengefasst.

Tab. 27.1 Typische Veränderungen der Zunge und mögliche Ursachen

Veränderung	Ursachen
Rote Zunge	Zum Beispiel perniziöse Anämie (Hunter-Glossitis), Leberzirrhose, Scharlach, Kawasaki-Syndrom
Graue Zunge	Zum Beispiel Lichen ruber planus, Sklerodermie, Vitamin-A-Mangel
Belegte Zunge	Zum Beispiel GIT-Infektionen, Diphtherie, Fieber, Parodontitis
Haarzunge	Weiß: bei AIDS Schwarz: z. B. Antibiotikatherapie, Stoffwechselerkrankungen (→ Abb. 27.2a)
Zungenbrennen	Zum Beispiel Vitamin-B_{12}-Mangel, Eisenmangel, Lichen ruber, auch bei Depression
Harmlose Varianten	Lingua geographica (→ Abb. 27.2b), Lingua plicata

Zungenödem

Infolge einer allergischen Schleimhautreaktion oder eines C1-Esterase-Inhibitor-Mangels kann es zur Ausbildung eines schmerzhaften Ödems der Zunge oder anderer Haut- und Schleimhautpartien kommen. Als Auslöser kommen die verschiedensten Allergene, vor allem Nahrungsmittel, oder auch Medikamente (z. B. ASS, ACE-Inhibitoren) infrage. Gerade eine massive Schwellung der Zunge ist klinisch besonders relevant, da sie zur Verlegung der Atemwege führt und eine Intubation notwendig machen kann. Die Behandlung erfolgt mit antiphlogistischen Therapeutika (Kortikosteroide, Antihistaminika). Beim hereditären Angioödem (C1-Esterase-Inhibitor-Mangel) wird der C1-Esterase-Inhibitor substituiert oder mit Bradykininrezeptor-Antagonisten behandelt. Nach der Akutbehandlung sollte nach dem auslösenden Agens geforscht werden.

Zungen- und Mundbodenabszess

Mundbodenabszesse entstehen meist aus Entzündungen im Bereich der unteren Molaren, der Speicheldrüsen oder über Erregerbesiedlung kleinerer Schleimhautläsionen innerhalb des Mundbodens selbst. Klinisch bietet sich das Bild einer **geröteten derben Schwellung** der Sublingual- und Submandibularregion. Daneben leiden die Patienten häufig unter Schluckbeschwerden und Fieber. Zur Entlastung eines Abszesses wird dieser chirurgisch nach außen drainiert. Die antibiotische Behandlung sollte ein breites Spektrum an Aerobiern und Anaerobiern abdecken, da es sich in den meisten Fällen um eine Mischinfektion handelt. Zungenabszesse gehen zumeist von der Zungenmandel aus. Daneben können aber auch hier schon kleinere Schleimhautdefekte nach mechanischer Verletzung (z. B. Biss auf Zunge) die Eintrittspforte bilden. Die Therapie erfolgt analog wie beim Mundbodenabszess.

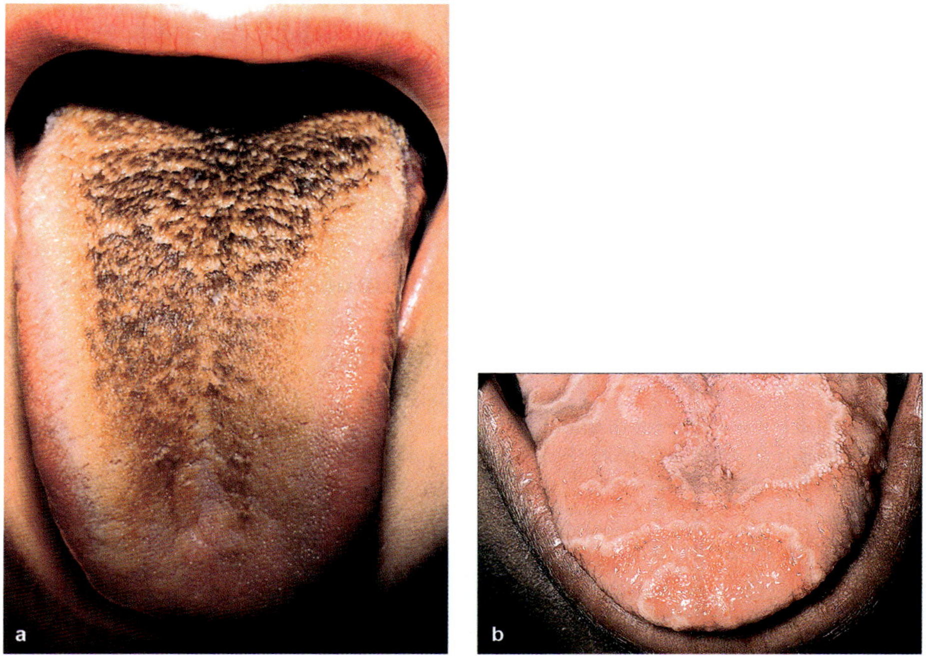

Abb. 27.2 a) Die schwarze Haarzunge entsteht durch Verlängerung der Papillae filiformes und Ansiedelung pigmentbildender Mikroorganismen. b) Die Lingua geographica entsteht durch die Abschuppung der Papillae filiformes. [a: E273, b: E478]

Zusammenfassung

- Alle Veränderungen der Mund- oder Zungenschleimhaut sollten palpiert werden.
- Neben lokalen Entzündungen kommt es auch bei vielen systemischen Erkrankungen zu Schleimhautveränderungen.
- Vor allem bei persistierenden Ulzera der Mundhöhle muss eine tumoröse Genese über Biopsie ausgeschlossen werden.
- Leukoplakien sind fakultative Präkanzerosen.
- Ein allergisches Ödem der Zunge kann zur lebensbedrohlichen Verlegung der Atemwege führen.

Entzündungen des Pharynx

Akute Pharyngitis

Meist handelt es sich um eine virale Entzündung des Rachens, selten kommt es zu einer bakteriellen Superinfektion (vor allem Streptokokken).

Klinik
Die Patienten leiden unter „Kratzen im Hals", Schluckbeschwerden, Husten und Foetor ex ore. Daneben können sich, meist bei bakterieller Beteiligung, in der Folge auch die lymphoepithelialen Seitenstränge der Rachenhinterwand entzünden (Angina lateralis) und zu Fieber und allgemeinem Krankheitsgefühl führen. Bei der Inspektion erscheint die Schleimhaut gerötet und verschleimt. Bei Beteiligung des lymphoepithelialen Gewebes imponieren die Seitenstränge verdickt und hochrot und die Lymphknoten sind geschwollen. Die Wahrscheinlichkeit einer bakteriellen Genese wird anhand klinischer Kriterien angeschätzt: Fieber, fehlender Husten, Lymphadenitis, Tonsillenexsudat.

Therapie
Symptomatisch mit schmerzlindernder Mundspüllösung, Antibiotikagabe (Penicillin) nur bei bakterieller Infektion.

Chronische Pharyngitis

Bei einem über 3 Monate andauernden Entzündungsbild spricht man von chronischer Pharyngitis. Mögliche Ursachen sind andauernde Reizung der Rachenschleimhaut (Nikotingenuss, trockene Raumluft, Säurereflux), behinderte Nasenatmung oder Sinusitiden mit Post-nasal drip, Strahlentherapie oder Hormonveränderungen (Klimakterium).

Therapie
Beseitigung der Noxe, Behandlung der Entzündungssymptomatik, eventuell Inhalation von isotonischen NaCl- oder Salbeilösungen.

Para-/Retropharyngealabszess

Bei Entzündung der seitlichen oder dorsalen Rachenwände kann es zur Ausbildung eines Parapharyngealabszesses kommen (→ Abb. 28.1). Verläuft die Abszessbildung im prävertebralen Spatium, spricht man von einem Retropharyngealabszess.

Klinik
Die Schleimhaut wölbt sich durch die verdeckten Prozesse sichtbar in das Rachenlumen vor, der Patient leidet unter Schluckbeschwerden und Behinderung der

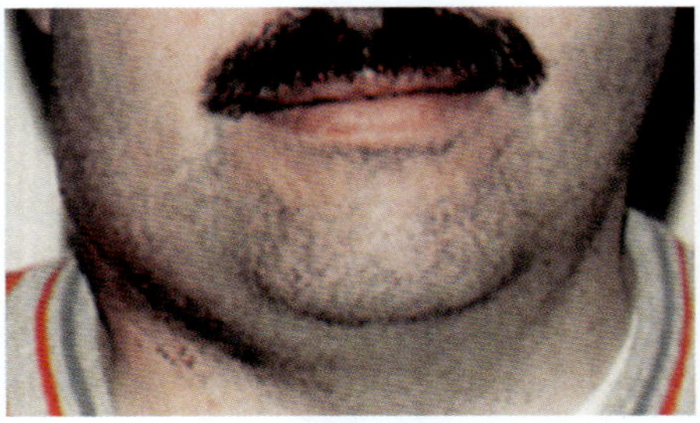

Abb. 28.1 Parapharyngealabszess, s. a. → Abb. 48.2 [E307]

Atemwege. Unbehandelt kann die Entzündung nach kaudal auf das Mediastinum übergreifen.

Therapie
Chirurgische Abszesseröffnung unter hochdosierter antibiotischer Therapie.

Entzündungen der Tonsillen

Angina tonsillaris (akute Tonsillitis)

Bei der akuten Tonsillitis handelt es sich um eine bakterielle Superinfektion einer meist viral ausgelösten Entzündung der Gaumenmandeln. Die Erreger sind in den meisten Fällen β-hämolysierende Streptokokken A, selten Staphylokokken, Haemophilus oder Pneumokokken.

Klinik
Die Patienten leiden unter akut einsetzenden starken Schmerzen mit Ausstrahlung in das Ohr. Daneben kommt es zu Fieber, Schluckbeschwerden und Artikulationsbehinderungen. Bei starker entzündlicher Schwellung werden die Atemwege zunehmend verlegt. Die Halslymphknoten sind geschwollen. Bei der Inspektion sind die geröteten Tonsillen mit weißlichen Belägen überzogen. Die Entzündungsparameter sind erhöht.
Verschiedene klinische Stadien der akuten Tonsillitis sind:

- **Angina catarrhalis:** anfängliche rötliche Schwellung der Tonsillen
- **Angina follicularis: Eiterstippchen in den Krypten**
- **Angina lacunaris:** konfluierende Beläge der Krypten.

Die Stadien können ineinander übergehen.

Therapie
Penicillin, alternativ Cephalosporine oder Makrolidantibiotika. Unbehandelt kann die Erkrankung zu rheumatischem Fieber mit Gelenkbeteiligung, Endokarditis, Glomerulonephritis und Sepsis führen.

Scharlachangina

Dieses vor allem Kinder betreffende Krankheitsbild wird durch β-hämolysierende Streptokokken Gruppe A verursacht, die das Scharlach-Exotoxin bilden. Kennzeichen sind neben akuter Tonsillopharyngitis ein Exanthem, periorale Blässe sowie die typische „Himbeerzunge".

Peritonsillarabszess

Als Komplikation einer akuten Tonsillitis kann es zur Entzündung des umgebenden Bindegewebes kommen. Man spricht auch von einer Peritonsillitis. Aus dieser kann sich ein Abszess bilden, der zu einer deutlich sichtbaren Vorwölbung des Gaumenbogens in das Mundlumen führt (→ Abb. 28.2).

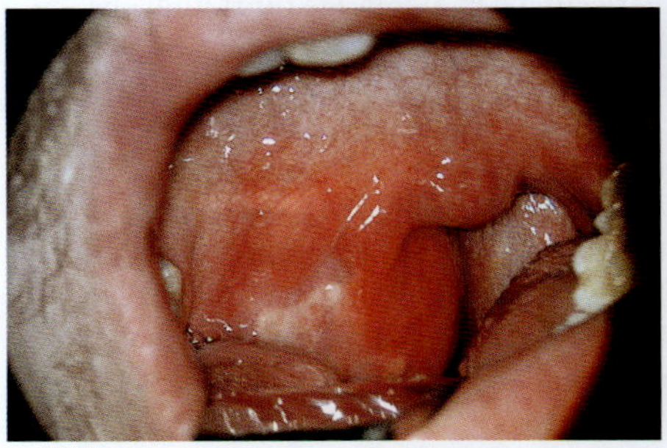

Abb. 28.2 Peritonsillarabszess. Starke Schwellung der rechten Tonsille, die Uvula ist über die Mittellinie gedrängt. [T525]

Klinik
Kloßige Sprache, Schluckbeschwerden, einseitig betonte Schmerzen, Kieferklemme und Atembehinderung. Bei der Inspektion erscheint die betroffene Seite gerötet und stark geschwollen. Häufig entwickelt sich auch ein Uvulaödem.

Therapie
Abszessdrainage (= Punktion, Inzision und Spreizung) unter Antibiotikabehandlung oder Abszesstonsillektomie (Tonsillektomie à chaud).

Infektiöse Mononukleose (Pfeiffersches Drüsenfieber)

Bei der infektiösen Mononukleose handelt es sich um eine Primärinfektion mit Epstein-Barr-Viren.

Klinik und Diagnostik
Die meist jugendlichen Patienten leiden bei deutlich reduziertem Allgemeinzustand unter Schluckbeschwerden, Hals- und Gliederschmerzen sowie Appetitlosigkeit. Bei der Inspektion sind die Tonsillen hochrot und mit weißlichen Fibrinbelägen bedeckt.

Im Blutbild findet sich eine Leukozytose mit hohem Anteil an atypischen Lymphozyten (Pfeiffer-Zellen). Serologisch lassen sich IgM und IgG gegen das Virus finden, daneben können die EBV-Antigene auch direkt nachgewiesen werden. Um eine weitere Organbeteiligung zu erkennen, erfolgen Leberenzymdiagnostik und Oberbauchsonografie (Hepatosplenomegalie!) sowie ein EKG (bei Verdacht auf Begleitmyokarditis).

Therapie
Symptomatisch, Antibiotika nur bei Superinfektion. Wegen der Gefahr eines pseudoallergischen Exanthems darf dabei kein Ampicillin oder Amoxicillin verwendet werden. Bei sehr schweren Verläufen erfolgt eine Tonsillektomie. Wegen der Gefahr einer Milzruptur sollte der Patient 8 Wochen lang keinen Sport treiben.

Angina Plaut-Vincentii

Dieser Erkrankung geht eine Entzündung des Zahnfleischs nach Infektion mit Treponemen (*Borrelia vincentii*) und **fusiformen Bakterien** voraus. Kausal lässt sich meist eine unzureichende Mundhygiene, ein schlechter Ernährungszustand oder eine allgemein geschwächte Abwehrlage finden.

Klinik
Der Patient leidet unter Fieber, Schmerzen, Foetor ex ore, vermehrtem Speichelfluss. Bei der Inspektion sieht man ulzeröse Defekte entlang der Zahnfleisch-Schleimhaut-Grenze, die sich später auf die gesamte Mundhöhle ausbreiten. Die Läsionen sind mit Pseudomembranen bedeckt, beim Abstreifen kommt es zu Schleimhautblutungen. Häufig findet sich auch eine **einseitige** Beteiligung der Gaumenmandeln.

Therapie
Behandlung mit Penicillin nur in schweren Fällen notwendig, ansonsten genügen desinfizierende Lokalmaßnahmen und sorgfältige Mundhygiene. Wichtig ist die Differenzialdiagnose zu Karzinomen mit oftmals ähnlichem Erscheinungsbild.

Chronische und rezidivierende Tonsillitis

Von einer chronischen Tonsillitis spricht man bei einem mehr als 3 Monate andauernden Entzündungsgeschehen. Ursächlich können verschleppte Entzündungen nach akuter Tonsillitis ebenso wie schwelende Entzündungen bei erregerverseuchtem Detritus gefunden werden. Bei Letzteren werden die Krypten nicht mehr in ausreichendem Maße drainiert, es sammeln sich vermehrt Keime in der Tiefe an. Die Tonsillen können dann auch als Entzündungsherd fungieren (Fokustheorie) und über lokal gebildete und in das Blut geschwemmte Immunkomplexe zu hyperergen Reaktionen in anderen Organen führen (z. B. Glomerulonephritis, Endokarditis, Psoriasis). Man spricht in diesem Fall von **Herdinfektion.**

Klinik
Der Verlauf ist sehr variabel, von Symptomen rezidivierender akuter Tonsillitiden bis zu völlig inapparentem Erscheinungsbild. Der angehäufte Detritus geht nicht selten mit Foetor ex ore und schlechtem Geschmack im Mund einher, teilweise bestehen Schluckbeschwerden. Bei der Inspektion sieht man die Tonsillen vernarbt und die Oberfläche stark zerklüftet. Bei Druck auf die Gaumenmadeln lässt sich vermehrt Detritus oder Eiter herauspressen. Die Kieferwinkellymphknoten sind meist geschwollen.

Therapie
Tonsillektomie bei mindestens vier antibiotikapflichtigen/fieberhaften Tonsillitiden pro Jahr. Bei Kindern und Jugendlichen alternativ Tonsillotomie (Teilentfernung der Gaumenmandeln).

Zusammenfassung
- Akute Pharyngitiden sind fast immer viral bedingt. Eine bakterielle Infektion ist wahrscheinlich, wenn die Kriterien Fieber, Tonsillenexsudat, Lymphadenopathie und Fehlen von Husten erfüllt sind.
- Akute Tonsillitiden werden überwiegend durch β-hämolysierende Streptokokken A verursacht.
- Kommt es bei Behandlung einer akuten Tonsillitis unter Penicillin zu keinem Erfolg, muss an eine EBV-Infektion oder andere entzündliche Erkrankungen sowie neoplastisches Wachstum gedacht werden.
- Eine chronisch-rezidivierende Tonsillitis ist eine Indikation für die Tonsillektomie.

Anatomie und Physiologie der lymphoepithelialen Organe

Die lymphatischen Gewebe des Rachens dienen der Infektionsabwehr innerhalb des oberen Respirationstrakts. Chronische Entzündungen oder Hyperplasien können eine Entfernung des betreffenden Organs notwendig machen. Zu entzündlichen Veränderungen siehe → Kap. 28.

Zum Waldeyer-Rachenring gehört das gesamte lymphoepitheliale Gewebe des Naso- und Oropharynx. Dieses umfasst:

- Die **Rachenmandel** im Nasopharynx (von respiratorischem Flimmerepithel bedeckt)
- Die **Gaumenmandeln** im Oropharynx (ebenso wie die folgenden lymphoepithelialen Organe von nicht verhornendem Plattenepithel bedeckt)
- Die **Zungenmandel** am Übergang zwischen Zungenrücken und Zungengrund
- Die **Seitenstränge** an der seitlichen Rachenhinterwand
- Vereinzelte **Lymphfollikel** entlang der Rachenhinterwand

Histologisch findet sich unter dem oberflächlichen Epithelüberzug der einzelnen Tonsillen diffuses, zu Follikeln konzentriertes Lymphgewebe (→ Abb. 29.1). In ihren hellen Kernen, den Keimzentren, finden sich in großer Zahl B-Lymphozyten sowie vereinzelt T-Lymphozyten. Über die starke Faltung der Tonsillenoberfläche kommt es zur Ausbildung tiefer Krypten. Diese Kryptenbildung ist bei den Gaumenmandeln am stärksten, bei der Rachenmandel sehr viel schwächer ausgeprägt. Durch die Assoziation der Krypten mit den Lymphfollikeln wird der Kontakt von Antigenen mit den dort sitzenden Lymphozyten erleichtert, eine Immunantwort kann schneller erfolgen. Innerhalb der Krypten sammelt sich Detritus, ein Brei aus abgeschilferten Epithelien, Keimen und Speiseresten. Dieser wird bei den Gaumentonsillen durch Anspannen der Gaumenbögen wieder herausgepresst, bei der Rachenmandel haben muköse Drüsen innerhalb des Kryptenlumens diese Reinigungsfunktion inne.

Die Funktion des lymphatischen Rachenrings besteht in der immunspezifischen Abwehr von Nahrungs- und Inhalationsantigenen. Keime und andere Fremdstoffe sammeln sich dabei in den Krypten oder dem retikulären Gewebe der Tonsillen und erhalten so direkt Kontakt zu den Lymphfollikeln. Diese leiten die humorale Immunantwort über B-Lymphozyten sowie die zelluläre Immunantwort über die T-Lymphozyten ein. Daneben werden über den Blutweg auch die anderen lymphatischen Organe des Körpers aktiviert. Da vor allem im Kindesalter eine große Zahl unbekannter Umweltantigene prozessiert werden muss, kommt es im Rahmen dieser Überbeanspruchung in den ersten Lebensjahren zu einer physiologischen Hyperplasie vor allem der Gaumenmandeln. Etwa ab dem 8. Lebensjahr verliert der lymphatische Rachenring dann nach und nach seine immunologische Bedeutung, eine Restaktivität bleibt jedoch bis ins hohe Lebensalter erhalten.

Die oben genannte physiologische Hyperplasie der Tonsillen geht etwa mit Eintritt in die Pubertät in eine Involution des lymphatischen Rachenrings über. Beim Erwachsenen finden sich normalerweise nur noch sehr kleine Gaumenmandeln und nahezu überhaupt kein lymphatisches Gewebe im Bereich der Rachenmandel mehr. Dieser natürliche Vorgang kann jedoch durch entzündliche Prozesse verzögert werden. Die stark vergrößerten Organe können dann klinische Symptome hervorrufen.

Klinik und Diagnostik

Eine **Gaumenmandelhyperplasie** kann zu Artikulationsbehinderungen führen. Daneben finden sich auch häufig Schluckbeschwerden und geschwollene Lymphknoten im Kieferwinkel. Den Extremfall stellen die „kissing tonsils" dar: Die Gaumenmandeln sind so stark vergrößert, dass sie sich in der Mittellinie berühren und zu Atembehinderungen und obstruktivem Schlafapnoesyndrom führen (→ Abb. 29.2). Die Diagnose kann durch Inspektion der Tonsillen relativ leicht gestellt werden.

Adenoide Vegetationen der Rachenmandel können durch die Verlegung des Nasopharynx zu einer Reihe von Symptomen führen. Durch ihre Ausdehnung kommt es zur Behinderung der Nasenatmung, Schnarchen und Appetitlosigkeit. Daneben führen verlegte Tubenostien zu Belüftungsstörungen des Mittelohrs. Die Folge sind häufig Schwerhörigkeit (und dadurch bedingt eine Sprachentwicklungsverzögerung!) und Ohrschmerz, außerdem erhöht sich die Wahrscheinlichkeit einer Mittelohrentzündung. Innerhalb des Nasen-Rachen-Raums nimmt die Zahl entzündlicher Erkrankungen zu, es entwickeln sich chronische Rhinitiden und Sinusitiden. Letztlich ist auch hier die Artikulation des Kindes behindert, es stellt sich eine näselnde Stimmlage (Rhinophonia clausa) ein. Zur Diagnostik wird die posteriore Rhinoskopie oder eine Endoskopie durchgeführt. Der Trommelfellbefund (Retraktion, Paukenerguss) gibt Hinweise auf Verlegung der Tubenostien. Die Audiometrie und Tympanometrie zeigen eine gestörte Mittelohrbelüftung.

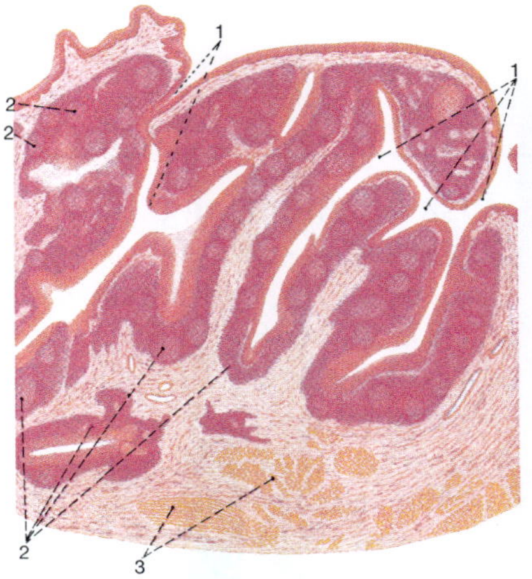

Abb. 29.1 Histologisches Schnittbild der Gaumenmandel (8-fach vergrößert): 1 = Krypten, 2 = Lymphfollikel, 3 = Muskelfasern [M375]

Therapie

Die Therapie besteht bei klinischer Symptomatik in der **Entfernung der jeweiligen lymphoepithelialen Organe.**

Tonsillektomie

Als Tonsillektomie wird die chirurgische Entfernung der Gaumenmandeln bezeichnet. Sie gehört zu den häufigsten chirurgischen Eingriffen im Kindesalter und wird auch bei Erwachsenen noch relativ oft durchgeführt.

Indikationen Die Tonsillektomie wird vor allem bei chronischen Entzündungen der Gaumenmandeln und rezidivierenden akuten Tonsillitiden durchgeführt. Bei hyperplastischen Veränderungen führen nur symptomatische, den Patienten stark einschränkende Vergrößerungen zur Mandelentfernung. Bei lediglich einseitiger Vergrößerung einer Gaumenmandel bietet sich die chirurgische Entfernung an, um malignes Wachstum (z. B. malignes Lym-

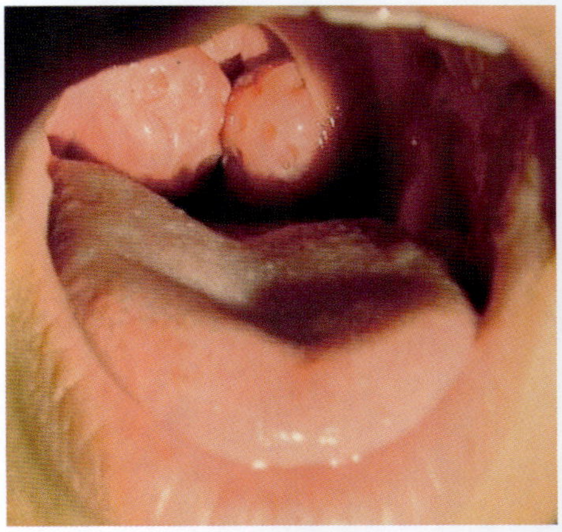

Abb. 29.2 Gaumenmandelhyperplasie („kissing tonsils") [E875]

phom) als Ursache sicher auszuschließen. Als sichere Indikation gilt die Entwicklung eines rheumatischen Fiebers nach Streptokokkeninfektion. Hier wirken die Tonsillen ansonsten weiter krankheitsfördernd. Auch bei Entwicklung eines Peritonsillarabszesses kommt es im Regelfall nach der Abszessbehandlung zur Entfernung der Tonsillen. Im Rahmen eines obstruktiven Schlafapnoesyndroms kann eine Tonsillektomie ebenfalls erwogen werden.
Eine Alternative, vor allem für Kinder, ist die Tonsillotomie (Teilentfernung der Gaumenmandel), die ein geringes Blutungsrisiko hat.

Kontraindikationen Generell ist eine Tonsillektomie vor dem 4. Lebensjahr nur nach sehr strenger Indikationsstellung durchzuführen. In dieser Zeit haben die Tonsillen noch eine große Bedeutung für den Aufbau der Immunabwehr. Daneben kann es bei der Tonsillektomie durch die starke Vaskularisierung der Gaumenmandeln zu großen Blutverlusten kommen, sodass Patienten mit einem Gewicht unter 15 kg nur in dringlichsten Fällen operiert werden sollten. Aus dem gleichen Grund stellen auch Blutungsneigungen natürlicher oder erworbener Art eine relative Kontraindikation dar. Die Durchblutung der Tonsillen wird durch pharyngeale Entzündungen noch erhöht, nach Infektionen im Rachenraum sollte daher erst nach etwa 3–4 Wochen über eine Operation nachgedacht werden. Eine absolute Kontraindikation stellen Agranulozytose und Leukämie dar.

Durchführung und Komplikationen Die Tonsillen werden unter Vollnarkose halbscharf aus ihrem Bett herausgeschält. Dabei muss auf sorgfältige Blutstillung geachtet werden. Zu Nachblutungen kommt es relativ häufig direkt postoperativ oder nach etwa 1 Woche, wenn die Fibrinbeläge abschilfern.

Adenotomie

Die Entfernung der Rachenmandel wird bei symptomatischer Vergrößerung mit Behinderung der Luftzirkulation im Nasopharynx notwendig (→ Abb. 29.3). Ohrsymptome und Schlafapnoe sind weitere Indikationen. Von einer Rachenmandelentfernung sollte vor allem bei submukösen Gaumenspalten oder einem arteriellen Gefäß innerhalb des Organs (Varianten der A. carotis interna!) abgesehen werden. Auch ein verkürztes Gaumensegel stellt eine relative Kontraindikation dar, da es postoperativ sonst möglicherweise nicht mehr zu einem Abdichten des Nasopharynx gegenüber dem Oropharynx kommen kann. Zum Screening auf Gerinnungsstörungen, die massive Nachblutungen verursachen können, reicht eine laborchemische Kontrolle der globalen Gerinnungswerte (Quick, PTT) nicht aus, sondern es muss bei der Anamnese gezielt nach Blutungsneigung beim Kind und dessen Familie gefragt werden!

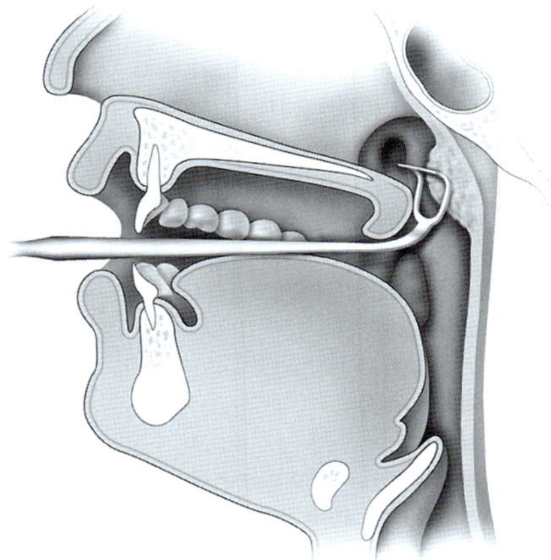

Abb. 29.3 Adenotomie mit dem Ringmesser nach Beckmann [E872]

Zusammenfassung

- Der Waldeyer-Rachenring dient im Kindesalter dem Aufbau der spezifischen Immunabwehr.
- Bei Erwachsenen hat sich der lymphatische Rachenring zum größten Teil zurückgebildet und ist in seiner Funktion nur noch von untergeordneter Bedeutung.
- Sprachentwicklungsverzögerung wegen adenoider Vegetationen stellt eine Indikation zur Adenotomie dar.
- Bei symptomatischer Tonsillenhyperplasie kann eine Tonsillektomie oder Tonsillotomie erwogen werden.
- Tonsillektomien können mit großen Blutverlusten einhergehen.
- Zum Screening auf Gerinnungsstörungen, die massive Nachblutungen verursachen können, muss bei der präoperativen Anamnese gezielt nach Blutungsneigung beim Kind und dessen Familie gefragt werden!

30 Schluckstörungen – Dysphagie

Schluckbeschwerden sind ein sehr häufig beklagtes Symptom. Dabei können von einem kloßigen oder kratzenden Gefühl im Rachen über Regurgitationen bis zur völligen Schluckunfähigkeit alle Schweregrade vorliegen. Prinzipiell kommen als Ursache Störungen oder funktionelle Veränderungen in den folgenden Bereichen in Betracht:

- Mundhöhle
- Pharynx und Larynx
- Ösophagus
- Magen
- Zentralnervöse Steuerung

Daneben gehen auch viele Allgemeinerkrankungen mit Schluckstörungen einher.

Klinik

Schluckbeschwerden können in vielen Formen auftreten. Pharyngoösophageale Läsionen führen häufig zu einem schmerzhaften **Kratzen** oder **Fremdkörpergefühl** im Hals. Bei Pathologien im Bereich des Munds oder des Oropharynx besteht hingegen eher das Gefühl eines den Schluckvorgang behindernden Gegenstands. Strikturen oder Stenosen der Speiseröhre können zum Verhalt des Nahrungsbreis führen, dem Patienten bleibt etwas „im Halse stecken". Bei neurologischen Erkrankungen bereitet im Allgemeinen das Schlucken von Flüssigkeit größere Beschwerden als das Schlucken von festen Nahrungsbestandteilen. Ein rasches Fortschreiten der Symptomatik sollte den untersuchenden Arzt in jedem Fall alarmieren.

Wichtig ist das Erfassen von Nebensymptomen, die mit den eigentlichen Schluckbeschwerden einhergehen können:
Ohrenschmerzen finden sich bei entzündlichen oder neoplastischen Prozessen im Halsbereich. Eine zusätzlich zu den Schluckbeschwerden bestehende **Heiserkeit** kann durch eine direkte Einengung des Larynx (z. B. Tumor) oder durch eine Beeinträchtigung des N. laryngeus recurrens bedingt sein. Obstruktionen der Speiseröhre können zur **Aspiration** (→ Abb. 30.1) von Nahrungsbrei führen. In der Folge finden sich rezidivierende Infektionen der tiefen Atemwege. Typisch für Divertikel des Ösophagus sind **Regurgitationen,** das Wiederheraufwürgen bereits geschluckter Nahrung. **Geschwollene Halslymphknoten** können neben einer akuten Entzündung auch Hinweise auf maligne Tumoren geben. Eine vergrößerte Schilddrüse drückt bei starker Ausdehnung auf die Speiseröhre und behindert so ebenfalls den Nahrungstransport. Jede länger bestehende Einschränkung des Schluckvorgangs oder des Nahrungstransports führt zu **Gewichtsverlust.**

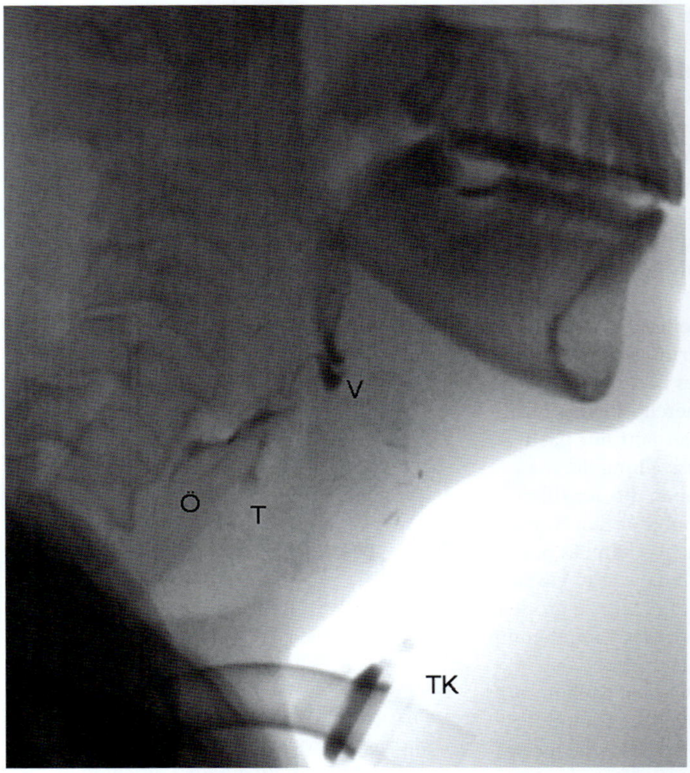

Abb. 30.1 Röntgenbreischluck nach Larynxteilresektion. V = Vallecula, L = Larynx, Ö = Ösophagus, TK = Trachealkanüle. Es zeigt sich eine leichtgradige Aspiration. [O639]

Diagnostik

Mundhöhle und Oropharynx können durch den Arzt leicht eingesehen und auf Läsionen hin untersucht werden. Über die Spiegelung werden Lähmungen der Stimmlippen erkannt sowie die Sensibilität im Rachen, der Würgereflex und die Bewegung von Zunge und Gaumensegel untersucht. Endoskopie und Winkeloptiken helfen bei der Beurteilung von Hypopharynx und Ösophagus. Der Schluckvorgang kann in seiner Dynamik mithilfe der transnasalen flexiblen Endoskopie während des Schluckens gut beurteilt werden. Alle verdächtigen und erreichbaren Läsionen müssen palpiert werden. Daneben wird der Hals von außen abgetastet. So können Lymphknotenschwellungen, Raumforderungen und teilweise auch Divertikel schon bei der Palpation erkannt werden.
Die Standarduntersuchung bei Schluckbeschwerden ist der **Kontrastmittelbreischluck** (meist mit Barium, → Abb. 30.2), eine modernde Variante hiervon, mit höherer zeitlicher Auflösung, ist die Videofluoroskopie. Bei Verdacht auf Perforation oder Aspirationsgefahr sind wasserlösliche Kontrastmittel zu bevorzugen. Die **Sonografie** kann oberflächennahe Raumforderungen (Schilddrüse, Lymphknoten) von außen relativ gut darstellen. Bei Tumorverdacht werden **CT und MRT** angewandt, um Tumorausdehnung und Infiltrationstiefe zu bestimmen. Röntgenübersichtsaufnahmen des Hals/Thorax lassen verschluckte Fremdkörper erkennen, falls diese aus röntgendichtem Material bestehen. In ausgewählten Fällen kommen Manometrie, ph-Metrie oder Endosonografie zum Einsatz. Systemerkrankungen (z. B. Sklerodermie, Infektionskrankheiten, Anämien) oder neurologische Pathologien, die Schluckstörungen verursachen können (z. B. Myasthenia gravis, Polyneuropathien, Multiple Sklerose), müssen differenzialdiagnostisch abgeklärt werden.

Akute Dysphagie

Akut auftretende Schluckbeschwerden sind meist relativ klar ihrer Pathogenese zuzuordnen. So finden sich als Ursache vor allem Infektionen oder Entzündungen des Mund-Rachen-Raums (Pharyngitis, Tonsillitis) mit Affektion der am Schluckakt beteiligten Schleimhäute oder verschluckte Fremdkörper (hier notfallmäßige Endoskopie – „Die Sonne darf über einem verschluckten Fremdkörper nicht untergehen!" → Kap. 44). Auch Verätzungen der Speiseröhre gehen mit äußerst schmerzhaften Schluckstörungen einher.

Chronische Dysphagie

Neuromuskuläre Ursachens

Neuromuskuläre Erkrankungen zeigen neben der Dysphagie meist auch noch andere Symptome. Bei Schädigung des N. laryngeus recurrens kommt es neben

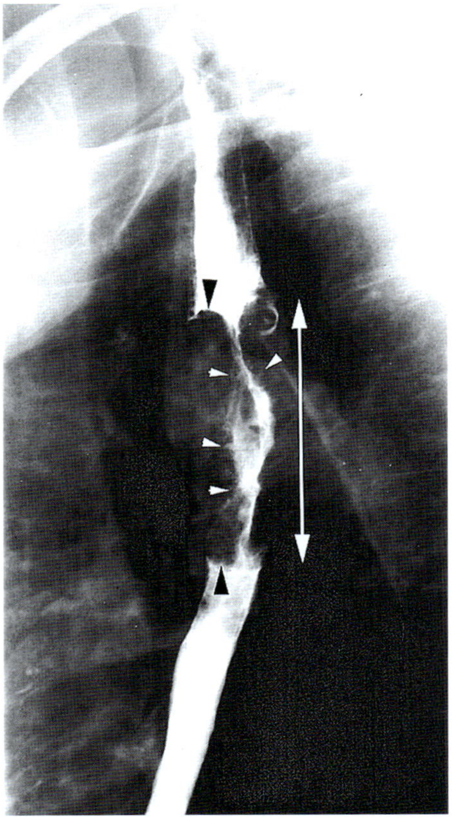

Abb. 30.2 Bariumbreischluck, Läsion im mittleren Bereich der Speiseröhre bei Ösophaguskarzinom erkennbar [M500]

den Schluckbeschwerden zu Heiserkeit und einem erhöhten Aspirationsrisiko. Erkrankungen der Motoneurone und die Myasthenia gravis führen ebenfalls zu schwerwiegenden Funktionseinschränkungen der am Schluckvorgang beteiligten Muskulatur. Auch hier ist das Aspirationsrisiko signifikant erhöht.

Tumoren

Tumoren des Hypopharynx und des Ösophagus führen häufig zu Schluckbeschwerden. In den meisten Fällen finden sich auch noch weitere Symptome, etwa Ohrenschmerzen, Gewichtsverlust und Lymphknotenschwellungen. Die Neubildungen werden meist anhand eines auffälligen Befunds beim Kontrastmittelbreischluck erkannt (→ Abb. 30.2). Die Therapie besteht in der chirurgischen Entfernung und/oder Bestrahlung. Muss auch der Kehlkopf reseziert werden, kann die Trachea in Form eines Tracheostomas direkt an die vordere Halswand angesetzt werden. Mehr zu Tumoren des Pharynx in den entsprechenden Kapiteln.

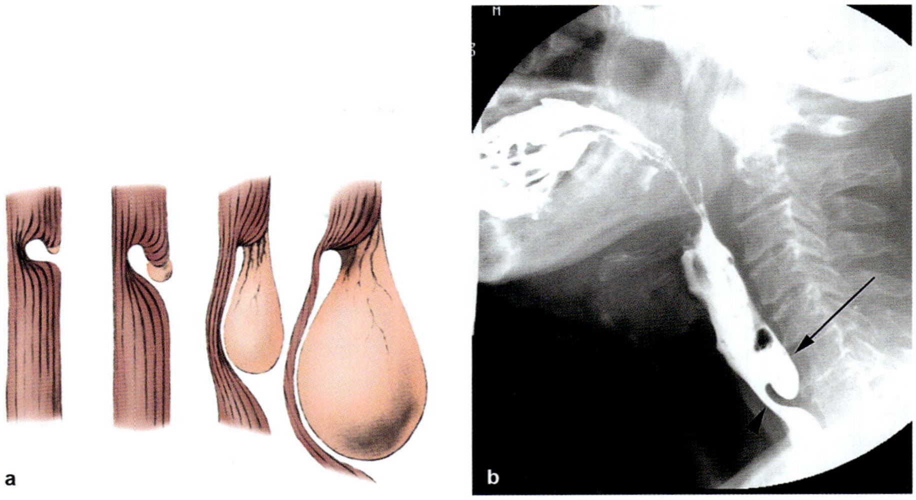

Abb. 30.3 a) Entwicklungsstadien des Zenker-Divertikels. b) Zenker-Divertikel im Röntgen-Breischluck (seitlich). [a: E603, b: M500]

Hypopharnyxdivertikel – Zenker-Divertikel

Hierbei handelt es sich um das häufigste Divertikel des oberen Gastrointestinaltrakts. Es nimmt seinen Ursprung in einem muskelschwachen Wandabschnitt des Hypopharynx, dem **Killian-Dreieck,** zwischen den horizontalen Fasern des M. constrictor pharyngis inferior und dem schrägen M. cricopharyngeus. Hier stülpen sich Teile der Rachenschleimhaut zwischen die Hypopharynxwand und die prävertebrale Faszie. Da keine Muskulatur beteiligt ist, spricht man von einem **Pseudodivertikel.** In → Abb. 30.3 ist die Entwicklung des Zenker-Divertikels schematisch dargestellt. In der sackartigen Tasche sammeln sich Nahrungsbestandteile und vergrößern diese zusätzlich. Die Divertikel führen anfangs zu Fremdkörpergefühl im Hals, später erfolgen typischerweise **Regurgitationen von unverdauter Nahrung.** Durch Aspiration kommt es zu Hustenreiz und Infektionen der unteren Atemwege. Bei Kontrastmitteldarstellung erscheint das Divertikel sichtbar gefüllt (→ Abb. 30.3). Teilweise sind große Divertikel auch palpabel. Die Therapie besteht bei kleinen Divertikeln in einer endoskopischen Myotomie der Pars cricopharyngea des M. constrictor pharyngis und Reintegration in das Rachenlumen (Schwellendurchtrennung). Größere Aussackungen müssen über einen offenen chirurgischen Zugang entfernt werden.

Achalasie

Bei der Achalasie öffnet sich der untere Ösophagussphinkter während des Schluckvorgangs nicht oder nur ungenügend. Daneben ist auch der Muskeltonus der Speiseröhre stark erhöht und durch die Degeneration des Auerbach-Plexus die Peristaltik in den unteren zwei Dritteln des Ösophagus insuffizient. Der Breischluck zeigt die Dilatation des Ösophagus.

Andere Ursachen

Zu den anderen Ursachen chronischer Schluckstörungen zählen etwa die Kompression der Speiseröhre von außen (durch Schilddrüse, Tumor, Gefäße), Strikturen des Ösophagus nach Verletzungen und Entzündungen oder auch psychosomatische Beschwerden.

Zusammenfassung

- Akute Schluckbeschwerden sind meist entzündlicher Genese oder durch Fremdkörper bedingt.
- Bei chronischer Dysphagie muss an strukturelle, motorische und sensible Störungen gedacht werden!
- Zenker-Divertikel gehen von einem muskelschwachen Abschnitt der Hypopharynxhinterwand aus.
- Strikturen des Ösophagus können auf bösartige Tumoren hinweisen.

31 Schnarchen und Schlafapnoe

Schlafstörungen verschiedensten Ausmaßes finden sich bei großen Teilen der Bevölkerung. Häufig beruhen sie auf pathologischen Atemveränderungen während des Schlafs. Diese können zum einen zentral bedingt sein, also durch Minderung des Atemantriebs zu Apnoephasen führen. Zum anderen können Obstruktionen der Atemwege vorliegen, die über Behinderung des Atemstroms zu verstärkter Atemarbeit führen. Die betroffenen Patienten empfinden die Schlafphasen als nicht in ausreichendem Maß erholsam, die Folge sind Einschränkungen der Leistungsfähigkeit mit Müdigkeitsattacken am Tage.
Längere Apnoephasen führen zu verminderter Sauerstoffsättigung des Blutes. Dies zieht langfristig einen pulmonalen und systemischen **Hypertonus** nach sich. Klinisch kommt es zu einer Zunahme der Rechtsherzbelastung bis hin zum Cor pulmonale. Außerdem finden sich gehäuft **Herzrhythmusstörungen.** Das Schlaganfallrisiko ist ebenfalls erhöht.

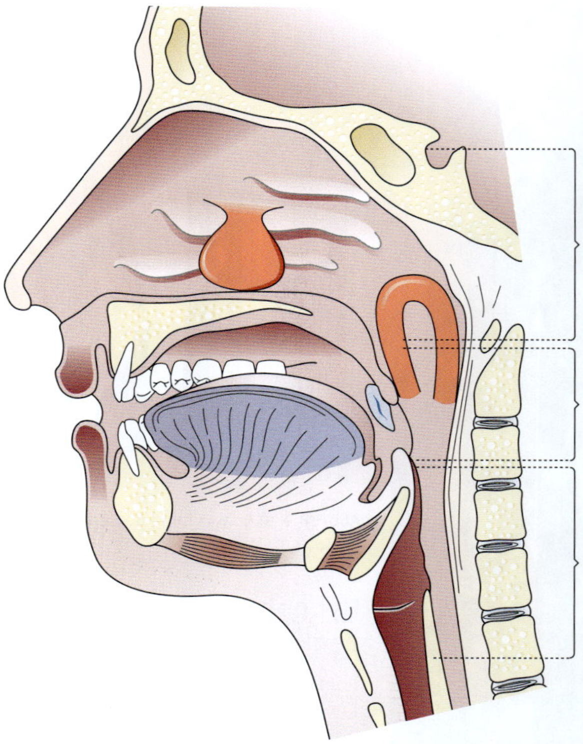

Abb. 31.1 Ursachen für Obstruktion der Atemwege beim Schnarchen und OSAS [L141]

Zentral bedingte Schlafapnoen

Diese Form der Atemstörung wird durch eine Minderung des Atemantriebs während der Schlafphasen bedingt. Es finden sich während der hypo- oder apnoischen Phasen keine Zeichen der verstärkten Atemarbeit, die Atemmuskulatur ist nicht tätig. Solche Schlafstörungen bedürfen in erster Linie neurologischer und internistischer Abklärung.

Obstruktiv bedingte Schlafstörungen

Weitaus häufiger sind Schlafstörungen durch Behinderungen des Luftstroms innerhalb der oberen Atemwege. Diese Obstruktionen können die verschiedensten Ursachen haben (→ Abb. 31.1). Häufig finden sich z. B. Septumdeviationen, Tonsillenhyperplasien oder eine Verlegung des Rachenraums durch Adenoide oder die zurückfallende Zunge. Als begünstigende Faktoren sind Adipositas, Nikotin- und Alkoholkonsum sowie die Einnahme atemdepressiver Medikamente (z. B. Tranquilizer, Sedativa) einzuschätzen. Die Atemwegsobstruktionen fallen besonders durch lautes Schnarchen während des Schlafs auf. Unter **primärem Schnarchen** versteht man dabei Atemgeräusche ohne Hypo- oder Apnoephasen, der Patient zeigt klinisch so gut wie keine Symptome. Der Atemstrom ist durch die Obstruktion nur partiell behindert.
Demgegenüber steht das **obstruktive Schlafapnoesyndrom** (OSAS) mit phasenweise vollständiger Obstruktion der oberen Atemwege. Hier wird das Schnarchen durch Apnoe-/Hypopnoe-Phasen abgelöst, in denen es zu Atempausen von bis zu 2 min kommen kann. Der Patient erwacht in der Regel kurzzeitig nach diesen Phasen (Arousal oder Aufwachreaktion), um dann bei regelmäßigerer Atmung wieder einzuschlafen. Von einem relevanten OSAS spricht man bei mehr als zehn solcher Episoden pro Stunde.

Diagnostik

Um eventuelle Risikofaktoren zu erkennen, sollten allgemeine Parameter zur Gesundheit des Patienten erhoben werden. Dazu gehören Gewicht, Blutdruck, Herz-Lungen-Funktion sowie Alkohol- und Nikotinanamnese.

Rhinolaryngoskopie

Bei der Spiegeluntersuchung des Nasen-Rachen-Raums ist auf atemstrombehindernde Strukturen besonderer Wert zu legen. Typische Pathologien sind:

- Verlängerung des weichen Gaumens mit Uvulavergrößerung oder schlaffen Gaumensegeln
- Hyperplasien der lymphoepithelialen Organe
- Funktionelle Einengung des Rachenlumens durch Kollaps der Pharynxwände
- Septumdeviationen und Muschelhyperplasien
- Chronische Entzündungen der Nasenhaupt- und Nebenhöhlen

Schlaflabor

Im Schlaflabor werden die verschiedensten Parameter direkt in Abhängigkeit zur Schlafphase erfasst. Dazu gehören ein EEG sowie die Messung der Augenbewegungen, des Atemstroms und der Atemfrequenz, der Herzaktivität, der Sauerstoffsättigung und des Muskeltonus. Diese Werte werden dann in einer **Polysomnografie-Kurve** dargestellt (→ Abb. 31.2). Hierdurch kann das OSAS von zentraler Schlafapnoe unterschieden und quantifiziert werden (Grad des O_2-Sättigungsabfalls, Anzahl der Apnoephasen). Außerdem erfolgt im Schlaflabor die Anpassung einer nCPAP-Maske (s. u.). Eine flexible Endoskopie während des Schlafens kann einen Kollaps der Atemwege zeigen und bei der Auswahl einer operativen Therapie hilfreich sein.

Therapie

Die therapeutische Vorgehensweise richtet sich in erster Linie nach der individuellen Beeinträchtigung und dem möglichen Nutzen, den der Patient durch die entsprechende Behandlung erzielen kann.

Konservative Maßnahmen

In erster Linie sollten prädisponierende Faktoren ausgeschaltet werden. Dies bedeutet Verzicht auf Alkohol, Nikotin und Sedativa. Daneben sollte eine gewisse „Schlafhygiene" eingehalten werden (geordnete Schlafzeiten,

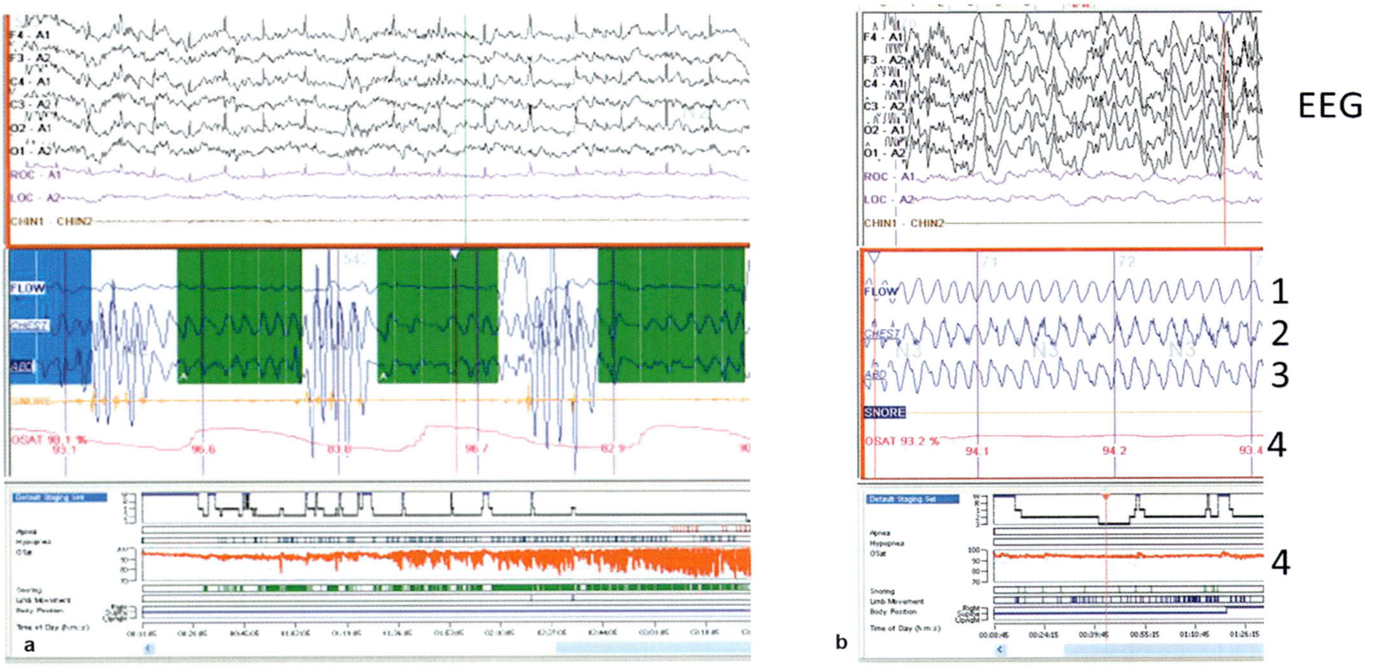

Abb. 31.2 Polysomnografie bei Obstruktivem Schlafapnoesyndrom (a), Normalbefund (b). Die oberen beiden Drittel geben einen Zeitraum von einigen Minuten wieder. 1 = Atemfluss, 2 = Bewegung der Brust, 3 = Bewegung des Abdomens, 4 = Sauerstoffsättigung. Beachte die Kurven 1–3 bei normalen Atmung (b): Die Brust- und Bauchexkursionen (2 und3) sind gegenläufig zur Atemflusskurve (1), d. h., während sich Brust/Bauch ausdehnen, wird die Atemluft eingesaugt. Brust und Bauch dehnen sich synchron. Beim Patienten mit OSAS (a) sind Apnoephasen grün hinterlegt: Brust-/Bauchexkursionen zeigen die Atemanstregnung, aber aufgrund der Obstruktion findet kein Atemfluss statt. Gleichzeitig fällt die Sauerstoffsättigung (4) bis auf 70 % ab! Beachte während der Apnoephasen (grün) die paradoxe Atemanstrengung: Während der Bauch sich ausdehnt, „kollabiert“ die Brust. (Untersuchung durch M. Patscheider, München) [O639]

Verzicht auf späte Mahlzeiten), außerdem Gewichtsreduktion und Rückenlageverhinderung (durch einen im Rückenteil des Pyjamas eingenähten Ball). Vor allem bei Einengung durch funktionellen Kollaps der Pharynxwände hat sich die Überdruckbeatmung mithilfe einer **nCPAP-Maske** (**n**asal **c**ontinuous **p**ositive **a**irway **p**ressure) heute als Standardtherapie durchgesetzt. Diese verhindert durch gleichmäßigen positiven Druck ein Zusammenfallen der Rachenwände bei Inspiration. Über eine **Esmarch-Schiene** kann der Unterkiefer während der Schlafphasen nach vorn verlagert werden, der Zungengrund engt das Rachenlumen dann nicht mehr ein.

Chirurgische Maßnahmen

Ausschlaggebend für eine chirurgische Intervention sind das Schwerebild des OSAS sowie die individuellen anatomischen Verhältnisse des Patienten. In erster Linie wird eine Verkürzung des weichen Gaumens durchgeführt, aber auch Operationen an der Nase, dem Unterkiefer oder der Zungengrundgegend können erwogen werden. Daneben sollten bei Hyperplasie der Tonsillen auch diese chirurgisch entfernt werden. Die **UPPP** (**U**vulo-**P**alato-**P**haryngo**p**lastik) entspricht einer Teilresektion des weichen Gaumens und der Uvula und wird fast immer mit einer Tonsillektomie kombiniert. Auch Weichgaumenimplantate (Stifte aus Kunststoff) zur Versteifung des Gaumensegels sind wirksam.

Zusammenfassung

- Schnarchen kann isoliert auftreten oder Symptom eines Schlafapnoesyndroms sein.
- Das obstruktive Schlafapnoesyndrom (OSAS) kann langfristig lebensbedrohliche kardiovaskuläre Folgen nach sich ziehen.
- Adipositas, Alkohol- und Nikotinkonsum sowie die Einnahme von Sedativa sind begünstigende Faktoren für das OSAS.
- Die nCPAP-Beatmung ist die Standardtherapie beim mittel- und schwergradigen OSAS.
- Chirurgische Verfahren werden den individuellen anatomischen Begebenheiten angepasst eingesetzt.

32 Erkrankungen der Speicheldrüsen

Anatomie

Zu den Kopfspeicheldrüsen zählen neben den jeweils paarigen Ohrspeicheldrüsen, Unterkieferspeicheldrüsen und Unterzungenspeicheldrüsen noch unzählige kleinere Drüsen innerhalb der Mund- und Rachenschleimhaut. Sie alle produzieren zusammen etwa 1.000–1.500 ml Flüssigkeit pro Tag. Im Speichel sind neben Wasser auch Elektrolyte, Enzyme (Amylase, Lysozym) und Proteine (Albumin, Immunglobulin A) enthalten.
Er dient der Schleimhautprotektion, der Spaltung und Vorverdauung von Nahrungsbestandteilen, der immunologischen Abwehr sowie dem Transport von Geschmacksstoffen. Daneben werden über den Speichel auch körpereigene und -fremde Stoffe ausgeschieden. Zu einer Erhöhung der Speichelproduktion **(Sialorrhö)** kommt es beim Verzehr von Nahrung, bei allgemeiner Erregung, medikamentös (z. B. Parasympathomimetika) oder auch während der Schwangerschaft. Eine verminderte Speichelproduktion kann außer bei Dehydratation auch bei einem Hypertonus, bei depressiver Stimmungslage, medikamentös (z. B. Anticholinergika) oder nach Strahlenbehandlung auftreten. Bei fehlender oder geschädigter Speichelproduktion kommt es zu **Xerostomie,** einer Trockenheit der Mundschleimhaut.

Glandula parotis

Die Ohrspeicheldrüse befindet sich in der Fossa retromandibularis. Sie wird nach vorn vom Unterkieferast und vom M. masseter begrenzt, nach medial schließt sich die Fossa pterygopalatina an, und nach hinten liegt sie dem M. sternocleidomastoideus und dem M. digastricus auf. Die Parotis ist von einer Pseudokapsel umgeben, die nach lateral nur von subkutanem Weichgewebe bedeckt wird. Zwischen den medialen und lateralen Anteilen verzweigt sich der N. facialis im Pes anserinus in seine Gesichtsäste. Medial ziehen die A. temporalis superficialis und die A. transversa faciei (beide aus A. carotis externa) vorbei. Der Ausführungsgang (Stenon-Gang) der Drüse zieht über den M. masseter und durch den M. buccinator, bevor er auf Höhe der zweiten oberen Molaren in die Mundhöhle mündet (→ Abb. 32.1). Das produzierte Sekret ist überwiegend serös.

Glandula submandibularis und Glandula sublingualis

Die Unterkieferspeicheldrüse liegt zwischen den beiden Bäuchen des M. digastricus und dem Unterkiefer. Sie umschlingt den Hinterrand des M. mylohyoideus. In direkter Nachbarschaft findet sich die Unterzungenspeicheldrüse auf dem M. mylohyoideus und medial der Unterkieferinnenfläche. Ihr Ausführungsgang vereinigt sich entweder mit dem Ductus submandibularis (Wharton-Gang) der Unterkieferdrüse und mündet mit ihm nach Überkreuzung des N. lingualis in den Mundboden oder tritt einzeln in die Mundschleimhaut ein (→ Abb. 32.1).
Während der Speichel der Glandula submandibularis eher mukoserös ist, produziert die Unterzungendrüse ein vorwiegend muköses Sekret.
Histologisch sind alle Speicheldrüsen im Prinzip gleich aufgebaut und bestehen aus den Drüsenazini, die zur Bildung des Primärspeichels beitragen, sowie einem Gangsystem, wo dem Primärspeichel noch Elektrolyte und Enzyme zugesetzt werden.

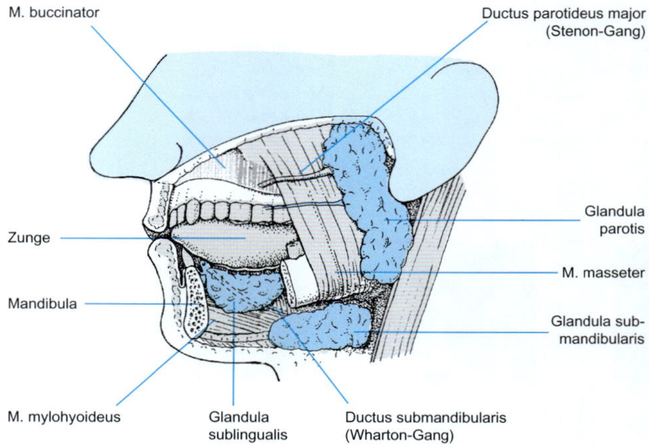

Abb. 32.1 Anatomie der Kopfspeicheldrüsen [L190]

Diagnostik

Zu den Leitsymptomen bei Erkrankungen der Speicheldrüsen zählen in erster Linie:

- **Schwellung:** diffus oder umschrieben, schnell oder langsam, ein- oder beidseitig
- **Schmerz:** akut oder allmählich zunehmend, mit Hautveränderung oder ohne, abhängig von Nahrungsaufnahme oder nicht
- **Speichelproduktion:** übermäßig (Sialorrhö) oder zu wenig (Xerostomie)

Schon bei der **Inspektion** sprechen sichtbare Drüsenkörper immer für eine pathologische Vergrößerung. Dabei kann es sich jedoch bei Schwellungen im Bereich des Unterkieferwinkels neben Vergrößerungen der Drüsen auch um geschwollene Lymphknoten handeln. Die Haut über den Drüsen sowie die Mundschleimhaut mit den Einmündungsstellen müssen ebenfalls auf Veränderungen hinsichtlich der Farbe und submuköser Schwellungen überprüft werden. Über die Mimik des Gesichts lassen sich motorische Einschränkungen des N. facialis erkennen. Die **Palpation** wird bimanuell von außen und über die Mundhöhle durchgeführt. Form, Ausdehnung, Konsistenz und eventuelle Steinbildung können so erfasst werden. Wichtig ist die Differenzierung einer eventuell vergrößerten Parotis von einfachen Hypertrophien des Masseters. Bei geschlossenem Mund und festem Kieferschluss tritt der Masseter verstärkt im Bereich der Wange hervor und kann so sicher abgegrenzt werden. Über leichtes Kneten der Speicheldrüsen kann der Speichelfluss angeregt und mit der Gegenseite verglichen werden.
Als bildgebendes Verfahren der 1. Wahl zur Beurteilung der Kopfspeicheldrüsen und ihrer Ausführungsgänge gilt heute die **Sonografie.** Sie gibt Aufschluss über die Beschaffenheit des Drüsenparenchyms, hilft bei der Abklärung entzündlicher Prozesse und kann Tumor- und Steinbildung sowie eine Stauung des Gangsystems aufdecken. Zusätzlich besteht hier die Möglichkeit einer Kombination mit einer gezielten **Feinnadelbiopsie.** Röntgenbilder werden nur noch bei unklarem Verdacht auf Steinentwicklung eingesetzt. Als **Sialografie** wird die zusätzliche Kontrastmitteleinspritzung in die Ausführungsgänge bezeichnet. Diese darf bei akuten Entzündungen der Speicheldrüsen jedoch nicht durchgeführt werden. Ohne Kontrastmittel können nur röntgendichte Steine sicher erkannt werden. **CT** und **MRT** haben heute zusammen mit den sonografischen Methoden die Sialografie nahezu verdrängt. Vor allem bei Malignomverdacht wird in erster Linie ein Kernspintomogramm angefertigt. Unter der **Sialendoskopie** versteht man das Einführen flexibler Optiken in die Ausführungsgänge. Damit kann neben der Beurteilung der Gangbeschaffenheit auch eine Steinentfernung oder eine Gangdilatation durchgeführt werden.

Nichtentzündliche Erkrankungen

Sialolithiasis (Speicheldrüsenstein)

Zur Konkrementbildung innerhalb der Ausführungsgänge kommt es meist aufgrund sekundärer Mineralisation enzymatisch eingedickter Speichelansammlungen. Am häufigsten finden sich daher Steine innerhalb des Wharton-Gangs, da das Sekret der Unterkieferdrüse ohnehin eine hohe Viskosität aufweist (→ Abb. 32.2). Entzündungen der Drüsen begünstigen die Steinbildung, im Gegenzug kommt es durch die Sialostase auch zu einem höheren Infektionsrisiko.

Klinik und Diagnostik

Eine Sialolithiasis äußert sich in schmerzhafter, einseitiger Schwellung der betroffenen Drüse bei Reizung der Speichelproduktion (z. B. bei Nahrungsaufnahme, Erregung). Die Steine können über die Sonografie erkannt werden, ansonsten kann eine Röntgenaufnahme angefertigt oder eine Gangsondierung durchgeführt werden. Konkremente innerhalb des Mundbodengangsystems lassen sich häufig auch schon palpieren. Wichtig ist der Ausschluss anderer Obstruktionen der Ausführungsgänge, etwa durch Tumoren.

Therapie

Steine im Ausführungsgang werden durch Schlitzung des Ausführungsgangs oder über die Sialendoskopie entfernt, Steine im Drüsenparenchym mithilfe von Ultraschall zertrümmert (Lithotripsie). Die Ultima Ratio stellt die Submandibulektomie dar.

Sialadenose

Sialadenosen sind nichtentzündliche, schmerzlose, symmetrische Schwellungen der Kopfspeicheldrüsen. Die Schwellung ist dabei von der Nahrungsaufnahme unabhängig. Pathogenetisch liegt eine neurovegetative Störung der Drüseninnervation vor. Sialadenosen werden durch eine Reihe **systemischer Erkrankungen** hervorgerufen und müssen diagnostisch von chronischen Entzündungen der Speicheldrüsen (im Zweifel durch Feinnadelbiopsie) abgegrenzt werden. Ursächliche Erkrankungen können sein:

- Chronischer Alkoholkonsum
- Vitaminmangelerkrankungen
- Diabetes mellitus
- Ernährungsstörungen (z. B. Anorexia nervosa, Proteinmangelernährung)

Die **Therapie** erfolgt entsprechend der Grunderkrankung.

Benigne lymphoepitheliale Zysten

Diese betreffen vor allem die Glandula parotis als multiple beidseitige zystische Läsionen und können ein Frühzeichen einer HIV-Infektion sein.

Ranula

Hierbei handelt es sich um Retentionszysten der Unterzungendrüse. Sie werden durch Verlegungen des Ausführungsgangs bedingt und sind mit schleimigem Sekret gefüllt. Betroffen sind vor allem Kinder und Jugendliche. Bei der Inspektion des Mundbodens erscheinen die Zysten als blaurote submuköse Geschwülste. Die Therapie besteht in der operativen Entfernung.

Akute entzündliche Erkrankungen

Akute virale Sialadenitis – Parotitis epidemica

Virale Entzündungen der Kopfspeicheldrüsen werden am häufigsten durch das **Mumpsvirus** ausgelöst. Daneben können seltener auch Infektionen mit CMV, HIV, Influenza- und Coxsackieviren zu Sialadenitiden führen. Das Mumpsvirus wird über Tröpfcheninfektion übertragen, es manifestiert sich klinisch in etwa 50 % der Fälle. Am häufigsten sind Kinder betroffen, aber auch Erwachsene erkranken.

Klinik

Nach einer Inkubationszeit von etwa 3 Wochen äußert sich die Erkrankung meist zuerst mit einer einseitigen, schmerzhaften Schwellung der Ohrspeicheldrüse. Danach vergrößern sich auch die Halslymphknoten und die anderen Speicheldrüsen beider Seiten. Die Infektion geht nur selten mit Fieber einher und heilt nach etwa 1–2 Wochen ab. Sie hinterlässt eine lebenslange Immunität. Allerdings können schwerwiegende **Komplikationen** auftreten. Dazu gehören Meningitis (relativ häufig), Meningoenzephalitis (selten und sehr schwerwiegend), Orchitis, Pankreatitis und Labyrinthitis (alle drei eher selten). Die Diagnose stellt man nach dem klinischen Erscheinungsbild und mithilfe des serologischen Befunds.

Therapie

Bei komplikationslosem Verlauf symptomatisch mit Analgetika, Flüssigkeitszufuhr und Anregung der Speichelproduktion.
Zur Prophylaxe erfolgt in Deutschland eine standardmäßige Lebendimpfung aller Kleinkinder.

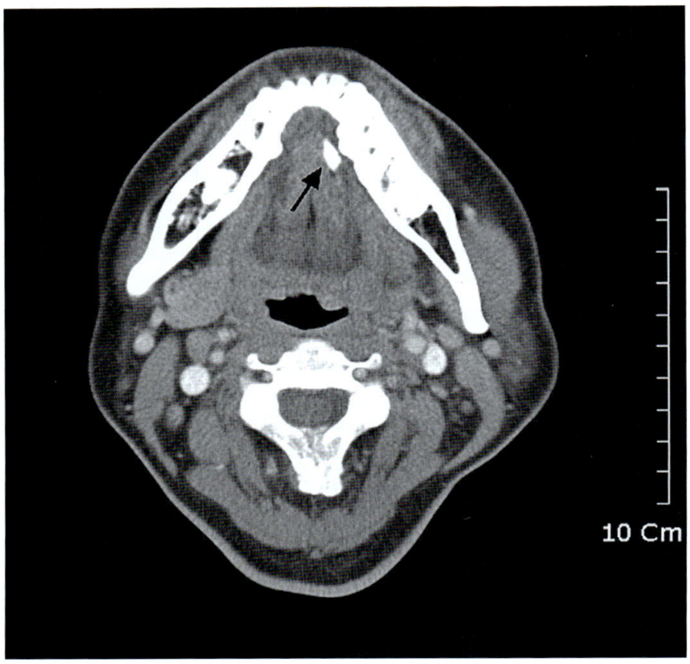

Abb. 32.2 Steinbildung im Wharton-Gang links in der CT [F440]

Akute bakterielle Sialadenitis

Zu einer bakteriellen Entzündung kommt es meist bei Dehydrierung, systemischen Allgemeinerkrankungen oder Obstruktionen der Ausführungsgänge. Zumeist ist die Glandula parotis betroffen. Häufigste Erreger sind Staphylokokken, daneben auch Streptokokken oder Haemophilus.

Klinik

Die Entzündung äußert sich in einer einseitigen, diffusen und schmerzhaften Schwellung. Bei der Inspektion erscheint die Haut gerötet, eventuell durch Gewebseinschmelzung eitrig durchbrochen. Über die Ausführungsgänge kann sich spontan oder auf Druck Eiter entleeren.

Therapie

Diese besteht in der Gabe von Antibiotika und Analgetika und einer ausreichenden Rehydrierung. Bei Abszessbildung kann dieser von außen drainiert werden, dabei besteht aber die Gefahr von Verletzungen des N. facialis.

Chronische entzündliche Erkrankungen

Chronisch rezidivierende Parotitis

Hierbei bestehen rezidivierende, bakteriell bedingte Entzündungen der Parotis meist einer Seite. Die Pathogenese ist nicht ganz geklärt, meist lassen sich aber durch eine Sialografie **Gangektasien** nachweisen. Man spricht in so einem Fall vom Bild des „belaubten Baums" (→ Abb. 32.3).

Klinik und Diagnostik

Die schubweisen Entzündungen zeigen sich in meist einseitigen, sehr schmerzhaften Schwellungen mit milchigem bis eitrigem Sekret. Während bei Kindern die Erkrankung relativ folgenlos abheilen kann, finden sich bei Erwachsenen nach langem Krankheitsverlauf häufig narbige Veränderungen des Drüsenparenchyms. Die Diagnose wird anhand der Symptomatik gestellt. Zwischen den Entzündungsschüben erscheint die Drüse im Ultraschall ohne Befund. Wichtig ist die Differenzialdiagnose einer Autoimmunsialadenitis. Dies kann über eine Feinnadelbiopsie erfolgen.

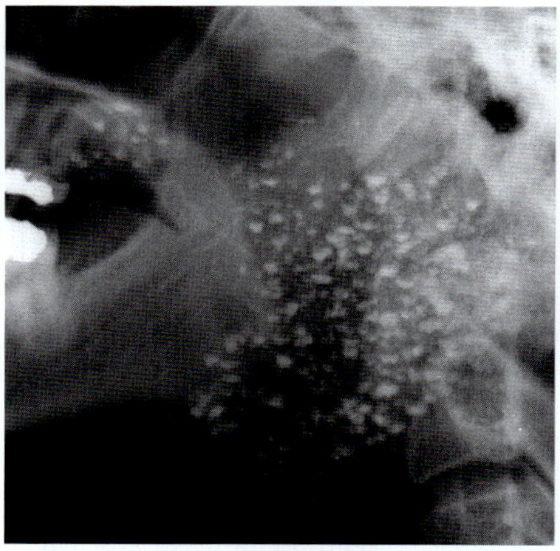

Abb. 32.3 Bild des „belaubten Baums" bei chronisch rezidivierender Parotitis, Sialografie [E873]

Therapie

Entsprechend der Behandlung bei akuter Parotitis. Bei häufigen Rezidiven kann eine kortisonhaltige Gangspülung eingesetzt werden. Bei Erwachsenen mit schwerem Verlauf kann eine Parotidektomie indiziert sein.

Chronisch rezidivierende Sialadenitis der Glandula submandibularis

Diese Erkrankung wird auch als chronisch sklerosierende Sialadenitis oder aufgrund ihres klinischen Bilds als **Küttner-Tumor** bezeichnet (→ Abb. 32.4). Es handelt sich um die häufigste chronische Entzündungsform der Speicheldrüsen und sie betrifft nahezu ausschließlich die Unterkieferspeicheldrüse. Die Ursache der Erkrankung ist noch nicht vollständig geklärt. Die Entzündung geht meist mit Sekretstauung und häufig auch Speichelsteinbildung einher.

Klinik und Diagnostik

Man sieht eine akute, teils schmerzhafte Schwellung der Glandula submandibularis. Im weiteren Verlauf kann es zu einer derben, konstanten Vergrößerung der Drüse kommen („Küttner-Tumor"). Dieser lässt sich palpatorisch nur schwer von echten Tumoren abgrenzen. Diagnostisch wird hierzu eine eventuelle Obstruktion per Sonografie nachgewiesen oder über die Feinnadelbiopsie eine histologische Diagnosestellung versucht.

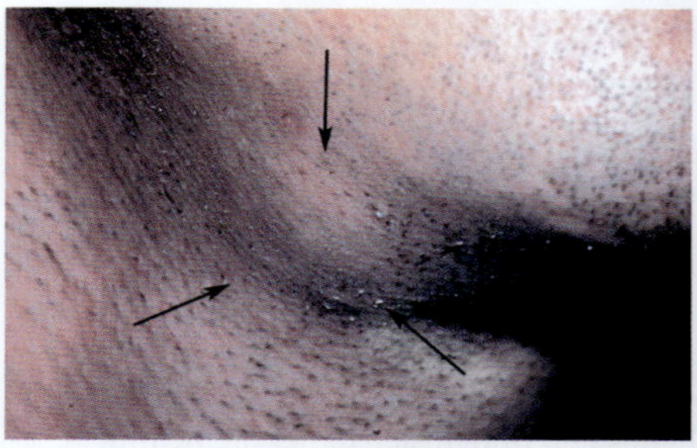

Abb. 32.4 Küttner-Tumor der Glandula submandibularis rechts [E433]

Therapie

Ein akuter Entzündungsschub wird gemäß den Symptomen behandelt. Oft ist die Exstirpation der Drüse notwendig.

Myoepitheliale Sialadenitis – Sjögren-Syndrom

Das Sjögren-Syndrom (→ Abb. 32.5, → Abb. 32.6) umfasst als systemische Autoimmunerkrankung neben einer **Sialadenitis** auch eine **Keratoconjunctivitis sicca** und **rheumatische Gelenkentzündungen.** Durch Antikörperbildung gegen Antigene des Drüsenparenchyms kommt es zur Entzündung der Speicheldrüse mit lymphozytärer Infiltration.

Klinik

Es kommt zum Versiegen der Speichelproduktion mit Entwicklung einer Xerostomie. Die Drüsen (v. a. die Glandula parotis) erscheinen zunächst geschwollen, später atrophisch. Durch die fehlende Befeuchtung der Mundschleimhaut erhöht sich die Infektionsgefahr. Bei den – meist weiblichen – Patienten lassen sich serologisch zytoplasmatische Autoantikörper (SS-A, SS-B) nachweisen. Eine Biopsie der Parotis und der kleinen Mundspeicheldrüsen zeigt typische histologische Veränderungen.

Therapie

Ersatz des Drüsensekrets mit künstlicher Speichelflüssigkeit; Antiphlogistika zur Therapie des Sjögren-Syndroms. Es ist zu beachten, dass es im Rahmen eines Sjögren-Syndroms gehäuft zur Entwicklung von Non-Hodgkin-Lymphomen (auch innerhalb der Drüse) kommt! Daher müssen die Halslymphknoten regelmäßig auf pathologische Vergrößerung hin untersucht werden.

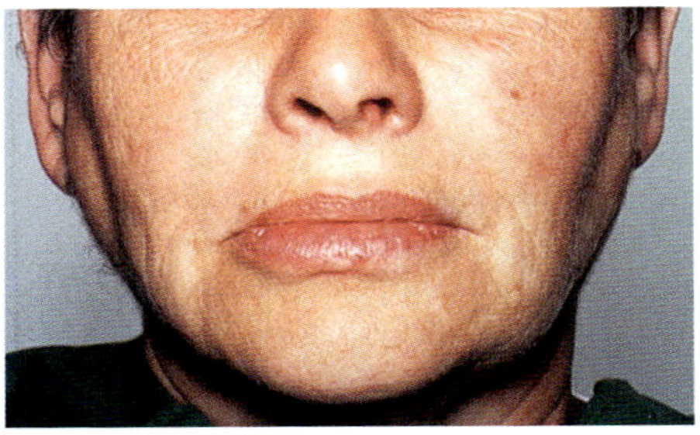

Abb. 32.5 Sjögren-Syndrom: bilaterale Schwellung der Parotis [E273]

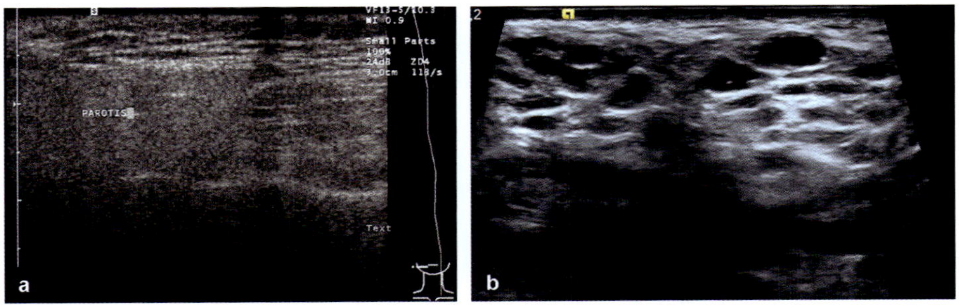

Abb. 32.6 Glandula parotis in der Sonografie: Normalbefund (a) und zystischer Gewebeumbau bei Sjögren-Syndrom (b) [O639]

Strahlensialadenitis

Bei Bestrahlungen im Kopfbereich oder Radioiodbehandlung führen Dosen ab 15 Gray zu einer generellen Sialadenitis der Kopfspeicheldrüsen. Ab Dosen von 40 Gray kommt es dabei zu irreversiblen Schleimhautschädigungen. Klinisch tritt vor allem eine Funktionsstörung der Speichelproduktion in den Vordergrund. Die betroffenen Patienten leiden unter Xerostomie und rezidivierenden Infektionen der Mundschleimhaut. Auch Karies tritt häufiger auf. Die Therapie besteht in Speichelanregung mit Pilocarpin oder Ersatz mit künstlichem Speichel.

Andere Formen chronischer Speicheldrüsenentzündungen

Neben den oben genannten Ursachen treten chronische Entzündungen der Speicheldrüsen auch im Rahmen verschiedener anderer Erkrankungen auf. Dazu gehört etwa die **Sarkoidose,** welche eine ein- oder beidseitige Schwellung zumeist der Parotis hervorrufen kann. Eine Sonderform stellt dabei der gleichzeitige Befall der Uvea dar. Dieser besonders bei jungen Frauen auftretende Symptomkomplex wird als **Heerfordt-Syndrom** bezeichnet. Die Behandlung erfolgt mit Kortikosteroiden. Als Differenzialdiagnose der Sarkoidose führt auch (aber insgesamt nur selten) die **Tuberkulose** zu Sialadenitiden. Ebenso können sich chronische Veränderungen der Speicheldrüsen auch bei **Lues, HIV-Infektion** oder einer **Aktinomykose** zeigen.

Zusammenfassung

- An der Speichelproduktion ist neben den großen paarigen Kopfspeicheldrüsen eine Vielzahl kleiner Drüsen innerhalb der Mundschleimhaut beteiligt.
- Die Glandula parotis produziert ein vorwiegend seröses, die Glandula submandibularis ein seromuköses und die Glandula sublingualis ein vorwiegend muköses Sekret.
- Bildgebung der ersten Wahl ist die Sonografie.
- Sialadenosen haben eine systemische Erkrankung als Ursache.
- Die Behandlung bei Mumpsinfektion erfolgt symptomatisch.
- Mumps kann mit lebensbedrohlichen Komplikationen wie einer Meningoenzephalitis einhergehen.
- Ein Küttner-Tumor kann bei Inspektion und Palpation nicht gegenüber einem echten Tumor abgegrenzt werden.
- Zum Sjögren-Syndrom gehören neben Sialadenitis auch Keratoconjunctivitis sicca und entzündliche Gelenkbeteiligungen.
- Nach Strahlenbehandlung kommt es zur Verminderung der Speichelproduktion.

Gutartige Tumoren

Gutartige Neubildungen sind eher selten im Bereich der Mundhöhle anzutreffen. Zu den benignen epithelialen Tumoren gehören das **Papillom** (→ Abb. 33.1) und das **pleomorphe Adenom** der Speicheldrüsen. **Fibrome, Lipome und Myome** gehören zu den mesenchymalen Neubildungen. Ferner finden sich meist angeborene Tumoren der Blut- und Lymphgefäße. Klinisch sind die meisten benignen Tumoren inapparent. Bei starker Größenausdehnung oder anatomisch ungünstiger Lokalisation können sie in manchen Fällen zu Verlegungen der Atemwege oder Schluckbeschwerden führen. Die Therapie besteht bei klinischer Symptomatik oder bei Malignitätsverdacht in der vollständigen Exzision. **Hämangiome** und **Lymphangiome** neigen im Kindesalter zur spontanen Rückbildung, eine Exzision sollte daher nicht vorschnell erfolgen.

Präkanzerosen

Alkohol- und Zigarettenkonsum können innerhalb der Mundhöhle zur Entstehung von **Leukoplakien** führen. Als weitere Ursache kommt eine chronische mechanische Gewebskompression, etwa durch ständigen Druck einer Zahnprothese, infrage. Die weißlich schimmernden Auflagerungen finden sich besonders häufig im Mundwinkel, am Mundboden sowie auf der Zunge. Leukoplakien müssen immer bioptisch abgeklärt werden, um eine eventuelle maligne Entartung sicher ausschließen zu können. **Erythroplakien** sind – analog zur Leukoplakie – definiert als nicht abwischbare rötliche Schleimhautveränderungen die keiner anderen Erkrankung zugeordnet werden können. Erythroplakien treten zwar seltener auf als Leukoplakien, stellen aber praktisch immer ein Carcinoma in situ dar und sehr häufig sogar schon ein invasives Karzinom. Sämtliche Erythroplakien der Mundhöhle müssen daher sofort biopsiert und auf ihren Malignitätsgrad hin untersucht werden.

Bösartige Tumoren

Bei den bösartigen Tumoren im Bereich der Mundhöhle und der Lippen handelt es sich meist um Plattenepithelkarzinome. Diese finden sich in etwa der Hälfte der Fälle an der Zunge, zu je 15 % sind Wangenschleimhaut, Mundboden und Unterkiefer befallen. Als häufigste Lokalisation gilt der Bereich zwischen den unteren Molaren und dem Zungengrund. Der Oberkiefer ist nur selten von malignen Neubildungen betroffen. In den meisten Fällen verursachen die Tumoren anfangs nur leichte Beschwerden. Sie imponieren häufig als ulkusartige Läsion, die von einem Randsaum umgeben ist. Jeder Schleimhautbefund mit Ulkusbildung, der über einen längeren Zeitraum als 3 Wochen besteht, sollte daher zum Ausschluss malignen Wachstums biopsiert werden. Bösartige Tumoren des gesamten Mund-Rachen-Raums werden anhand der TNM-Klassifikation eingeordnet, die sich in dieser Region nach Tumorgröße und seit 2017 auch nach der Infiltrationstiefe richtet (→ Tab. 33.1). Für die Prognose sind die Infiltrationstiefe und die Lymphknotenmetastasierung von entscheidender Bedeutung. Über Oberbauchsonografie und Röntgenaufnahme des Thorax wird nach Fernmetastasen gesucht. Die Therapie besteht bei Nachweis malignen Wachstums in einer vollständigen Resektion, bei Lymphknotenbefall und bei allen größeren Tumoren mit Neck Dissection. In der Regel wird eine postoperative Nachbestrahlung durchgeführt.

Lippenkarzinome

Von malignen Neubildungen ist vor allem die Unterlippe betroffen (→ Abb. 33.2). Sehr häufig finden sich Tumoren nach langjähriger **Sonnenexposition** und bei **Pfeifenrauchern.**

Klinik

Das Karzinom präsentiert sich für gewöhnlich als Ulkus. Differenzialdiagnostisch müssen Keratoakanthome sowie Läsionen nach Lues- oder Tuberkuloseinfektion ausgeschlossen werden. Die Diagnosestellung erfolgt nach dem bioptischen Befund.

Therapie

Präinvasive Tumoren können direkt reseziert werden, der Defekt wird ggf. über Verschiebelappen verschlossen. Größere Karzinome werden über eine Keilexzision mitsamt den Muskelanteilen entfernt. Die Defektdeckung erfolgt dann je nach Größe über Verschiebelappen oder Gewebeplastiken aus Anteilen der Wangenhaut oder der Oberlippe. Bei fortgeschrittenen Tumoren ist eine postoperative Bestrahlung nötig.

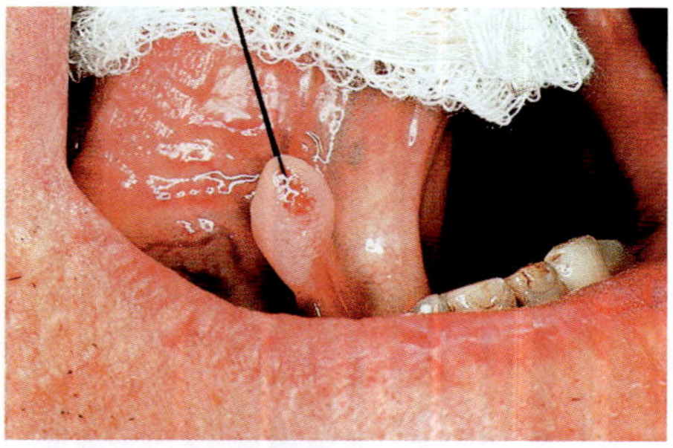

Abb. 33.1 Papillom der Mundschleimhaut [E874]

Tab. 33.1 TNM-Klassifikation (2017) der Plattenepithelkarzinome der Mundhöhle [G608]

T1	Tumor mit max. 2 cm Durchmesser und max. 5 mm Tiefe
T2	Tumor mit max. 2 cm Durchmesser und 5–10 mm Tiefe Tumor mit 2–4 cm Durchmesser und max. 10 mm Tiefe
T3	Tumor mit Durchmesser > 4 cm oder Tiefe > 10 mm
T4	Tumorinfiltration in umliegende Gewebe (z. B. Knochen, tiefe Zungenmuskulatur, Gesichtshaut)

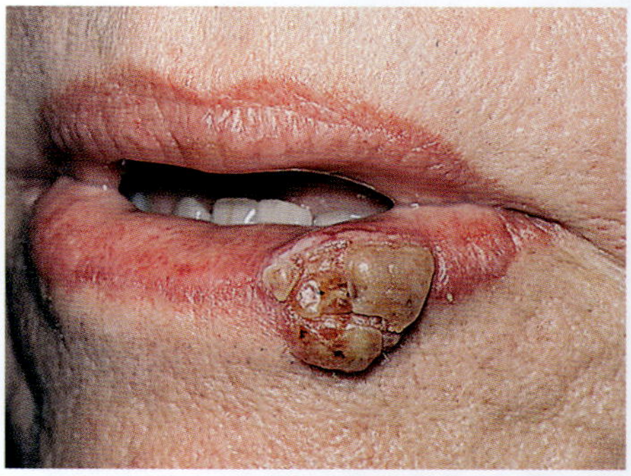

Abb. 33.2 Plattenepithelkarzinom der Unterlippe [E875]

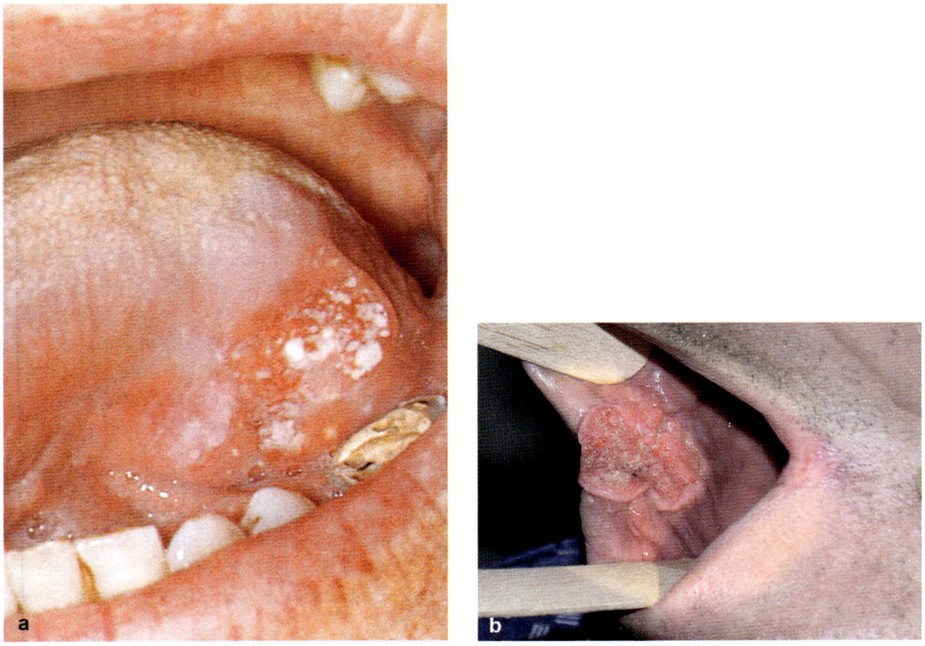

Abb. 33.3 a) Karzinom des linken Zungenrands. b) Ausgedehntes Karzinom der Wangenschleimhaut. [a: E307, b: F441]

Karzinome der Zunge und des Mundbodens

Tumoren des Zungenkörpers finden sich vor allem am lateralen Rand des mittleren Zungenabschnitts (→ Abb. 33.3). Hier können sie direkt in Mundbodenkarzinome übergehen. Ansonsten findet man Letztere vor allem hinter den unteren Schneidezähnen in Nähe des Frenulums.

Klinik

Die Tumoren erscheinen nahezu immer in Form eines **Ulkus mit Randwall.** Teilweise besteht auch eine ausgeprägte **submuköse Ausdehnung.** Nur selten kommt es auch zu exophytischem Wachstum. Sehr schnell bilden sich lokale Metastasen, schon bei T1-Tumoren zeigen sie sich in einem Drittel der Fälle. Lymphknotenmetastasen können durch den beidseitigen Lymphabfluss dabei auch auf der kontralateralen Seite auftreten. Eine Infiltration des Unterkiefers findet sich bei 10 % der Tumoren. Kleinere Tumoren stellen sich oft als schmerzlose Läsionen dar, bei größeren Karzinomen kommt es zu Bewegungseinschränkungen der Zunge mit Schwierigkeiten beim Kauen, Schlucken und Sprechen.

Therapie

Kleinere Tumoren ohne Metastasen werden von enoral her reseziert und meistens bestrahlt. Größere Karzinome müssen teilweise mitsamt den Anteilen des Unterkiefers und einer Neck Dissection von außen entfernt werden. Postoperativ erfolgt eine Bestrahlung. Die 5-Jahres-Überlebensrate schwankt zwischen 70 % bei T1-Tumoren und 20 % bei T4-Tumoren.

Karzinome des harten Gaumens

Hier finden sich eher selten Plattenepithelkarzinome. Dafür können sich ausgehend von den kleinen Speicheldrüsen **adenoid-zystische Karzinome** bilden. Diese zeichnen sich durch eine rasche perineurale Infiltration aus. Am harten Gaumen sind davon vor allem die Nn. palatini majores betroffen, über die es sogar zur Invasion des Tumors in die Schädelhöhle kommen kann. Die Therapie besteht in der vollständigen Resektion des Tumorgewebes mit postoperativer Bestrahlung.

Karzinome der Wangenschleimhaut

Plattenepithelkarzinome der Wangenschleimhaut bilden sich häufig auf dem Boden von Leukoplakien (→ Abb. 33.3). Ein erhöhtes Auftreten findet sich auf dem indischen Subkontinent, wahrscheinlich im Zusammenhang mit dem dort weit verbreiteten Kauen von Betelnüssen. Die Diagnose erfolgt nach Biopsie. Kleinere Läsionen können durch einfache Resektion und Übernähung des Defekts behandelt werden. Bei größeren Karzinomen wird der Defekt mit Hautlappen gedeckt. Auch hier wird eine postoperative Bestrahlung durchgeführt.

Zusammenfassung

- Der häufigste Tumor der Mundhöhle ist das Plattenepithelkarzinom.
- Vor allem die Zunge ist von Tumoren besonders häufig betroffen.
- Leukoplakien stellen Präkanzerosen dar und sollten biopsiert werden.
- Maligne Tumore zeigen sich klinisch in dieser Region meist als Ulkus mit Randsaum.
- Bei mittelliniennahen Tumoren kommen Lymphknotenmetastasen häufig auch kontralateral vor.

34 Neoplasien des Oro- und Nasopharynx

Tumoren des Oropharynx

Tonsillenkarzinom

Plattenepithelkarzinome der Tonsillen sind bei Weitem die häufigsten Tumoren des Oropharynx (ca. 80 %). Vor allem langjähriger Alkohol- und Nikotinabusus wird als Ursache verantwortlich gemacht. Allerdings steigt in den letzten Jahren die Häufigkeit HPV-assoziierter Oropharynxkarzinome stark an. Letztere haben eine deutlich bessere Prognose als die übrigen und stellen eine eigene Tumorentität dar. Daher muss bei jedem Oropharynxkarzinom der HPV-Status bestimmt werden!

Klinik

Tonsillenkarzinome sind häufig lange klinisch stumm. Gerade kleinere Tumoren innerhalb der Krypten können zuerst anhand einer Lymphknotenmetastase auffallen. Größere Tumoren infiltrieren die Gaumensegel, den Zungengrund sowie das umgebende Muskelgewebe. Dies kann zu einer Kieferklemme führen. Daneben bestehen häufig Otalgie, Schluckbeschwerden, Foetor ex ore.

Bei der Inspektion erscheint der Tumor häufig ulzerös, er kann aber auch exophytisches Wachstum aufweisen (→ Abb. 34.1). Teilweise ist makroskopisch auch gar kein Tumor zu erkennen und selbst eine Schwellung der betroffenen Tonsille liegt nicht vor. Daher müssen bei Halslymphknotenmetastasen mit unbekanntem Primärtumor beide Tonsillen entfernt und histologisch untersucht werden (→ Kap. 50). Bei größeren sichtbaren Tumoren geben CT und MRT Auskunft über Ausdehnung und Infiltrationstiefe. Die Klassifikation erfolgt mit dem TNM-System (→ Tab. 34.1). Da HPV-positive Oropharynxkarzinome jedoch eine deutlich bessere Prognose als die HPV-negativen Karzinome haben, wird seit 2017 das Lymphknotenstaging (N-Klassifikation) von HPV-assoziierten Tumoren neu definiert: Bei diesen Tumoren ist nur die Anzahl der Lymphknotenmetastasen ausschlaggebend (→ Tab. 34.2). Lymphknotenmetastasen liegen in über 70 % der Fälle vor.

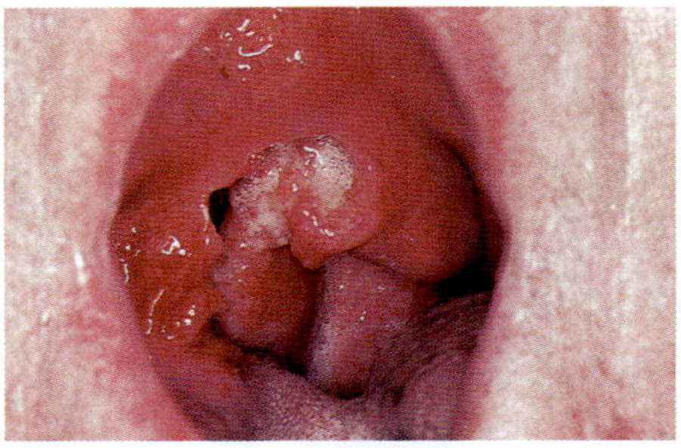

Abb. 34.1 Exophytisch wachsendes Tonsillenkarzinom rechts [E307]

Therapie

Vollständige Entfernung des Tumors, entweder über peroralen Zugang oder durch laterale Pharyngotomie. Ein großer Defekt muss über gestielte oder freie Lappen gedeckt werden. Am häufigsten kommt hierbei der Radialislappen zu Einsatz, ein fasziokutaner Lappen des Unterarms, dessen versorgende A. radialis am Hals mit einem Ast der A. carotis externa anastomisiert wird. Vorher muss der Allen-Test durchgeführt werden, um sicherzustellen, dass die Hand ausreichend über die verbleibende A. ulnaris versorgt wird. In der Regel erfolgt eine Neck Dissection, da über 60 % der Fälle bei Diagnosestellung bereits einen Lymphknotenbefall aufweisen. Die postoperative Bestrahlung ist bei fortgeschrittenen Tumoren indiziert (> T1 oder N1–N3). Die 5-Jahres-Überlebensrate liegt zwischen 90 % bei T1N0-Tumoren und 30 % im Stadium IV (T4 oder N2).

Zungengrundkarzinom

Neben den Tonsillen ist der Zungengrund die zweithäufigste Primärlokalisation von Plattenepithelkarzinomen des Oropharynx. Diese Tumoren sind klinisch unauffällig und werden selbst bei der endoskopischen Inspektion leicht übersehen. Daher ist die Palpation des Zungengrunds von eminenter Wichtigkeit. Oft werden sie anhand von Lymphknotenmetastasen diagnostiziert. Diese können durch den doppelten Lymphabfluss bei mittelliniennahen Tumoren auch beidseits auftreten. Die Therapie besteht in der vollständigen Entfernung und ggf. plastischer Rekonstruktion. Meist sind eine Neck Dissection sowie eine postoperative Bestrahlung erforderlich. Trotzdem liegt die 5-Jahres-Überlebensrate bei ca. 20–30 %!

Lymphoepitheliom

Hierbei handelt es sich um eine Sonderform der Plattenepithelkarzinome. Innerhalb des Tumors findet sich eine große Zahl von Lymphozyten, sodass die Abgrenzung zu einem Lymphom nicht leicht fällt. Lymphoepitheliome finden sich an den Tonsillen, auf dem Zungengrund und vor allem im Nasopharynx (Schmincke-Tumor). Im Gegensatz zu den noxenassoziierten verhornenden Plattenepithelkarzinomen sind sie ätiologisch mit Virusinfektionen assoziiert (HPV in Oropharynx, EBV in Nasopharynx) und sprechen besser auf eine Strahlentherapie an.

Lymphome

Die Tonsillen sind die häufigste Lokalisation für die extranodale Manifestation eines Lymphoms (→ Abb. 34.2). In den meisten Fällen handelt es sich dabei um Non-Hodgkin-Lymphome vom B-Zell-Typ. Vor allem bei AIDS-Patienten finden sich aber auch T-Zell-Lymphome. Bei der Inspektion erscheinen die Tonsillen einseitig vergrößert. Über eine Biopsie lässt sich der histologische Typ des Lymphoms bestimmen und die adäquate Therapie einleiten. Diese basiert je nach Typ und Ausdehnung auf Strahlen- und Chemotherapie.

Tumoren des Nasopharynx

Karzinom des Nasopharynx

Anders als im Oropharynx kommen im Nasopharynx lymphoepitheliale Karzinome ebenso häufig vor wie gewöhnliche Plattenepithelkarzinome. Sie werden im Nasen-Rachen-Raum als **Schmincke-Tumoren** bezeichnet und sind EBV-assoziiert. Bei ca. 90 % der Patienten sind im Serum

Tab. 34.1 T-Klassifikation der Oropharynxkarzinome

T1	Tumor mit max. 2 cm Durchmesser und max. 5 mm Tiefe
T2	Tumor mit max. 2 cm Durchmesser und 5–10 mm Tiefe Tumor mit 2–4 cm Durchmesser und max. 10 mm Tiefe
T3	Tumor mit Durchmesser > 4 cm oder Tiefe > 10 mm
T4	Tumorinfiltration in umliegende Gewebe (z. B. Knochen, tiefe Zungenmuskulatur, Gesichtshaut)

Tab. 34.2 N-Klassifikation (2017) des HPV-assoziierten Oropharynxkarzinoms. HPV-negative Oropharynxkarzinome werden wie die übrigen Kopf-Hals-Plattenepithelkarzinome klassifiziert (→ Kap. 50).

Klinisch		Pathologisch	
cN0	Keine Lymphknotenmetastasen (LKM)	**pN0**	Keine Lymphknotenmetastasen (LKM)
cN1	Ipsilaterale LKM ≤ 6 cm	**pN1**	1–4 LKM
cN2	Kontralaterale LKM ≤ 6 cm	**pN2**	5 oder mehr LKM
cN3	LKM > 6 cm		

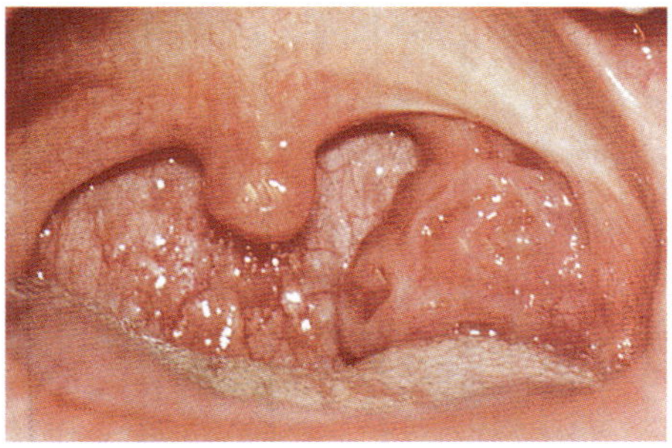

Abb. 34.2 Tonsillenschwellung links aufgrund eines Non-Hodgkin-Lymphoms [E307]

IgA-Antikörper gegen EBV-VCA nachweisbar. Auffallend häufig finden sich Nasopharynxkarzinome bei Patienten chinesischer Abstammung und in anderen Ländern Südostasiens. Hier scheinen auch die Ernährungsgewohnheiten (gesalzener Trockenfisch) eine Rolle zu spielen.

Klinik und Diagnostik

Häufig breitet sich der Tumor von der Rosenmüller-Grube ausgehend innerhalb des Nasen-Rachen-Raums aus. Dabei kommt es zur Verlegung der Tubenostien. Ein durch die Minderbelüftung entstandener **Paukenerguss** mit Schallleitungsschwerhörigkeit ist meist neben Halslymphknotenschwellungen das erste Symptom. Daneben kann es durch die Raumforderung im Nasopharynx auch zu Rhinorrhö, Epistaxis, behinderter Nasenatmung, Rhinophonia clausa und Geruchsstörungen kommen. Durch Druck auf nervöse Strukturen können im Spätstadium Hirnnervenlähmungen und eine Horner-Symptomatik auftreten.
Diagnostisch werden Nasopharynxkarzinome in erster Linie über die Endoskopie und Biopsie erfasst. Neben Schleimhautulzerationen zeigen die Tumoren auch exophytisches oder aber submuköses Wachstum (daher immer Biopsie aus Nasopharynx bei CUP-Syndrom! → Kap. 50). Mit MRT und CT werden die Ausdehnung und Tiefeninfiltration bestimmt.

Therapie

Wegen der hohen Radiosensibilität ist eine primäre Bestrahlung indiziert, da eine komplette Resektion aufgrund der Lokalisation chirurgisch meist nicht erreicht werden kann. Eine Neck Dissection wird bei ausgedehnten Lymphknotenmetasen, die nicht gut auf die Radiatio ansprechen, empfohlen. Die 5-Jahres-Überlebensrate liegt bei etwa 50 %.

Juveniles Nasenrachenfibrom (Angiofibrom)

Dieser sehr seltene gutartige Tumor findet sich fast ausschließlich bei jugendlichen Männern. Meist bildet er sich im Bereich der hinteren Choanen und des Nasopharynx. Obwohl das Nasenrachenfibrom eine gutartige Neubildung darstellt, wächst es lokal infiltrierend und destruierend. Es kommt jedoch nicht zur Metastasenbildung.

Klinik und Diagnostik

Die Patienten fallen durch behinderte Nasenatmung und teilweise schwerste Epistaxisanfälle auf. Durch die Raumforderung im Nasopharynx kann es zu Tubenfunktionsstörungen mit entsprechender Ohrsymptomatik kommen. Bei massiver Ausdehnung kommt es zur Auftreibung des Gesichts, eventuell mit Exophthalmus. Die Diagnose wird anhand des endoskopischen Befunds gestellt. Über CT und MRT kann die Ausdehnung und Infiltration umge-

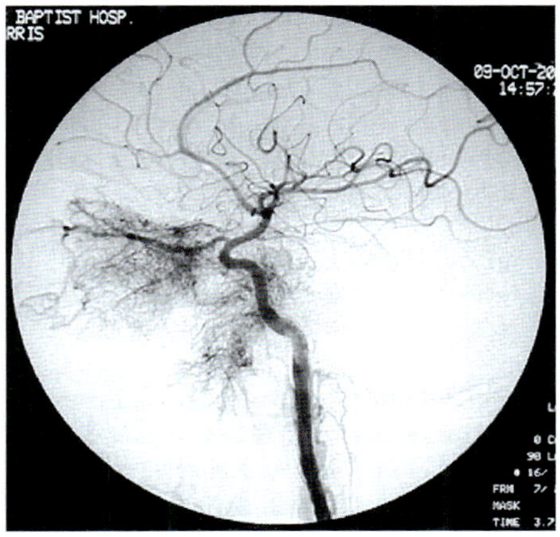

Abb. 34.3 Juveniles Nasenrachenfibrom. Die Angiografie (lateral) der A. carotis interna zeigt den hypervaskulären Tumor in Nasopharynx und Nasenhöhle (links = anterior). [F438-1]

bender Strukturen bestimmt werden. Mit Kontrastmittelinjektion in eine zuführende Arterie werden die Tumorgefäße in der Angiografie selektiv dargestellt (→ Abb. 34.3). Unter keinen Umständen sollte eine Biopsie entnommen werden. Die reiche Gefäßversorgung kann sonst zu nur schwer stillbaren, massiven Blutungen führen.

Therapie

Das juvenile Nasenrachenfibrom muss chirurgisch komplett entfernt werden, da es zur Rezidivbildung neigt. Vorher sollte die Gefäßversorgung durch selektive Embolisation verringert werden, da Eingriffe ansonsten zu schweren Blutungskomplikationen führen können. Eine Bestrahlung wird nur bei nichtoperablen Tumoren durchgeführt.

Zusammenfassung

- Plattenepithelkarzinome sind im Oro- und Nasopharynxbereich die häufigsten malignen Tumoren.
- Lymphoepitheliale Karzinome sind sehr strahlensensibel.
- Eine einseitige schmerzlose Tonsillenschwellung ist immer tumorverdächtig.
- Die HPV-assoziierten Oropharynxkarzinome nehmen eine Sonderstellung unter den HNO-Tumoren ein und haben eine bessere Prognose.
- Ein lang bestehender Paukenerguss beim Erwachsenen kann durch ein Nasopharynxkarzinom ausgelöst sein und muss daher abgeklärt werden.
- Juvenile Nasenrachenfibrome sollten aufgrund ihrer starken Gefäßversorgung nicht biopsiert werden.

Tumoren des Hypopharynx sind in den seltensten Fällen gutartige Neubildungen. Der bei Weitem häufigste Tumor ist das maligne Plattenepithelkarzinom. Durch die unauffällige Klinik wird diese Erkrankung meist in Spätstadien diagnostiziert, daher sind 25 % der Patienten bei der Erstdiagnose bereits inkurabel. Neben den kurativen Therapieansätzen müssen daher bei der Behandlung auch rein palliative Maßnahmen erwogen werden.

Benigne Neubildungen im Hypopharynxbereich sind sehr selten. In der Regel handelt es sich um **Leiomyome, Lipome** oder **Hämangiome.** Klinisch bleiben sie häufig symptomlos. Bei größeren Raumforderungen können Dysphagie, Regurgitationen oder ein Globusgefühl auftreten. Ernst zu nehmende Komplikationen entstehen durch Aspiration von Nahrungsresten oder bei Verlegung der Atemwege durch sehr große Tumoren. Zur genauen Diagnosestellung und vor allem zum Ausschluss malignen Wachstums muss immer eine Probebiopsie entnommen werden. Die Therapie besteht bei entsprechender Klinik in der operativen Resektion.

Hypopharynxkarzinom

Hypopharynxkarzinome (→ Abb. 35.1) werden in erster Linie durch Alkohol- und Tabakkonsum begünstigt. Am häufigsten erkranken Männer (5 : 1) zwischen dem 50. und 70. Lebensjahr. Eine Ausnahme sind die Karzinome der Postkrikoidregion des Hypopharynx: Diese kommen häufiger bei Frauen vor und sind mit dem Plummer-Vinson-Syndrom assoziiert (Eisen-, Vitamin-C-Mangel, atrophische Gastritis, Pharyngoösophagitis mit Dysphagie).

Tumorklassifikation

Praktisch alle malignen Tumoren des Hypopharynx sind Plattenepithelkarzinome, die meisten von ihnen sind schlecht differenziert. Etwa 60 % der Tumoren nehmen ihren Ursprung im Sinus piriformis, weitere 30 %

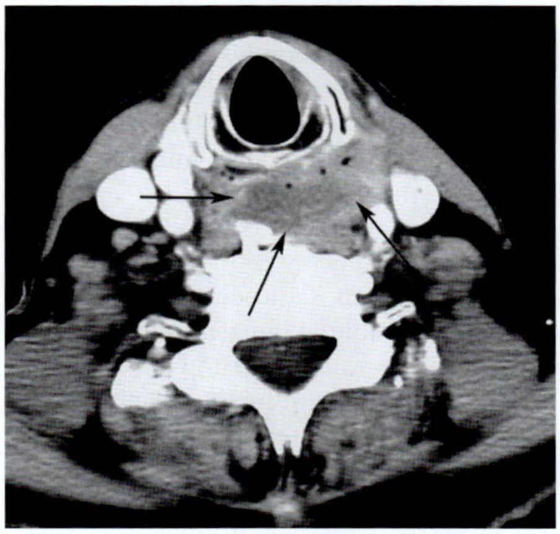

Abb. 35.1 Hypopharynxkarzinom links [E653]

Tab. 35.1 TNM-Klassifikation des Hypopharynxkarzinoms [G272]

T1	Tumor beschränkt auf einen Unterbezirk **und** Ausdehnung ≤ 2 cm.
T2	Tumor infiltriert mehr als einen Unterbezirk **oder** den benachbarten Bezirk **oder** Größenausdehnung zwischen 2 cm und 4 cm, ohne Fixation des Hemilarynx.
T3	Tumor ≥ 4 cm **oder** Hemilarynx-Fixation
T4	Tumor infiltriert Nachbarstrukturen, z. B. Schild-/Ringknorpel, A. carotis interna/externa, Halsweichteile, prävertebrale Faszie, Schilddrüse, Ösophagus.

gehen aus der Postkrikoidregion, also dem Bereich rückseitig der Ringknorpelplatte, hervor. Der Rest bildet sich in der Hypopharynxhinterwand. Die Stadieneinteilung erfolgt anhand der TNM-Klassifikation (→ Tab. 35.1). Sie orientiert sich an der Tumorgröße und an den befallenen Unterbezirken (Postkrikoidregion, Sinus piriformis, Hypopharynxhinterwand).

Die meisten Tumoren werden im Stadium T3 oder T4 diagnostiziert, bei ca. 80 % der neu diagnostizierten Fälle finden sich bereits Metastasen. Vor allem die Tumoren des Sinus piriformis neigen durch den reichlichen Lymphabfluss in diesem Gebiet zur

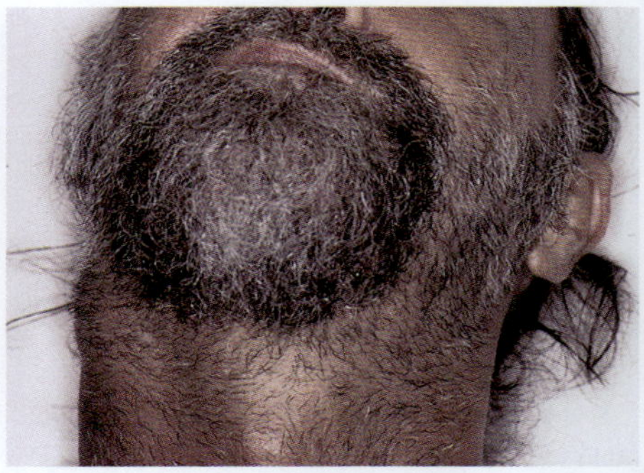

Abb. 35.2 Halslymphknotenmetastase rechts bei Hypopharynxkarzinom [F442]

schnellen lymphoregionären Metastasierung. Als typisch ist die Ausbildung einer großen Halsmetastase im Bereich des oberen Venenwinkels anzusehen (→ Abb. 35.2). Daneben werden vor allem die Kieferwinkellymphknoten und die Lymphknoten unter dem M. sternocleidomastoideus befallen. Fernmetastasen finden sich vor allem in der Lunge und sind dann ebenso häufig wie Zweitkarzinome (Bronchialkarzinom).

Klinik

Da es meist spät zur Ausbildung klinischer Symptome kommt, wird ein großer Teil der Hypopharynxkarzinome erst anhand von lymphoregionärer Metastasenbildung erkannt. Zu den typischen Erstsymptomen gehören **Dysphagie** und ein Kratzen im Hals bei der Nahrungsaufnahme. Später tritt meist auch **Odynophagie** (Schmerzen beim Schluckakt) auf. Viele Patienten leiden dabei unter **Ohrenschmerzen** als fortgeleitetes Symptom. Die Dysphagie kann schon bei der Befunderhebung zu **Gewichtsverlusten** geführt haben. Auch ein Foetor ex ore wird häufig wahrgenommen. **Heiserkeit** ist ein typisches Symptom für den Befall des Larynx und damit Eintritt in das Tumorstadium T3. Hier bestehen oft auch schon dyspnoische Beschwerden durch Einengung der Atemwege (→ Abb. 35.3).

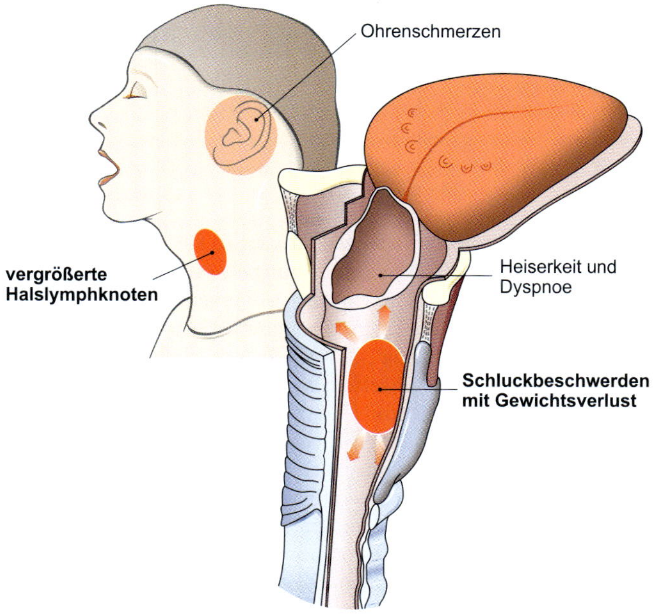

Abb. 35.3 Klinische Symptome bei Hypopharynxkarzinom [L141]

Diagnostik

Bei der Spiegeluntersuchung muss größter Wert auf die Beurteilung der Stimmlippenbeweglichkeit gelegt werden, um eine eventuelle Fixierung des Kehlkopfs zu bemerken. Mit einer Panendoskopie wird die Tumorausdehnung bestimmt und der restliche Aerodigestivtrakt untersucht, auch um eventuelle Zweittumoren ausschließen zu können. Über CT und MRT können Tiefenausdehnung und Infiltration in benachbarte Strukturen beurteilt werden. Mit der Ultraschalluntersuchung werden Lymphknotenmetastasen kontrolliert, daneben werden ein CT-Thorax sowie eine Oberbauchsonografie, eventuell auch ein Knochen-Scan zur Erfassung von Fernmetastasen (v. a. in Lunge, Leber, Knochen) durchgeführt.

Therapie

Chirurgie

Tumoren der Stadien T1 und T2 werden operativ mit kurativer Zielsetzung behandelt. Hierbei werden die Karzinome entweder peroral mit Laser reseziert oder chirurgisch von außen mit Teilen der Hypopharynxwand entfernt. Hinzu kommen je nach Ausdehnung die Entfernung des Kehlkopfs und eine ein- oder beidseitige Neck Dissection. Größere Tumoren der Stadien T3 und T4 werden in Form einer totalen Hypopharyngektomie und Laryngektomie entfernt. Die entstandenen Defekte werden mit gestielten oder freien Lappenplastiken oder mit Dünndarminterponaten überbrückt. Zirkulär wachsende Tumoren, der Befall des Ösophaguseingangs oder stark in die Umgebung infiltrierende Karzinome gelten meist als inoperabel. Bei Fernmetastasen muss eine chirurgische Intervention eher unter palliativen Gesichtspunkten bewertet werden.

Die Prognose ist im Vergleich zu Larynx- und Oropharynxkarzinomen deutlich schlechter: Die durchschnittliche 5-Jahres-Überlebensrate liegt bei kleineren, relativ gut behandelbaren Tumoren etwa bei 50 %, bei größeren Hypopharynxkarzinomen unter 30 %.

Radiochemotherapie

Eine primäre Radiochemotherapie erfolgt bei fortgeschritteneren Karzinomen mit inoperablem Befund oder schwerer Co-Morbidität des Patienten. Ansonsten wird postoperativ bei fast jedem Tumor eine adjuvante Radiochemotherapie mit einer Gesamtstrahlendosis von 60–70 Gy, kombiniert mit Platinderivaten wie Cisplatin, durchgeführt.

Palliative Maßnahmen

Etwa ein Drittel aller Patienten mit Hypopharynxkarzinom stellt sich bereits mit einem unheilbaren Befund vor. Hier können nur noch palliative Maßnahmen ergriffen werden. Hierzu gehören Strahlentherapie oder Radiochemotherapie zur Tumorverkleinerung und Symptomeindämmung. Über eine Tracheotomie wird die Atmung gesichert. Die Ernährung erfolgt bei Ösophagusverschluss über eine PEG-Sonde. Daneben muss eine intensive Schmerztherapie eingeleitet werden, um den betroffenen Patienten ein Mindestmaß an Lebensqualität zu sichern.

Zusammenfassung

- Benigne Tumoren des Hypopharynx sind sehr selten und klinisch häufig symptomlos.
- Das Plattenepithelkarzinom ist der häufigste Tumor des Hypopharynx.
- Das Hypopharynxkarzinom hat von allen Tumoren des Aerodigestivtrakts die schlechteste Prognose.
- Bei Patienten mit Plummer-Vinson-Syndrom treten vermehrt Hypopharynxkarzinome auf.
- Erstsymptom sind sehr häufig Halslymphknotenmetastasen.

36 Neoplasien der Speicheldrüsen

Tumoren der Kopfspeicheldrüsen sind in etwa zwei Drittel der Fälle benigne, zu einem Drittel maligne Neubildungen. Je kleiner die betroffene Speicheldrüse, desto höher ist das Malignitätsrisiko. Dennoch stellt die Ohrspeicheldrüse aber mit etwa 80 % aller Neubildungen die Lokalisation mit der höchsten Entartungshäufigkeit dar. Über eine genaue Anamnese und Untersuchung können die in → Tab. 36.1 aufgeführten Kriterien Hinweise auf die Dignität geben.

Tab. 36.1 Klinische Eigenschaften benigner und maligner Speicheldrüsentumoren

Benigne Tumoren	Maligne Tumoren
Langsames Wachstum (Monate bis Jahre)	Schnelles Wachstum (innerhalb von Wochen)
Knoten ist schmerzlos, gut verschieblich, weich	Knoten ist schmerzhaft, unverschieblich, hart
Verdrängendes, expansives Wachstum	Infiltration in Umgebung (Gesichtslähmung!)
Keine weiteren Symptome	Lymphknotenschwellungen

Benigne Tumoren der Speicheldrüsen

Pleomorphes Adenom (Mischtumor)

Dieser Tumor stellt die häufigste Neubildung der Speicheldrüsen überhaupt dar. Er tritt bevorzugt bei Frauen auf und entstammt trotz seines histologisch bunten Bilds den epithelialen Zellen. Das pleomorphe Adenom ist umgeben von einer **Pseudokapsel** und besitzt klinisch alle Kennzeichen benigner Tumoren (→ Tab. 36.1). Es findet sich nahezu ausschließlich innerhalb der Ohrspeicheldrüse und fällt den betroffenen Patienten als langsam wachsende, sich ausdehnende **schmerzlose Geschwulst** auf (→ Abb. 36.1). Die Diagnose stellt man anhand des klinischen Bilds und über die Sonografie. CT und MRT können für die Bestimmung der Ausdehnung hilfreich sein. Die endgültige Diagnose wird nach der **vollständigen Tumorresektion** gestellt. Die chirurgische Entfernung sollte dabei zum frühestmöglichen Zeitpunkt erfolgen, um eine optimale Operabilität (das heißt keine Gefahr einer Schädigung des N. facialis) zu gewährleisten. Bei der Resektion wird neben dem Tumor selbst immer auch ein Randsaum des gesunden Gewebes entfernt. Etwa 5 % der unbehandelten Adenome neigen zur **sekundären malignen Entartung (Karzinom ex pleomorphes Adenom).**

Zystadenolymphom (Warthin-Tumor)

Der Warthin-Tumor tritt vor allem bei älteren Männern und bei Rauchern auf. Er entsteht vermutlich aus Speicheldrüsengängen, die heterotop in Lymphknoten lokalisiert sind. Histologisch hat er eine epitheliale und eine lymphoide Komponente. Das Zystadenolymphom stellt die zweithäufigste Neubildung der Glandula parotis dar und tritt nicht selten auch multilokulär und beidseits auf. Typischerweise kommt es im unteren Pol der Ohrspeicheldrüse zu einer **schmerzlosen, weichen Schwellung.** Bei der Sonografie lassen sich vereinzelt **Zysten** innerhalb des Tumors nachweisen (→ Abb. 36.2). Eine seltene Komplikation ist eine Infektion dieser Zysten. Es besteht eine sehr seltene Tendenz zur Entartung. Die Therapie erfolgt durch vollständige Tumorentfernung.

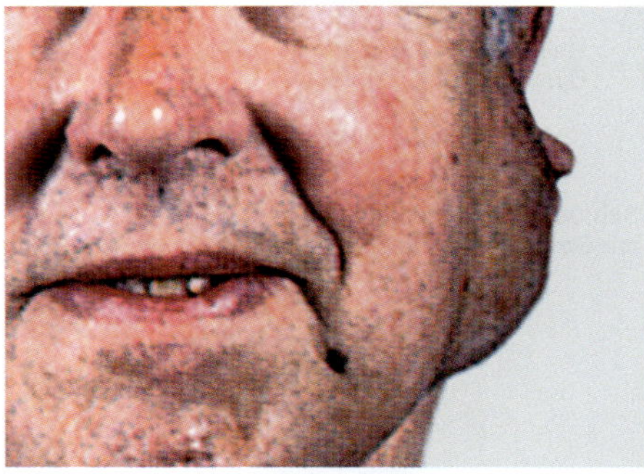

Abb. 36.1 Pleomorphes Adenom der linken Glandula parotis [E307]

Maligne Tumoren der Speicheldrüsen

Malignitätsverdächtige Tumoren der Speicheldrüsen können über Feinnadelbiopsien näher untersucht werden. Allerdings hat ein negatives Ergebnis hierbei keine hohe Aussagekraft. Über MRT und CT muss die Tiefenausdehnung des Tumors dargestellt werden, um das spätere Resektionsausmaß abschätzen zu können (→ Abb. 36.3). Die Tumorentfernung als primäre Therapie der Wahl (→ Abb. 36.3) erfolgt radikal, aber unter größtmöglicher Schonung des N. facialis. Muss der tumorinfiltrierte Nerv teilweise reseziert werden, so kann eine Rekonstruktion mit einem sensiblen Nerv oder eine Anastomose mit dem N. hypoglossus durchgeführt werden.
Postoperativ wird in der Regel bestrahlt.
Bei Tumorentfernung kann es zu einer Reihe von postoperativen Komplikationen kommen. Hierzu gehört in erster Linie die Schädigung des N. facialis, der teilweise auch mit entfernt werden muss. Auch der N. auricularis magnus ist bei jeder Parotidektomie gefährdet. Ein Sensibilitätsausfall im Bereich der unteren Ohrmuschelhälfte ist die Folge.
Unter dem **Frey-Syndrom** versteht man die fehlerhafte postoperative Reinnervation von parasympathischen Fasern der Parotis und sekretorischen Fasern von Schweißdrüsen. Hierbei kommt es durch gustatorische Reize (z. B. Schmecken, Kauen) in diesen Hautarealen zu abnormer Schweißabsonderung. Besonders betroffen sind hierbei die Hautgebiete in den Versorgungsbereichen des N. auriculotemporalis und des N. auricularis magnus. Man spricht von **gustatorischem Schwitzen,** die Therapie besteht in intrakutaner Botulinumtoxin-Injektion.

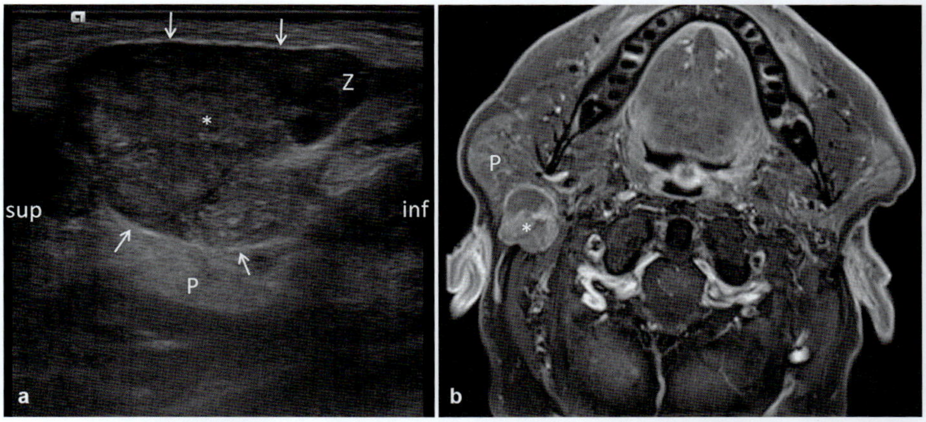

Abb. 36.2 Zystadenolymphom (*) der Glandula parotis in der Sonografie (a, schräg-coronar) und der MRT (b, axial). Das gesunde Drüsenparenchym (P) wird verdrängt. sup = superior, inf = inferior. Beachte die scharfe Begrenzung der Tumoroberfläche (Pfeile). Im inferioren Bereich hat der Tumor einen zystischen Anteil (Z), der in der kontrastverstärkten T1w MRT auch als hypointenser Bereich dargestellt ist. [O639]

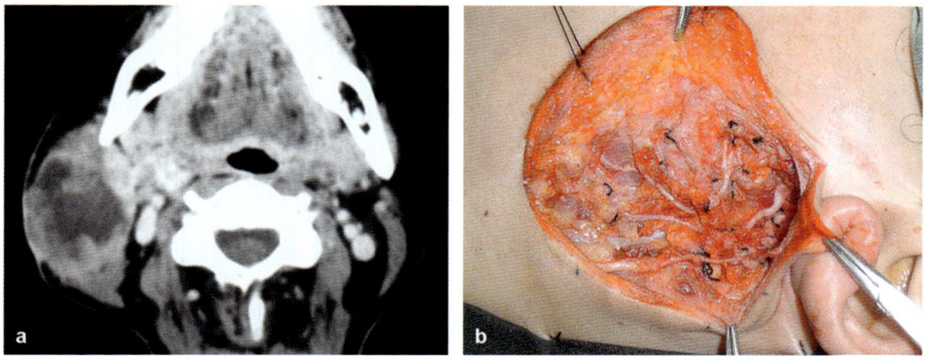

Abb. 36.3 a) Axiales KM-CT eines Mukoepidermoidkarzinoms der rechten Glandula parotidea. b) OP-Situs nach Parotidektomie links. Die Äste des N. facialis sind dargestellt. [a: E871, b: F443]

Mukoepidermoidkarzinom

Dies ist der häufigste maligne Tumor der Speicheldrüsen. Hauptsächlich ist die Parotis von dieser Neubildung betroffen. Je nach Differenzierungsgrad ergeben sich teilweise weitreichende prognostische Schwankungen. Etwa 75 % der Tumoren zeigen eher geringgradige Malignität bei hoher Differenzierung. Der Rest gehört zu den hochmalignen, kaum differenzierten Tumoren mit schlechter Prognose. Bei der ersten Gruppe liegt die 5-Jahres-Überlebensrate bei etwa 90 %, bei der zweiten nur noch unter 50 %. Klinisch tritt der Tumor als **schnell wachsende, indolente Schwellung** auf, später kommen **Schmerzen** und **Nervenausfälle** (N. facialis) hinzu. Die Therapie besteht in der vollständigen Resektion mit postoperativer Bestrahlung.

Azinuszellkarzinom

Auch das Azinuszellkarzinom findet sich vorwiegend in der Ohrspeicheldrüse. Es **wächst langsam,** kann aber zur **Metastasenbildung** neigen. Histologisch zeigt sich meist ein hochdifferenziertes Bild. Relativ selten findet sich auch ein beidseitiges Wachstum. Generell sind Frauen etwas häufiger betroffen als Männer, das Prädilektionsalter liegt zwischen dem 40. und 60. Lebensjahr. Die Symptome richten sich nach der Infiltrationstiefe. Die Therapie entspricht der Behandlung beim Mukoepidermoidkarzinom.

Adenoid-zystisches Karzinom – Zylindrom

Dieser Tumor entsteht meist in den kleinen Speicheldrüsen (v. a. Gaumen), weniger häufig in den großen Speicheldrüsen. Das adenoid-zystische Karzinom zeigt histologisch eine relativ hohe Differenzierung und wächst in den meisten Fällen auch nur **sehr langsam.** Lymphknotenmetastasen sind relativ selten, jedoch neigt es zur hämatogenen **Metastasierung** in Lunge und Knochen (ca. 40 %!) und zur perineuralen Infiltration. Außerdem spricht es kaum auf Bestrahlung an, sodass eine definitive Heilung so gut wie ausgeschlossen ist. Klinisch besteht eine langsam fortschreitende, meist **schmerzhafte Schwellung.** Später kommt es zu **Nervenausfallserscheinungen,** vor allem bei Parotisbefall. Die Therapie besteht in chirurgischer Resektion, oft mit postoperativer Radiatio. Aufgrund des langsamen Wachstums ist jedoch der Nutzen einer radikalen Tumorentfernung je nach Patienten zu bestimmen. Die 5-Jahres-Überlebensrate liegt bei etwa 75 %, die 10-Jahres-Überlebensrate jedoch durch die Metastasierung und das langsame, aber hartnäckige Wachstum unter 30 %.

Andere maligne Neubildungen

Eine Metastasenbildung innerhalb der Ohrspeicheldrüse findet sich relativ häufig: **Metastasen** stellen etwa 25 % aller malignen Neubildungen innerhalb der Parotis dar. Als Primärtumoren finden sich in erster Linie Haut- und Schleimhauttumoren (malignes Melanom, Plattenepithelkarzinom), die über die Lymphwege in die intraparotidealen Lymphknoten drainieren. Auch maligne **Lymphome,** vor allem Non-Hodgkin-Lymphome, können die Speicheldrüsen betreffen. Nicht selten steht so ein Befall in Zusammenhang mit Autoimmunerkrankungen wie dem Sjögren-Syndrom.

Zusammenfassung

- Gutartige Tumoren zeichnen sich durch langsames, schmerzloses Wachstum aus.
- Schmerz und Fazialisparese sprechen für malignes Wachstum.
- Das pleomorphe Adenom kann maligne entarten.
- Je kleiner die betroffene Speicheldrüse, desto höher das Malignitätsrisiko.
- Die Karzinome der Speicheldrüsen metastasieren primär lymphogen.
- Das adenoid-zystische Karzinom wächst sehr langsam, neigt aber zur Metastasierung.
- Bei unklarer Histologie maligner Neubildungen der Glandula parotis immer auch an die Möglichkeit einer Metastasierung in die Glandula parotis denken.

Larynx und Trachea

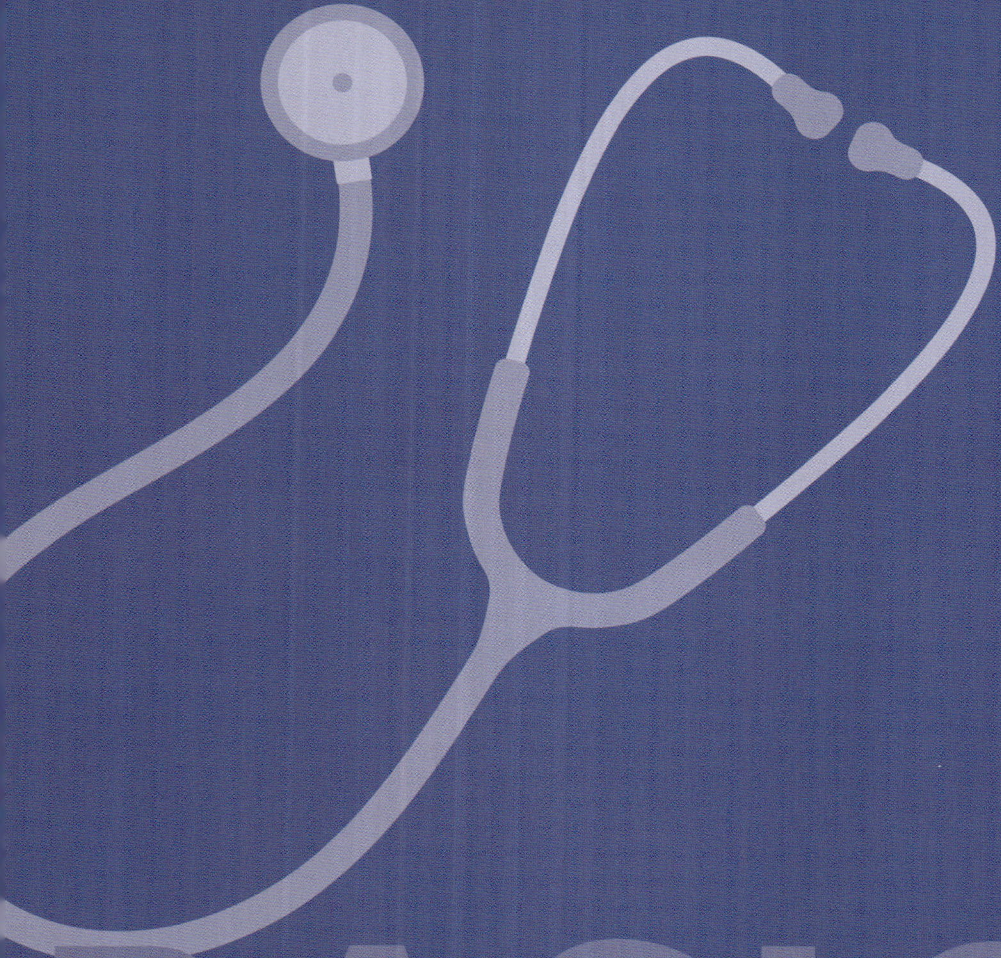

BASICS

Grundlagen und Diagnostik

Leitsymptome und Krankheitsbilder

Anatomie von Larynx und Trachea

Anatomie des Larynx

Der Kehlkopf (→ Abb. 37.1) besteht aus einem Gerüst mehrerer hyaliner Knorpel, die nach der Pubertät mehr und mehr mineralisieren (Ausnahme ist die Epiglottis: elastischer Knorpel). Sie sind über Bänder, Membranen und Muskeln untereinander und mit der Umgebung verbunden. Der **Schildknorpel** (Cartilago thyreoidea), als prominenteste Struktur von außen deutlich zu erkennen, ist dabei am Zungenbein über das Lig. thyreohyoideum fixiert. Nach unten ist er mit dem Ringknorpel (Cartilago cricoidea) über das Lig. conicum verbunden. Hier kann in Notfällen zur Sicherung der Atmung die Koniotomie erfolgen. Nach unten schließt sich dem Ringknorpel über das Ligamentum cricotracheale die Luftröhre an. Auf dem Ringknorpel sitzen dorsal die paarigen **Stellknorpel** (Aryknorpel), von denen die Stimmlippen zum Schildknorpel ziehen. Am vorderen Teil des Schildknorpels ist die **Epiglottis** befestigt, eine klappenähnliche Knorpelstruktur, die während des Schluckvorgangs den Kehlkopf überdeckt. Sie läuft nach lateral Richtung Hypopharynx in einer Schleimhautkante, der **Plica aryepiglottica,** aus. Unterhalb der Kante werden durch die Schleimhaut **Taschenfalten** aufgeworfen. Zwischen ihnen und den Stimmlippen findet sich der **Morgagnische Ventrikel.**

Die **Stimmritze** (Rima glottidis) selbst wird durch die medialen Kanten der Stimmlippen begrenzt. Ihre Länge beträgt bei Männern etwa 2–2,5 cm, bei Frauen 1,5–2 cm. Nach vorn Richtung Schildknorpel bildet sich ein spitzer Winkel, die vordere Kommissur. Die dorsale Basis des Dreiecks zwischen den beiden Aryknorpeln und dem Schildknorpel wird als hintere Kommissur bezeichnet.
Die Stimmritze besteht aus einer **Pars membranacea,** die durch das **Lig. vocale** gebildet wird, und einer **Pars cartilaginea,** die über dem jeweiligen **Processus vocalis** des Aryknorpels liegt. Verschiedene Muskeln verursachen ein Öffnen oder Schließen der Stimmritze sowie eine Spannung der Stimmlippen. Eine Erweiterung der Stimmritze wird nur durch Kontraktion des M. cricoarytenoideus posterior (Postikus) ausgelöst. Die Stimmlippenspanner sind der M. vocalis und der M. cricothyroideus. Alle anderen Muskeln verschließen die Stimmritze. Das Kräfteverhältnis zwischen Stimmritzenschließer und Stimmritzenöffner beträgt 3 : 1.
Funktionell wird der Kehlkopf wie folgt eingeteilt:

- **Supraglottischer Raum:** zwischen Epiglottisoberkante und Morgagni-Ventrikel
- **Glottis:** Kontaktfläche der Stimmlippen
- **Subglottischer Raum:** von Unterrand der Glottis (Linea arcuata inferior) bis Unterkante des Ringknorpels

Das mehrschichtige unverhornte Plattenepithel der Pharynxschleimhaut setzt sich unterschiedlich weit in den Larynxeingang fort, z. T. bis auf die Taschenfalten. Dann geht es in das respiratorische Flimmerepithel der unteren Atemwege über. Nur auf einem 3–4 mm breiten Streifen auf der Kante der Stimmfalten ist dieses durch mehrschichtiges unverhorntes Plattenepithel unterbrochen. Der Reinke-Raum der Stimmlippen liegt subepithelial (→ Kap. 41).

Gefäßversorgung und Lymphabfluss

Die Versorgung des Kehlkopfs ist zweigeteilt. Der supraglottische Raum und die Glottis werden aus der A. laryngea superior (aus der **A. carotis externa**), die Subglottisregion wird über die A. laryngea inferior (aus der **A. subclavia**) versorgt. Der venöse Abfluss erfolgt über die V. thyreoidea superior in die **V. jugularis interna** bzw. über die V. thyreoidea inferior in die **V. brachiocephalica.**
Der Kehlkopf, vor allem der supraglottische Raum, besitzt eine Vielzahl von Lymphgefäßen. Nur die Glottis ist nahezu lymphgefäßfrei. Der supraglottische Abfluss erfolgt ipsilateral und kontralateral in die zervikalen Lymphknoten und die Lymphknoten des Venenwinkels. Prälaryngeal sitzen die **Delphilymphknoten,** ihnen kommt bei der Malignombildung im Bereich der vorderen Kommissur eine besondere prognostische Wertigkeit zu. Der Lymphabfluss der Subglottis erfolgt außer in die zervikalen auch in die trachealen und mediastinalen Lymphknoten.

Nervenversorgung

Der N. vagus versorgt mit seinen Ästen den Kehlkopf sowohl sensibel als auch motorisch. Dabei innerviert der **N. laryngeus superior** über den Ramus externus motorisch den M. cricothyroideus sowie sensibel über den Ramus internus die Schleimhautanteile von Supraglottis und Glottis. Der N. laryngeus inferior, auch **N. recurrens** genannt, schlingt sich nach seinem Abgang aus dem N. vagus links um die Aorta bzw. auf der rechten Seite um die A. subclavia und zieht wieder nach kranial zwischen Ösophagus und Trachea zum Kehlkopf. Hier versorgt er motorisch alle inneren Kehlkopfmuskeln und ist somit für die Stimmbildung von entscheidender Bedeutung. Daneben ist er auch für die sensible Innervation der unteren Kehlkopfschleimhaut verantwortlich.

Anatomie der Trachea

Die Luftröhre ist über das Lig. cricotracheale mit der Unterseite des Ringknorpels verbunden. Nach unten teilt sie sich an der Bifurkation etwa in Höhe des 5. BWK in die beiden Hauptbronchien auf. Auf der Vorderseite wird sie unterhalb des Kehlkopfs vom Isthmus der Schilddrüse bedeckt, entlang ihrer Hinterseite verlaufen beidseits die Nn. laryngei inferiores (Nn. recurrentes) nach kranial. Die Trachea selbst besteht aus 12–20 hyalinen hufeisenförmigen Knorpelspangen, die über bindegewebige Ligg. anularia miteinander verbunden sind. Auf der Dorsalseite sind die Spangen durch die bindegewebige Pars membranacea verschlossen. Diese liegt dem Ösophagus direkt an. Der distale Teil der Luftröhre wird von der Aorta nach rechts gedrängt.
Histologisch ist die Trachea von respiratorischem Flimmerepithel ausgekleidet.

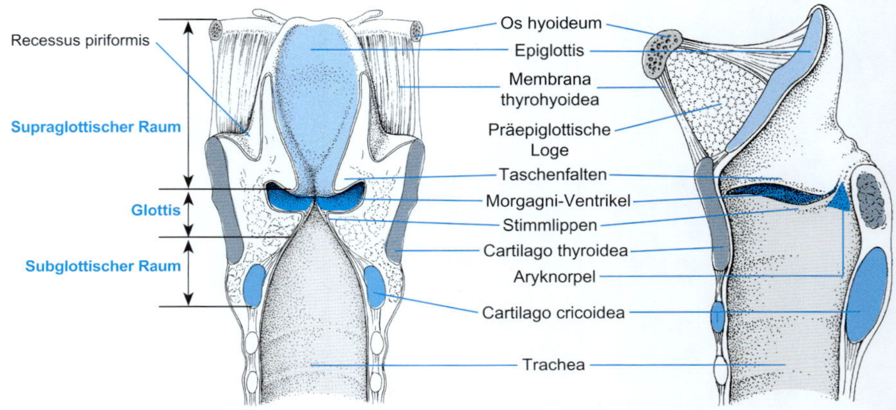

Abb. 37.1 Anatomie des Kehlkopfs, links koronarer Schnitt mit Ansicht von dorsal, rechts sagittaler Schnitt mit Ansicht von links [L190]

Gefäßversorgung und Lymphabfluss

Die Trachea wird bis zur Bifurkation aus der **A. thyreoidea inferior** versorgt. Der Lymphabfluss erfolgt in die paratrachealen und mediastinalen Lymphknoten.

Nervenversorgung

Die Trachea wird sensibel und vegetativ über den N. vagus und den Truncus sympathicus innerviert.

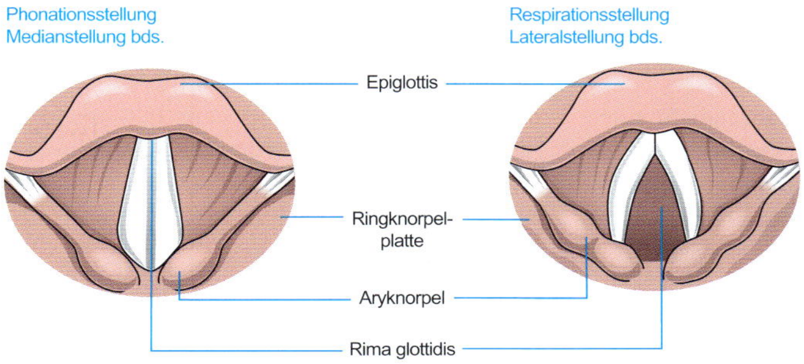

Abb. 37.2 Phonations- und Respirationsstellung der Stimmlippen [L157]

Physiologie von Larynx und Trachea

Physiologie des Larynx

Die Funktion des Kehlkopfs ist abhängig von der Stellung der Stimmlippen. Sind sie geöffnet, befindet sich der Larynx in **Respirationsstellung.** Die Luft wird durch den Kehlkopf in die Trachea und die Bronchien geleitet. Dabei befindet sich die engste Stelle dieser Passage auf Höhe des Ringknorpels. Hier finden sich aspirierte Fremdkörper dementsprechend am häufigsten. Bei Schluss der Stimmritze wirkt der Larynx als **Phonationsorgan.** Eine Exspiration bringt die elastischen Abschnitte der Stimmbänder in Schwingung und erzeugt dabei je nach Öffnungs- und Spannungsgrad der Stimmritze einen Ton unterschiedlicher Höhe (→ Abb. 37.2).
Letztlich obliegt dem Kehlkopf auch eine lebenswichtige **Schutzfunktion** während des Schluckvorgangs. Er ist durch Bänder und Muskeln derart zwischen Zungenbein und Trachea aufgehängt, dass er in einer Gleitröhre aus lockerem Bindegewebe stark angehoben oder gesenkt werden kann. Durch Hochzug des Larynx wird die Epiglottis passiv durch den Zungengrund über den Kehlkopfeingang geschoben, bei gleichzeitiger Öffnung des Ösophaguseingangs. Außerdem kommt es zum reflektorischen Glottisverschluss. Auf diese Weise wird die Nahrung in den Hypopharynx gelenkt und nicht aspiriert. Nur durch den suffizienten Verschluss der Stimmritze funktionieren auch die Bauchpresse und der Hustenreflex. Beides ist nach Durchtrennung des N. recurrens nicht mehr möglich. Auch eine intakte sensible Innervation ist für den Schutz vor Aspiration von großer Bedeutung!

Physiologie der Trachea

Die Luftröhre dient in erster Linie dem **Anwärmen** und **Anfeuchten** der Atemluft. Daneben werden über den Hustenreflex größere Fremdkörper von den tiefen Atemwegen ferngehalten. Der Mukoziliarapparat hat eine Reinigungsfunktion inne. Über ihn werden kleinere Fremdkörper und Schwebestoffe oralwärts abtransportiert.

Zusammenfassung

- Die Kehlkopfknorpel bestehen aus hyalinem Knorpel (Epiglottis: elastischer Knorpel), der später mineralisiert.
- Zwischen Stimmritzenschließern und Stimmritzenöffner besteht ein Kräfteverhältnis von 3 : 1.
- Der einzige Stimmritzenöffner ist der M. cricoarytaenoideus posterior, der „Postikus".
- Alle inneren Kehlkopfmuskeln werden durch den N. laryngeus inferior innerviert.
- Der Kehlkopf trennt beim Schluckvorgang die Luft- und Speisewege voneinander ab.
- Die Trachea dient dem Anwärmen, Anfeuchten und Reinigen der Atemluft.

Leitsymptome

Stridor

Unter Stridor versteht man atemabhängige Geräusche, die durch obstruktionsbedingte Verwirbelung des Luftstroms in den Atemwegen erzeugt werden. Ein Stridor kann inspiratorisch und/oder exspiratorisch auftreten.

Der **inspiratorische Stridor** ist ein häufiges Symptom bei Erkrankungen sowohl des Kehlkopfs als auch der Trachea. Er wird meist durch Entzündungen des Larynx (z. B. Epiglottitis, akute Laryngitis) bedingt, findet sich aber auch bei aspirierten Fremdkörpern oder Obstruktionen durch Tumoren. Bei Neugeborenen wird ein inspiratorischer Stridor am häufigsten durch die Laryngomalazie ausgelöst. Das Knorpelgerüst des Kehlkopfs ist dann noch extrem weich und führt bei der Inspiration zu einem teilweisen Kollaps des Larynx und damit zu einer Einengung des Lumens. Meist verschwindet das Symptom innerhalb der ersten Lebensjahre. Weitere Ursachen für Stridor bei Säuglingen können neben Entzündungen auch atretische Fehlbildungen oder abnorme Membranen sein. Bei Kleinkindern ist der Pseudokrupp eine häufige Ursache. Auch Traumen können zur Einengung des Kehlkopflumens und zu Stridor führen. Für gewöhnlich geht dann mit dem Atemgeräusch eine Schmerzsymptomatik einher.

Ein **inspiratorisch-exspiratorischer Stridor** tritt gehäuft bei Stenosen der Trachea auf. Diese können z. B. durch Tumoren von Schilddrüse oder Speiseröhre bedingt sein.

Ein **exspiratorischer Stridor** wird typischerweise durch verengte Bronchien (obstruktive Bronchitis, Asthma bronchiale) ausgelöst.

Dysphonie und Aphonie

Unter **Dysphonie** versteht man alle erkrankungsbedingten Veränderungen bei der Lautbildung. Dazu gehört zwar auch die Heiserkeit, doch sind diese beiden Begriffe nicht gleichzusetzen. Je nach Störung kommt es zu einem raueren oder weicheren Klangbild. Dabei führt eine pathologische Schwingungsveränderung der Stimmlippen mit Einschränkung der Randkantenverschiebung zur Bildung harter, knarrender Töne. Ein unvollständiger Stimmritzenschluss mit Abnahme des Anpressdrucks führt eher zu schwachen, gehauchten Lauten.

Als **Aphonie** wird die vollständige Stimmlosigkeit bezeichnet. Betroffene Patienten sind nur noch in der Lage zu flüstern. Alle länger bestehenden dysphonischen oder aphonischen Beschwerden bedürfen einer Abklärung durch den HNO-Arzt.

Hustenreiz

Husten kann in den verschiedensten Formen auftreten und so bei genauer Beobachtung durch Patienten und Arzt Hinweise auf seine Ursache geben. Bei entzündlichen Erkrankungen des Kehlkopfs findet sich vor allem ein **trockener Reizhusten. Husten mit Auswurf** ist meist ein Symptom von Erkrankungen der tieferen Atemwege, etwa in Kombination mit einem exspiratorischen Stridor bei chronisch-obstruktiver Bronchitis. Ist der Auswurf blutig tingiert, spricht man von **Hämoptoe.** Dies wiederum lenkt den Verdacht eher auf maligne Neubildungen im Bereich von Kehlkopf und Trachea. Bei Aspiration eines Fremdkörpers treten **starke Hustenanfälle** mit dyspnoischen Symptomen auf. Kommt es beim Trinken oder während der Nahrungsaufnahme zum Husten, liegt ein gestörter Schluckvorgang mit Aspiration ursächlich vor. **Räusperzwang** zeigt sich bei fast allen endolaryngealen Erkrankungen. Daneben findet man dieses Symptom besonders häufig bei funktionellen Stimmstörungen sowie bei posteriorer nasaler Sekretion (→ Kap. 18).

Schmerz

Schmerzen oder zumindest Missempfindungen gehen mit nahezu allen entzündlichen Erkrankungen im Bereich von Larynx und Trachea einher. Als sehr schmerzhaft können vor allem eine akute Laryngitis oder eine Epiglottitis empfunden werden. Auch Abszessbildung in dieser Region führt zu starken Schmerzen. Traumen des Kehlkopfs gehen meist mit Schmerzen und einem unterschiedlichen Grad von Heiserkeit einher.

Schluckbeschwerden

Dysphagie und Odynophagie sind häufige Symptome bei entzündlichen und tumorösen Erkrankungen des Larynx und Hypopharynx.

Diagnostik

Klinische Untersuchung

Die **Inspektion** des Kehlkopfs von außen gibt Hinweise über die Konfiguration des knorpeligen Grundgerüsts. Beim Schlucken lässt sich eine Fixierung des Larynx (etwa durch einwachsenden Tumor oder entzündliche Veränderungen) ebenfalls schon von außen erkennen, wenn der Hochzug des Kehlkopfs während des Schluckvorgangs palpiert wird. Daneben sind immer auch die Halslymphknoten, die Schilddrüse und der tastbare Verlauf der Trachea zu palpieren, um mögliche Raumforderungen oder eine Druckschmerzhaftigkeit zu erkennen.

Laryngoskopie

Die **indirekte Laryngoskopie** (→ Abb. 38.1) wird mithilfe eines angewärmten Spiegels und eines Reflektors durchgeführt. Die Zunge des Patienten wird dabei mit der einen Hand des Untersuchers fixiert, die andere Hand hält den Spiegel. Dieser wird entlang dem Gaumen nach hinten geschoben, dabei legt sich die Uvula auf die Spiegelhinterfläche. Der Untersucher blickt so von oben auf den Kehlkopf. Wird beim Einschieben des Spiegels der Zungenrücken berührt, löst dies einen Würgereflex aus. Lässt sich dies nur schwer verhindern oder handelt es sich generell um eine schlechte Untersuchungssituation, kann eine Schleimhautanästhesie (z. B. mit Lidocain) hilfreich sein. Im Spiegelbild sind die linke und rechte Seite nicht vertauscht. An der Oberseite des Spiegels werden Epiglottis und vordere Kommissur dargestellt. Auf der unteren Hälfte des Spiegelbilds kommt es zur Abbildung von hinterer Kommissur, aryepiglottischer Falte und den Aryknorpeln. In der Bildmitte finden sich die Stimmlippen und die Stimmbänder. Durch Streckung im Nacken kann der hintere Kehlkopfanteil genauer inspiziert werden, durch Beugung im Nacken erhält der Untersucher einen besseren Blick auf die vordere Kommissur. Die Stimmritze sollte in Respirationsstellung und in Phonationsstellung beurteilt werden. Zur Darstellung von Letzterer lässt man den Patienten während der Untersuchung „Hiiiiiiiii" sagen. Statt mit einem einfachen Spiegel lässt sich die Laryngoskopie auch mit einem starren **Lupenendoskop** peroral durchführen. Oft werden transnasal **flexible fiberoptische**

Endoskope verwendet, mit deren Hilfe sich der Larynx ebenfalls indirekt untersuchen lässt (→ Abb. 38.2).
Da bei den endoskopischen Verfahren der Spiegel innerhalb des Strahlengangs wegfällt, zeigt sich dem Untersucher auch kein spiegelbildliches Abbild des Kehlkopfs. Das heißt, die vordere Kommissur liegt hierbei im Bildausschnitt unten, die hintere Kommissur mit Larynxhinterwand im Bild oben (z. B. → Abb. 40.1b).
Die **direkte Laryngoskopie** wird mit einem starren Rohr durchgeführt. Grundsätzlich ist hierfür eine Vollnarkose des Patienten notwendig. Der Kopf des Patienten wird rekliniert, das Laryngoskop peroral eingeführt. Meist ist es dabei über einen Hebelarm auf der Brust des Patienten fixiert, damit dem Operateur das beidhändige Arbeiten ermöglicht wird. Die Beatmung erfolgt über einen Tubus, der in die Trachea vorgeschoben wird. Die direkte Laryngoskopie ermöglicht über ein Mikroskop auch mikrochirurgische Eingriffe am Kehlkopf. Sie ist unverzichtbar zur Biopsiegewinnung bei Verdacht auf Larynxkarzinom.

Bildgebende Verfahren

Neben den verschiedenen Laryngoskopietechniken können auch radiologische Verfahren und die Sonografie zur Beurteilung von Larynx und Trachea herangezogen werden. **Röntgenaufnahmen** mit seitlichem Strahlengang stellen besonders das Knorpelgerüst (vor allem bei eingetretener Mineralisation) dar. **CT und MRT** kommen vor allem bei Tumorverdacht und unklaren Stenosen zum Einsatz. Die **Ultraschalluntersuchung** dient primär zur Darstellung von Halslymphknotenmetastasen.

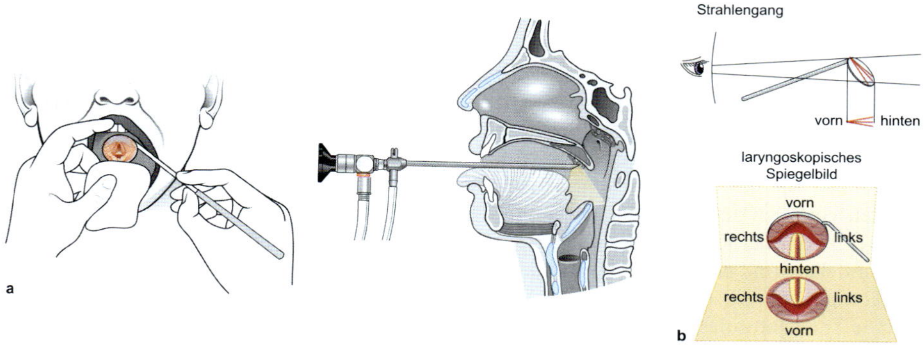

Abb. 38.1 Indirekte Laryngoskopie: a) Untersuchungstechnik, b) Strahlengang [a: S700-L126, b: E869]

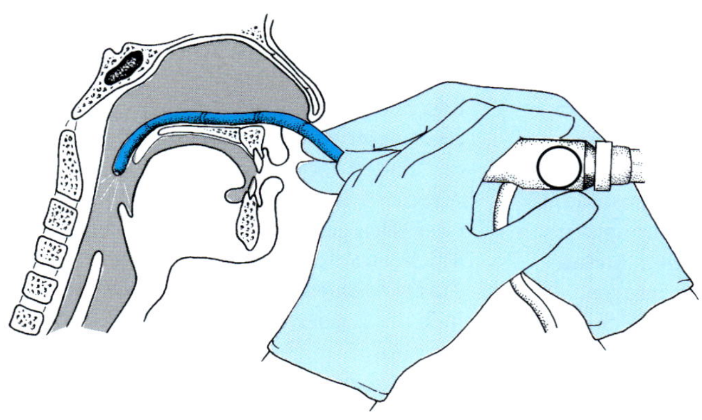

Abb. 38.2 Flexible Laryngoskopie [L157]

Zusammenfassung

- Die häufigste Ursache für inspiratorischen Stridor bei Neugeborenen ist die Laryngomalazie.
- Exspiratorischer Stridor wird meist durch Verengung der tiefen Atemwege hervorgerufen.
- Die ambulante klinische Untersuchung erfolgt mit dem Spiegel oder endoskopisch.
- Die direkte Laryngoskopie mit dem starren Laryngoskop wird in Vollnarkose durchgeführt.

Die Sicherung der Atemwege kann prinzipiell durch die Intubation, die Koniotomie oder die Tracheotomie erfolgen. In den meisten Fällen wird heute der Einlage eines endotrachealen Tubus der Vorzug vor invasiveren Verfahren gegeben. Der Tubus wird dabei entweder nasal oder oral eingeführt. Zu den Vorteilen der Intubation gegenüber der Tracheo- oder Koniotomie zählen:

- Schnellere und einfachere Durchführung
- Komplikationslosere Eingriffsform
- Die Tracheotomie ist bei bereits intubierten Patienten leichter durchzuführen.

Tracheotomie

Eine Tracheotomie wird bei langzeitintubierten Patienten regelmäßig durchgeführt. Daneben wird sie in Situationen notwendig, bei denen eine Intubation nicht möglich ist. Dazu gehören mechanische Behinderungen des Kehlkopfs (supraglottische, glottische und z. T. auch subglottische Stenosen) und der Trachea, etwa durch Schleimhautentzündungen, Tumoren, Verätzungen, Fremdkörper oder Stimmlippenlähmungen. Durch die Tracheotomie wird im Vergleich zur Intubation auch das Totraumvolumen vermindert und die Bronchialtoilette (Absaugen von Bronchialsekret) erleichtert. Dies ist bei pulmonalen Erkrankungen mit starker Sekretbildung und bei der Versorgung von Komapatienten (kein Hustenreflex) von großem Vorteil. In Notfällen, etwa bei feststeckenden Fremdkörpern im Bereich des Larynx bei Kindern, kann eine Intubation und dementsprechend eine elektive Tracheotomie manchmal nicht möglich sein. Hier kann eine Eröffnung der Luftröhre auch direkt über eine Punktion der Trachea oder einen Schnitt durch das Ligamentum cricothyroideum (conicum, d. h. Koniotomie) erfolgen.

Zu den direkt **operativen Komplikationen** der Tracheotomie zählen in erster Linie Blutungen aus verletzten Strukturen, etwa den Schilddrüsengefäßen oder den vorderen Jugularvenen. Luftembolien sind sehr selten, können aber prinzipiell vorkommen. Eine Verletzung des Ringknorpels geht mit der Gefahr einer Perichondritis und Stenosierung einher. Daneben finden sich auch iatrogene Emphyseme innerhalb der Halshaut, die sich aber normalerweise recht schnell wieder zurückbilden. Zu den frühen **postoperativen Komplikationen** zählt die Bildung von Krusten im Kanülenlumen. Daher ist eine regelmäßige Reinigung der Kanülen unverzichtbar. Außerdem klagt nahezu jeder Patient über dysphagische Beschwerden sowie (v. a. bei Verwendung eines Cuffs) über ein subglottisches Druckgefühl. Zur Nekrosebildung innerhalb der Trachea kommt es nur selten, meist ausgelöst durch einen inkorrekt platzierten Tubus oder zu hohen Cuff-Druck. Ist die Hinterwand davon betroffen, kann sich eine tracheoösophageale Fistel ausbilden.

Vor allem beim Kind sollte eine Tracheotomie nur bei strenger Indikation durchgeführt werden, da die Anatomie (vorhandener Thymus, hohe A. brachiocephalica) hier ein erhöhtes Risiko darstellt und eine subglottische Ödembildung schneller auftritt.

Elektive Tracheotomie

Bei der elektiven Tracheotomie erfolgt ein horizontaler Hautschnitt unterhalb des Ringknorpels. Die freigelegte infrahyoidale Muskulatur wird zur Seite geschoben und gibt den Blick auf den Isthmus der Schilddrüse frei. Dieser wird zumeist durchtrennt und an den Enden vernäht (mittlere Tracheotomie). Alternativ kann der Isthmus nach unten oder oben geschoben werden (obere/untere Tracheotomie). Dem folgt die eigentliche Tracheotomie mit Eröffnung meist unterhalb des 2. oder 3. Trachealknorpels. Durch Schnittführung in Form eines umgedrehten „U" wird eine kaudal gestielte Lade geschaffen. Die Trachea wird dann über Nähte direkt mit der äußeren Halswand verbunden, dies resultiert in einem durchgehend epithelisierten Zugang zum Tracheallumen (→ Abb. 39.1). Durch Anlegen eines solchen **Tracheostomas** wird der Kanülenwechsel deutlich erleichtert. Bei der Tracheotomie ist eine Verletzung des Ringknorpels und des 1. Trachealknorpels zu vermeiden, da dies leicht zu narbiger Stenosierung und/oder Perichondritis führen kann. Die elektive Tracheotomie wird in erster Linie bei bereits intubierten Patienten angewandt. Bei langzeitintubierten Kindern wird meist etwa nach 1–2 Wochen eine Tracheotomie durchgeführt, bei Erwachsenen schon nach einigen Tagen, da sonst das Risiko druckbedingter Komplikationen steigt.

Perkutane Dilatationstracheotomie

Hierbei kommt es zur Punktion der Trachea bei nur minimalem Hautschnitt, meist in Höhe des 5.–7. Trachealknorpels. Dabei wird ein Führungsdraht verwendet, über den in Seldinger-Technik eine Dilatation der Trachealwand erfolgt und dann eine Kanüle in die Luftröhre eingeführt wird. Die korrekte Lage wird endoskopisch überprüft. Dieses Verfahren kann bei Notfällen immer noch indiziert sein, obwohl es mit einem deutlich erhöhten Risiko einhergeht. Durch die „blinde" Punktion kann es zu Verletzungen von Gefäßen, Trachealknorpeln und der Speiseröhre kommen. Außerdem kann es sehr schwierig sein, im Falle eines Herausrutschens der Trachealkanüle den Atemweg wieder zu sichern, was eine akute Notfallsituation darstellt.

Koniotomie

Die Koniotomie entspricht einem Eröffnen des Lig. cricothyroideum (conicum). Durch den gut tastbaren Schildknorpel lässt sich auch diese unterhalb davon gelegene Membran recht leicht von außen auffinden. Der Schnitt erfolgt in horizontaler Richtung. Das hierfür verwendete Instrument (z. B. Skalpell, Messer) ist danach vertikal zu stellen, um den Spalt offen zu halten, bis ein Tubus oder Platzhalter eingesetzt werden

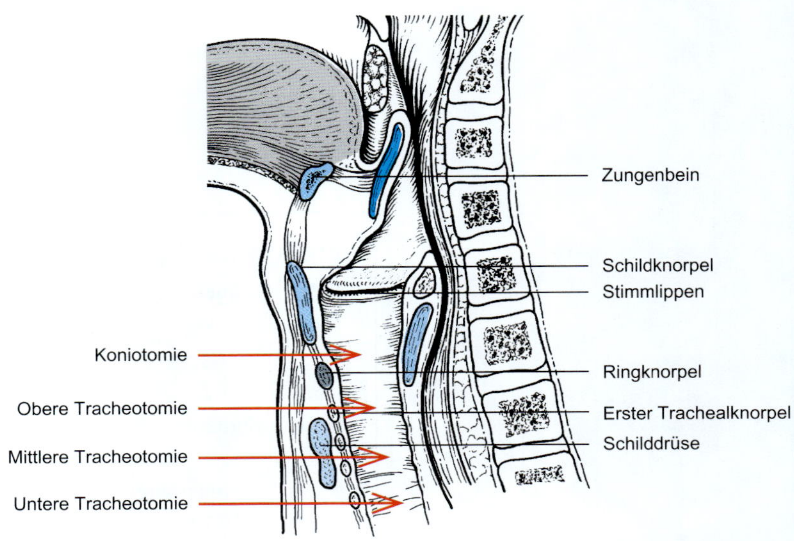

Abb. 39.1 Zugangswege bei Tracheotomie und Koniotomie [L190]

kann. Die Koniotomie wird praktisch nur in Notfallsituationen durchgeführt. (→ Abb. 39.1) Sobald als möglich, sollte sie durch eine Tracheotomie ersetzt werden. Ansonsten besteht die Gefahr einer Stenosebildung durch Verletzung des Ringknorpels.

Der tracheotomierte Patient

Die Wahl der Kanüle (→ Abb. 39.2) hängt vom Status des tracheotomierten Patienten ab. Ist eine Beatmung notwendig oder besteht eine erhöhte Aspirationsgefahr, werden vor allem Kunststoffkanülen mit „High volume low pressure"-Cuff verwendet. Unter einem Cuff versteht man eine von außen aufblasbare Manschette, die den Tubus in Position hält und die Aspiration verhindert. Beim wachen Patienten ohne Schluckstörung kann alternativ auch eine Kunststoff- oder Silberkanüle ohne Cuff verwendet werden. Beide Varianten verfügen meist über ein herausnehmbares Innenteil (Seele), das die Säuberung erleichtert. Um dem Patienten die Kommunikation mit der Außenwelt zu ermöglichen, können nach der Initialphase der Tracheotomie auch Sprechkanülen eingesetzt werden. Diese verfügen über eine Öffnung, die beim Ausatmen die Luft durch den Kehlkopf entweichen lässt und so die Stimmlippen in Bewegung versetzt. Voraussetzung hierfür ist jedoch ein ungehinderter exspiratorischer Atemstrom oberhalb der Kanüle. Häufige Anwendung findet so eine Sprechkanüle etwa bei einer beidseitigen Rekurrensparese.

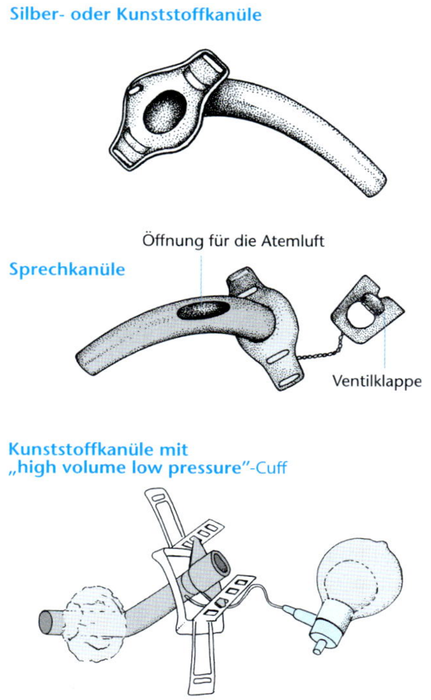

Abb. 39.2 Unterschiedliche Trachealkanülen [L157]

Trachealkanülen sind in verschiedenen Durchmessern mit verschieden großen Cuffs vorhanden und werden letztlich in Abhängigkeit vom Lebensalter, von der Körpergröße und den anatomischen Gegebenheiten ausgewählt.

Postoperative Pflege

Durch die Umgehung der Nase wird die Atemluft bei tracheotomierten Patienten nicht mehr ausreichend befeuchtet und erwärmt. Durch die trockene Luft kommt es zur Krustenbildung. Zusätzlich ist der Hustenreiz bei vielen Patienten (v. a. im Koma) unterdrückt bei gleichzeitig erhöhter bronchialer Sekretion. Eine ausreichende Bronchialtoilette ist daher unumgänglich, um eine Verstopfung der Atemwege zu verhindern. Hierzu zählt neben dem sterilen Absaugen auch die Befeuchtung der Atemluft durch Vernebler. Granulationen der Schleimhaut durch Tubusirritationen bedürfen vor allem bei langzeitintubierten oder -tracheotomierten Patienten einer sorgfältigen Nachsorge. Zu beachten ist die auch beim epithelisierten Tracheostoma teilweise sehr ausgeprägte Schrumpfungstendenz; daher sollte die Kanüle nie zu lange aus dem Tracheostoma genommen werden!

Zusammenfassung

- Eine Intubation sollte einer notfallmäßigen Tracheotomie nach Möglichkeit immer vorgezogen werden.
- Bei langzeitintubierten Patienten sollte eine elektive Tracheotomie erfolgen, um einer Stenosebildung oder anderen Intubationsschäden vorzubeugen.
- Bei der Koniotomie erfolgt die Eröffnung des Lig. cricothyroideum.
- Vor allem bei Kindern sollte eine Tracheotomie nur bei strenger Indikation erfolgen.
- Beim tracheotomierten Patienten können Befeuchtung und Erwärmung der Atemluft notwendig werden, um einer Krustenbildung vorzubeugen.

Lähmungen der Stimmlippen können neurogen, myogen und arthrogen bedingt sein. Je nach Schädigung kann ein ein- oder beidseitiger Funktionsausfall bestehen. Eine einseitige Stimmlippenlähmung geht dabei vor allem mit Heiserkeit einher, bei beidseitiger Pathologie stehen durch die Glottisverengung bedingte dyspnoische Symptome im Vordergrund. Daneben ist es von diagnostischer Relevanz, ob die Symptomatik plötzlich oder allmählich eingetreten ist und seit wann sie besteht.

Neurogene Störungen

Funktionsausfälle der peripheren Nerven, des N. vagus und der zentralen Steuerung stellen die häufigste Ursache für eine Kehlkopflähmung dar. Die Lähmung ist dabei in der überwiegenden Zahl der Fälle einseitig. Am häufigsten ist der N. laryngeus inferior (recurrens) betroffen.

Zentrale und nukleäre Störungen

Schädigungen der Vaguskerngebiete im Hirnstamm, der supranukleären Bahnen und des Motokortex können zu Lähmungen des X. Hirnnervs und damit auch der Stimmlippen führen. Zu den möglichen Ursachen einer zentralen Vagusparese gehören:

- Angeborene Fehlbildungen, z. B. Aplasie der Vaguskerne
- Bulbär- und Pseudobulbärparalyse
- Entzündliche Schädigung, z. B. durch Herpes Zoster oder Poliomyelitis
- Vaskulär bedingte Schädigung, z. B. im Rahmen eines Wallenberg-Syndroms
- Tumoren

Zumeist finden sich bei zentralen Paresen des N. vagus auch Funktionseinschränkungen anderer Hirnnerven.

Extramedulläre Paresen des N. vagus

Der N. vagus kann beim Verlassen der Schädelbasis im Foramen jugulare durch Tumoren (z. B. Nasopharynxkarzinome, Glomustumor) komprimiert werden. Das Gleiche gilt für Raumforderungen im Halsbereich. Gefäßchirurgische Maßnahmen an der A. carotis oder eine Neck Dissection gehen mit dem Risiko einer iatrogenen Schädigung des N. vagus einher. Laryngoskopisch zeigt sich bei Vaguslähmung das gleiche Bild wie bei einem kombinierten Ausfall von N. laryngeus superior und inferior (recurrens): Die Stimmlippe der geschädigten Seite befindet sich prinzipiell in **Intermediärstellung,** also zwischen Respirations- und Phonationsstellung. Jedoch ist dies klinisch nur recht selten zu beobachten und stellt daher kein sicheres Zeichen für den Ort der Schädigung dar. Die Glottis ist so gut wie nie vollständig verschlossen, sodass sich nur selten und vor allem bei beidseitiger Lähmung Atemnot einstellt. Häufiger findet sich eine ausgeprägte Heiserkeit.

Parese des N. laryngeus superior

Eine alleinige Parese des N. laryngeus superior ist eher selten. Eine Schädigung kann z. B. im Rahmen einer Neck Dissection auftreten. Bei Lähmung des Ramus externus kommt es zum Ausfall des M. cricothyroideus. Dies bleibt klinisch zumeist symptomarm, nur selten klagen Patienten über Heiserkeit. Ist auch der Ramus internus geschädigt, kommt es durch Ausfall der sensiblen Innervation der Kehlkopfschleimhaut zu einem erhöhten Aspirationsrisiko. Bei der Laryngoskopie zeigt sich einseitig eine **schlaffe Stimmlippe.** Im Fall der sehr seltenen beidseitigen Parese des N. laryngeus superior kann durch die erschlafften Stimmlippen kein kompletter Glottisschluss mehr erfolgen. Die Patienten besitzen noch einen geringen Stimmumfang, lautes Reden oder Singen ist jedoch nicht möglich.

Parese des N. laryngeus inferior – Rekurrensparese

Einseitige Rekurrensparese

Dies ist die häufigste Lähmung der Stimmlippen überhaupt. Durch seinen längeren Verlauf im Mediastinum ist vor allem der linke N. laryngeus recurrens betroffen. Zumeist sind Tumoren im Mediastinal- und Thoraxraum für die Parese verantwortlich, besonders Metastasen des Bronchialkarzinoms. Daneben finden sich Schädigungen des Nervs gehäuft auch nach Strumektomien (v. a. bei Revisionsoperationen). Weitere Ursachen sind Verletzungen des Kehlkopfs, Kompressionen durch Raumforderungen (z. B. Aortenaneurysmen, linksatriale Hypertrophie), diabetische Neuropathie sowie infektiöse oder medikamententoxische (z. B. Zytostatika) Neuritiden. In etwa 20 % der Fälle spricht man von einer idiopathischen Rekurrensparese unklarer Genese.

Klinik und Diagnostik

Eine einseitige Rekurrensparese manifestiert sich vor allem mit Heiserkeit. Diese ist häufig nur geringgradig ausgeprägt. Atemnot findet sich bei einseitiger Nervenschädigung nur sehr selten. Bei der einseitigen Rekurrensparese kommt es durch die Lähmung der inneren Kehlkopfmuskeln bei erhaltener Funktionsfähigkeit des M. cricothyroideus (wird durch N. laryngeus superior innerviert) zu einer **Median- oder Paramedianstellung** der Stimmlippen. Dabei ist die gelähmte Stimmlippe anfangs meist noch straff gespannt. Nach lange bestehender Lähmung kann es zur Erschlaffung mit scheinbarer Verkürzung und Atrophie der betroffenen Stimmlippe mit Vorfall des Aryknorpels kommen. Man spricht dann von der **Kadaverstellung** (→ Abb. 40.1). Rein über das laryngoskopische Bild kann jedoch nicht auf die genaue Lokalisation der Schädigung rückgeschlossen werden. Ein erhaltener Würgereflex erleichtert die Abgrenzung zur Vagusparese. Diagnostisch ist daher bei unklarer Ursache der Nervenparese eine radiologische Untersuchung von Hals, Schilddrüse, Thorax, Mediastinum und Schädelbasis notwendig. Über die Elektromyografie (EMG) kann eine Erregbarkeitsprüfung der Stimmlippen erfolgen.

Therapie

Diese hängt entscheidend von der Ursache bzw. dem Grad der Schädigung ab. Eine Durchtrennung des Nervs kann auch operativ nicht mehr behoben werden. Wird der Nerv in seinem Verlauf nur komprimiert (z. B. durch ein Aortenaneurysma), kann eine Entlastung durch chirurgische Intervention aber durchaus Erfolg versprechend sein. Verbleibt eine einseitige Stimmlippenlähmung, kann versucht werden, die Heiserkeit durch logopädisches Stimmtraining zu lindern. Daneben besteht die Möglichkeit, die gelähmte Stimmlippe z. B. mit Hyaluronsäure oder Kalziumhydroxylapatit endoskopisch zu unterspritzen und so zu medialisieren. Dies verbessert den Glottisschluss und damit die Stimmstärke. Ähnliche Resultate lassen sich durch das operative Unterlegen der Stimmlippe mit einem Knorpel- oder Silikonsegment (Thyreoplastik) erzielen.

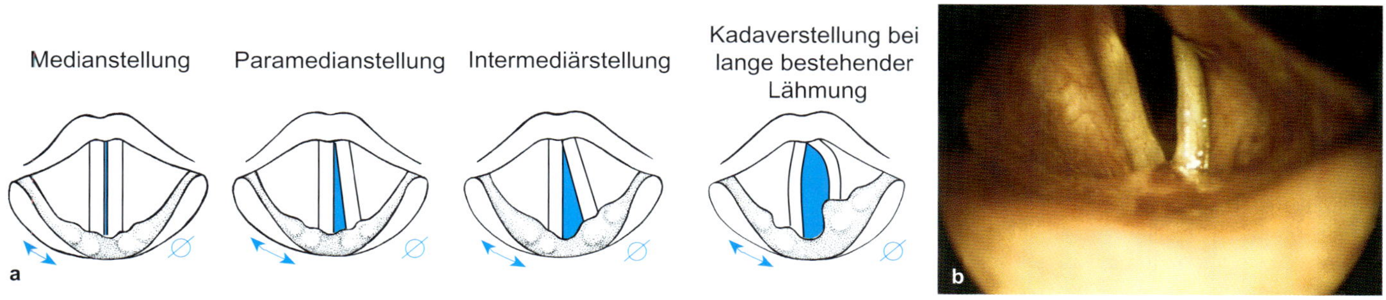

Abb. 40.1 a) Stimmlippenstellungen (indirekte Laryngoskopie). Bei lange bestehender Lähmung kommt es zur schlaffen Parese mit Atrophie und Aryknorpelvorfall. b) Lupenlaryngoskopisches Bild bei rechtsseitiger Stimmlippenlähmung während der Phonation (G. Böhme, München 2003) [a: L157, b: R201]

Beidseitige Rekurrensparese

Die beidseitige Schädigung des N. laryngeus inferior kann prinzipiell die gleichen Ursachen wie die einseitige haben. Klinisch steht hier jedoch die Atemnot im Vordergrund. Die Heiserkeit zählt nicht zu den Leitsymptomen. Durch das beidseitige Überwiegen der Stimmritzenspanner (M. cricothyroideus) sind die Stimmlippen nahezu ganz verschlossen, häufig zeigt sich ein inspiratorischer Stridor.

Eine beidseitige Stimmlippenlähmung erfordert in den meisten Fällen eine Tracheotomie zur Sicherung der Atemwege. Verbessert sich die Stimmlippenfunktion nicht innerhalb der ersten 9 Monate, ist von einem bleibenden Funktionsausfall auszugehen. In diesem Fall ist eine operative Erweiterung der Stimmritze (Fixierung der Stimmlippen durch chirurgische Nähte, Teilresektion von Stimmlippe und/oder Aryknorpel) erforderlich, um dem Patienten eine dauerhaftes Tracheostoma zu ersparen. Bei einem phonochirurgischen Eingriff muss der Abstand zwischen den Stimmlippen so gewählt werden, dass sowohl Respiration als auch Stimmbildung in zufriedenstellendem Maße gewährleistet werden können.

Myogene Störungen

Hiervon spricht man bei Ausfall der Stimmlippenbeweglichkeit durch direkte Schädigung der Kehlkopfmuskeln. Meist sind davon nicht einzelne Muskeln betroffen, sondern eher die gesamte Kehlkopfmuskulatur. Als Ursache kommen neben lokalen Entzündungen (z. B. Diphtherie, Laryngitis) auch Systemerkrankungen wie die Myasthenia gravis oder Schädigungen durch Langzeitintubation oder chirurgische Eingriffe infrage. Am häufigsten manifestieren sich myogene Störungen in einer Atrophie der Mm. vocales. Zwischen den Stimmlippen zeigt sich dann bei der Laryngoskopie eine ovaläre Schlussinsuffizienz.

Arthrogene Störungen

Hierbei sind die Aryknorpel in ihrem Bewegungsumfang eingeschränkt (z. B. durch Luxation). Mögliche Ursachen können sein:

- Langzeitintubation
- Trauma, z. B. durch Fremdkörper oder Intubation
- Strahlentherapie
- Chronische Polyarthritis
- Ankylose nach Infektion

Zusammenfassung

- Eine einseitige Stimmlippenlähmung geht vor allem mit Heiserkeit, eine beidseitige vor allem mit Dyspnoe einher.
- Die häufigste neurogene Ursache ist eine Schädigung des linken N. laryngeus recurrens.
- Die Stellung der Stimmlippen lässt nur bedingt Rückschlüsse auf den Ort der Schädigung zu.
- Bei operativen Eingriffen an der Glottis müssen die Folgen für den Atemluftstrom und für die Stimmbildung kritisch gegeneinander abgewogen werden.

Infektionskrankheiten im Kindesalter

Vor allem bei Kindern finden sich zahlreiche Infektionskrankheiten des Kehlkopfs. Sie gehen fast immer mit einer Kruppsymptomatik einher. Dieses Beschwerdebild ist durch einen **inspiratorischen Stridor** geprägt, der durch Schleimhautentzündung und Stenose des Larynxlumens ausgelöst wird. Die meisten der folgenden Erkrankungen können, jedoch seltener, auch beim erwachsenen Patienten auftreten.

Diphtherische Laryngitis (Echter Krupp)

Die Diphtherie findet sich heute in Deutschland nur noch selten als Auslöser einer Laryngitis. Typischerweise geht sie mit Ausbildung von **Pseudomembranen,** vor allem im Bereich des Oropharynx, einher.

Klinik

Inspiratorischer Stridor, Heiserkeit und Husten. Starke Schleimhautschwellungen oder die Verlegung der Atemwege durch abgelöste Pseudomembranen stellen intubationspflichtige Notfälle dar.

Therapie

Bereits bei Erkrankungsverdacht **Diphtherie-Antitoxin** und Penicillin G. Meldepflicht!

Subglottische Laryngitis (Pseudokrupp)

Der Pseudokrupp ist eine **virale Infektionskrankheit.** Betroffen sind in erster Linie Kinder zwischen dem 6. Lebensmonat und dem 3. Lebensjahr. Oft geht eine Infektion des Nasen-Rachen-Raums der eigentlichen Erkrankung voraus. Auch bakterielle Superinfektionen sind nicht selten. Als Erreger finden sich Parainfluenza-, RS- und Influenzaviren, daneben kann eine subglottische Laryngitis auch bei Masern- oder Rötelninfektion auftreten. Bei spät einsetzender Therapie kann die Entzündung zur bakteriellen Infektion der tieferen Atemwege führen **(bakterielle Laryngotracheitis).**

Klinik

Heiserkeit, erhöhte Temperatur, **bellender Husten** und inspiratorischer Stridor mit seltenen Dyspnoeanfällen. Bei der Inspektion finden sich subglottische Schleimhautschwellungen, die die Beschwerden hervorrufen.

Therapie

Anfeuchtung der Raumluft und ausreichende Flüssigkeitszufuhr, bei ausgeprägtem Stridor auch Steroide. Eine Intubation sollte nach Möglichkeit vermieden werden. Bei bakterieller Laryngotracheitis muss mit Antibiotika behandelt werden.

Akute Epiglottitis

Diese vor allem bei Kindern auftretende Erkrankung wird durch Infektion mit **Haemophilus influenzae** ausgelöst. Bei Erwachsenen finden sich als Erreger eher Streptokokken oder *Staphylococcus aureus.* Das Prädilektionsalter liegt zwischen dem 3. und 6. Lebensjahr.

Klinik

Inspiratorischer Stridor mit massiver Einengung des Kehlkopfeingangs (→ Abb. 41.1), hohes Fieber, starke Schluckbeschwerden, selten Heiserkeit und Husten. Bei der akuten Epiglottitis kann sich innerhalb kürzester Zeit eine **intubationspflichtige Notfallsituation** ergeben! Bei der Inspektion zeigen sich der Kehlkopfeingang und vor allem die Epiglottis stark geschwollen und gerötet, teilweise mit Abszedierung.

Therapie

Diese muss so rasch wie möglich und am besten durch Spezialisten erfolgen! Dabei kommt der Sicherung der Atemwege die größte Bedeutung zu. Nicht selten müssen die Kinder intubiert werden. Daneben wird eine antibiotische und antiphlogistische Therapie begonnen. Die Schwellung bildet sich etwa nach 1–3 Tagen zurück, sodass dann extubiert werden kann. Die akute Epiglottitis geht bei foudroyantem Verlauf mit einer Letalität von 5–10 % einher. Durch die in Deutschland eingeführte Impfung gegen *Haemophilus influenzae* b im Säuglingsalter sind Erkrankungen jedoch seltener geworden.

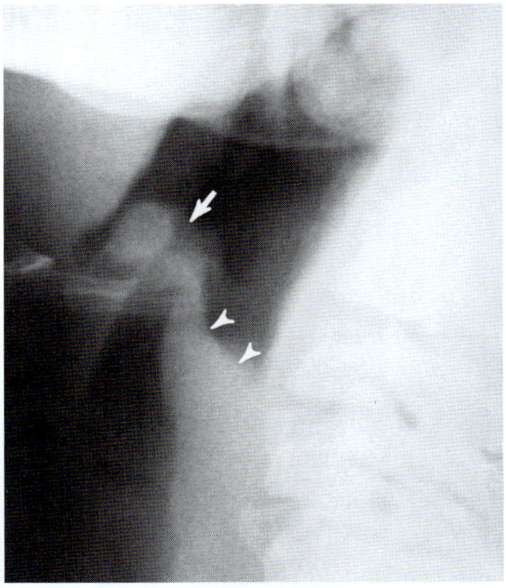

Abb. 41.1 Epiglottitis. Seitliche Röntgenaufnahme (links = anterior). Verdickte Epiglottis (Pfeil) und Plica aryepiglottica (Pfeilköpfe). [F439]

Entzündungen im Erwachsenenalter

Akute Laryngitis

Zu einer akuten Entzündung des Kehlkopfs kommt es im Rahmen viraler oder seltener bakteriell superinfizierter Infektionen der oberen Atemwege in Form einer **absteigenden** Entzündung. Daneben findet sich eine akute Laryngitis auch nach übermäßiger Stimmbelastung in trockener Raumluft.

Klinik

Heiserkeit (bis zu Aphonie), Hustenreiz und lokale Schmerzen. Die Stimmlippen erscheinen bei der indirekten Laryngoskopie stark gerötet und geschwollen. Daneben findet sich häufig eine übermäßige Gefäßzeichnung im Bereich der Glottis. Sind die Stimmlippen mit weißlichen Fibrinbelägen bedeckt, spricht dies für eine schwerere Verlaufsform. Auch eine Beteiligung des M. vocalis am Entzündungsgeschehen ist als Komplikation anzusehen (Myositis).

Therapie

Schonung der Stimme! Anfeuchtung der Raumluft, Inhalation von isotonischer NaCl-Lösung und Mundspülungen. Bakterielle Entzündungen werden mit den entsprechenden Antibiotika behandelt. Eine medikamentöse Sekretolyse (z. B. mit Acetylcystein) sowie eine antiphlogistische Therapie können je nach Verlauf erwogen werden. Zusätzliche Noxen (z. B. Rauchen, Alkoholika) sollten vermieden werden.

Unspezifische chronische Laryngitis

Die unspezifische chronische Laryngitis entsteht vor allem im Zusammenhang mit starker **stimmlicher Überbelastung** sowie lang anhaltendem Konsum von **Tabak und Alkohol.** Daneben lässt sich auch ein direkter Zusammenhang mit nächtlichem **Säurereflux** erkennen. Seltener kommt es im Rahmen chronischer Entzündungen des Nasen-Rachen-Raums (Sinusitis, Tonsillitis)

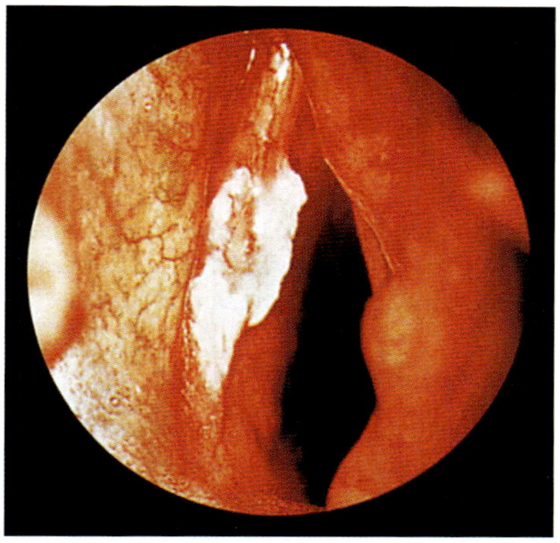

Abb. 41.2 Leukoplakie der Stimmlippe [E307]

zu absteigenden chronischen Entzündungsbildern.
Das Epithel des Kehlkopfs, dabei vor allem die Stimmlippen, reagiert im Rahmen einer **chronisch-hyperplastischen Laryngitis** mit einer Hyperplasie und Verhornung. Außerdem kommt es zur Ödembildung und Zunahme der Schleimzellen. Auf den Stimmlippen finden sich häufig Leukoplakien (→ Abb. 41.2) und Granulationen. Die Abgrenzung gegenüber einem Larynxmalignom kann in manchen Fällen sehr schwerfallen.
Der seltenere Subtyp einer **chronisch-atrophischen Laryngitis** zeigt hingegen eine Abnahme der Schleimzellen. Hier kann es durch Austrocknung der Larynxschleimhaut zur Entstehung von borkenartigen, teilweise stinkenden Belägen kommen.

Klinik
Stimmveränderungen wie Heiserkeit, abgesenkte Stimmlage, aphonische Episoden; trockener Husten, lokale Schmerzen und Räusperzwang.
Bei der Laryngoskopie erscheint die Schleimhaut geschwollen, hyperämisch und teilweise pflastersteinartig mit Leukoplakien durchsetzt.

Therapie
Vermeidung der auslösenden Noxe! Bei absteigenden Entzündungen der Nasennebenhöhlen oder Tonsillen muss eine Herdsanierung erfolgen. Sekretolytika oder inhalative Steroide können zur Symptomlinderung erwogen werden, haben aber keinen kurativen Effekt. Bei therapierefraktären Beschwerden muss immer ein Tumorgeschehen ausgeschlossen werden.

Reinke-Ödem

Als Reinke-Raum wird der subepitheliale Verschiebespalt zwischen dem Plattenepithel und dem Lig. vocale der Stimmlippen bezeichnet. In diesem finden sich weder Drüsen noch Lymphkapillaren. Im Rahmen einer chronischen hyperplastischen Laryngitis kann es hier zur Entstehung eines Ödems kommen, das später bindegewebig umgebaut wird (→ Abb. 41.3). Das Reinke-Ödem geht klinisch mit den typischen Symptomen der chronischen Laryngitis einher. Die Behandlung fußt auf der Elimination auslösender Faktoren (v. a. Zigarettenrauchen), logopädischer Stimmtherapie und der mikrochirurgischen Entfernung. Eine Entartung in malignes Wachstum findet nicht statt.

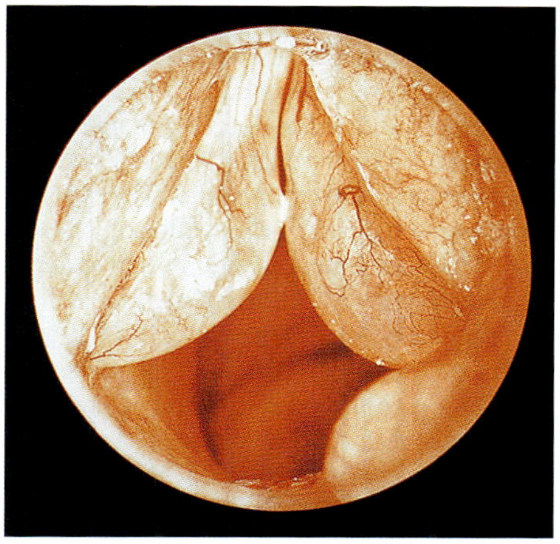

Abb. 41.3 Reinke-Ödem. Beide Stimmlippen sind hyperämisch und stark geschwollen. [E307]

Spezifische chronische Laryngitiden

Zu chronischen Veränderungen des Kehlkopfs, meist in Form einer Monochondritis, kommt es auch bei bestimmten Infektions- und Systemerkrankungen. Hierzu gehören die **Tuberkulose,** die **Lues im Tertiärstadium** und die **Sarkoidose.** Auch im Rahmen einer Schwangerschaft kann es zu einer entzündlichen Beteiligung des Kehlkopfs kommen, der **Laryngitis gravidarum.** Diese heilt aber post partum folgenlos ab.

Zusammenfassung

- Die subglottische Laryngitis ist eine virale, die Epiglottitis eine bakterielle Infektionskrankheit.
- Die akute Epiglottitis kann mit einer lebensbedrohlichen Behinderung der Atemwege einhergehen.
- Die chronische Laryngitis wird vor allem durch Stimmbelastung, Alkohol und Tabak hervorgerufen.
- Bei unklarem Befund einer chronischen Laryngitis muss immer ein Karzinom ausgeschlossen werden.
- Das Reinke-Ödem findet sich im Rahmen einer chronisch-hypertrophischen Laryngitis.

Die Sprachproduktion stellt eine der komplexesten Leistungen des menschlichen Organismus dar. Durch sie steht der Mensch in direktem Kontakt mit seinen Mitmenschen. Störungen bei der Sprachproduktion und der Stimmbildung führen zu stigmatisierenden Einschränkungen der Lebensführung der betroffenen Patienten. Diesen Beschwerden wurde eine eigene Fachdisziplin unterstellt, die „Phoniatrie und Pädaudiologie". Als Therapeut steht hier auch nicht mehr nur der HNO-Arzt im Vordergrund, vielmehr wird versucht, der Komplexität der Erkrankungsbilder über eine Vielzahl verschiedener Spezialisten (unter anderem Logopäden, Pädiater, Psychiater, Neurologen) gerecht zu werden.

Stimm- und Sprachbildung

Die Stimme basiert auf dem im Kehlkopf durch Schwingungen der Stimmlippen erzeugten Ton. Die Frequenz der Schwingung ist abhängig vom erzeugten Luftstrom und von Spannung und Länge der davon bewegten Stimmlippen. Je kürzer und gespannter die Stimmlippen, desto höher der erzeugte Ton. Durch willkürliches Verändern des Ansatzrohrs (Supraglottis, Rachenwände, Mund, Nase, NNH) entstehen Sprachlaute. Vokale werden bei geöffnetem Ansatzrohr erzeugt, Konsonanten durch Verengung oder Verschluss der drei Artikulationsbereiche (Lippe; Zungenspitze und vorderer Gaumen; Zungengrund und hinterer Gaumen). Nasallaute entstehen durch eine geöffnete Verbindung zwischen Pharynx und Nase. Bei diesem komplexen Prozess ist auch das Feedback über den Hörsinn sehr wichtig.

Diagnostik

Neben einer ausführlichen Anamnese (inkl. Stimm- und Sprechstatus) und einer gründlichen HNO-ärztlichen Untersuchung kommen auch audiometrische Verfahren zur Beurteilung der Hörleistung sowie funktionelle Stimmprüfungen diagnostisch zum Tragen. Zu Letzteren gehört die **Stroboskopie** (→ Abb. 42.1). Diese Untersuchung lässt Veränderungen der Stimmlippenschwingungsfähigkeit deutlich werden. Hierfür werden die Schwingungen der Stimmlippen über ein Kehlkopfmikrofon mit Lichtblitzen synchronisiert. Bei Übereinstimmung der Frequenz von Lichtblitz und Stimmlippenschwingung ergibt sich ein scheinbar stehendes Bild der Stimmlippe. Über Erhöhung oder Verminderung der Lichtblitzfrequenz lässt sich eine Phasenverschiebung bewirken, die Stimmlippen können wie in Zeitlupe dargestellt und beurteilt werden.

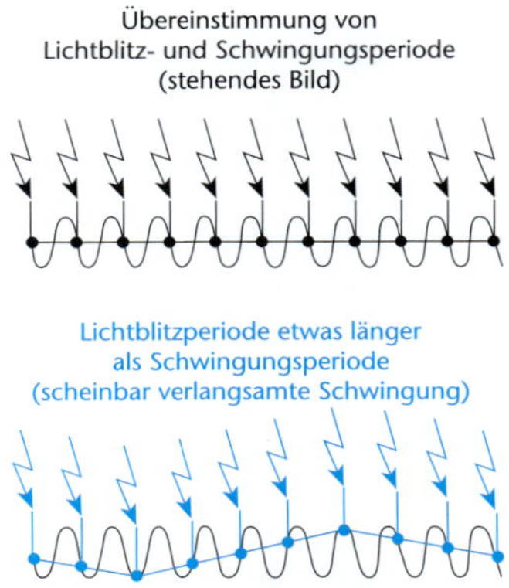

Abb. 42.1 Prinzip der Stroboskopie [L157]

Stimmstörungen

Pathologische Veränderungen der Stimmbildung können verschiedenste Ursachen haben. Die damit einhergehenden Beschwerden äußern sich in Heiserkeit und Aphonie, Stimmermüdung, Räusperzwang oder einer Veränderung der Stimmlage.

Organische Stimmstörungen

Zu den organischen Stimmstörungen gehören Veränderungen der Kehlkopfbeschaffenheit bei Entzündungen und Tumorerkrankungen oder nach Verletzungen (auch intubationsbedingt).

Neurogene Stimmstörungen

Diese können sowohl zentrale Schädigungen als auch periphere Innervationsstörungen als Ursache haben (→ Kap. 40).

Hormonelle Stimmstörungen

Im Rahmen hormoneller Verschiebungen kommt es zu Veränderungen der Stimme. Physiologisch finden sich solche Verschiebungen bei der Menstruation, der Schwangerschaft oder mit dem Eintritt in das Klimakterium. Als **Laryngopathia gravidarum** wird eine laryngeale Ödembildung während der Schwangerschaft bezeichnet. Diese verschwindet typischerweise nach der Entbindung wieder. Von außen zugeführte Hormonpräparate (z. B. Anabolika, seltener Ovulationshemmer) gehen ebenfalls mit Stimmveränderungen einher. Daneben zeigen auch Spiegelveränderungen von Schilddrüsen- und Wachstumshormonen (z. B. bei Hypo-/Hyperthyreose, Akromegalie) Auswirkungen auf die Stimmqualität.

Mutagene Stimmstörung

Im Rahmen der körperlichen Entwicklung kommt es in der Pubertät zu einer hormonell gesteuerten Stimmveränderung. Diese wird vor allem durch die Vergrößerung des Kehlkopfs bedingt. Dabei senkt sich die Stimme bei Jungen um eine Oktave, bei Mädchen um eine Terz. Während des Stimmbruchs schwankt die Stimme dabei zwischen hohen und tiefen Lagen. Neben dem physiologischen Verlauf zeigen sich bei schnellem Kehlkopfwachstum auch sehr ausgeprägte und lang andauernde Fälle von Heiserkeit, flatternder Stimme und Aphonie. Man spricht von einer **Mutationsfistelstimme.**

Funktionelle Stimmstörungen

Funktionelle Stimmstörungen haben keine erkennbaren organischen Ursachen. Allerdings können sie sekundär mit organischen Veränderungen einhergehen. Hierzu zählen in erster Linie Stimmlippenveränderungen, etwa Schreiknötchen oder Kontaktulzera.

Hyperfunktionelle Dysphonie

Diese primär funktionelle Störung ist vor allem bei Menschen in Sprechberufen häufig. Das weibliche Geschlecht ist vermehrt betroffen. Durch **Überbelastung der Stimme,** sei es durch zu hohe Tonlage, zu hohe Lautstärke oder eine falsche Atemtechnik, kommt es zu Phonationsstörungen. Die Patienten klagen dann über starke Heiserkeit bis zur Aphonie, Räusperzwang sowie Schmerzen im Bereich des Kehlkopfs und der Hals- und Nackenmuskulatur. Die Stimme klingt rau, diplophon (gleichzeitige Produktion von 2 Frequenzen) und ermüdet sehr schnell. Laryngoskopisch findet man einen verengten Kehlkopfeingang mit dorsal verlagerter Epiglottis. Die Stimmlippen sind gerötet und werden teilweise durch prominente Taschenfalten verdeckt. Letztere können sogar bis zur Mittellinie vorreichen und dort während der Phonation in Schwingung versetzt werden **(Taschenfaltenstimme).** In der Stroboskopie erscheint die Stimmlippenschwingung verkleinert und asymmetrisch. Bei länger dauerndem Beschwerdebild können sich, allerdings fast nur bei Frauen, **sekundär Stimmlippenknötchen** ausbilden. Bei starker Belastung entstehen auch **Kontaktulzera.**

Hypofunktionelle Dysphonie

Diese geht mit einer gehauchten, leisen Stimme einher. Ursache ist entweder eine lange bestehende hyperfunktionelle Dysphonie mit Ermüdung der Phonationsmuskulatur oder eine eigenständige primäre funktionelle Dysphonie bei auch sonst kommunikativ geschwächten Personen. Nicht selten haben die Patienten auch andere psychische Auffälligkeiten. Laryngoskopisch zeigt sich ein unvollständiger Glottisschluss während der Phonation mit ovalärer Spaltbildung. In der Stroboskopie fallen erweiterte Amplituden und verstärkte Randkantenverschiebungen auf.

Psychogene Dysphonie und Aphonie

Hier finden sich typischerweise sowohl laryngoskopisch als auch bei der Stroboskopie keine Veränderungen. Die Stimme erscheint heiser bis tonlos, die Patienten sind aber zumeist in der Lage, normal zu husten und zu lachen. Dies wäre bei organischer Aphonie, etwa nach neuronaler Schädigung, nicht mehr möglich. Häufig gehen traumatische Ereignisse den Stimmstörungen voraus. Neben der logopädischen Betreuung ist bei nachgewiesener psychogener Stimmstörung immer auch eine psychosomatische Behandlung ratsam.

Sprach- und Sprechstörungen

Die normale Sprachentwicklung kann durch verschiedene Faktoren behindert oder verzögert werden. Dazu gehören zum einen organische Ursachen, z. B. zerebrale Schädigungen, periphere Störungen der sprachausführenden (z. B. Mund, Lippe, Kehlkopf) und spracherfassenden (Gehör, Auge) Organe oder kongenitale Anomalien mit Intelligenzminderung. Bei etwa 50 % aller Kinder mit Sprachentwicklungsstörungen lassen sich Hörbehinderungen nachweisen. Zum anderen findet sich bei vielen Betroffenen auch ein auffälliger psychosozialer Hintergrund. Dazu gehören z. B. eine mangelnde familiäre Sprachanregung oder eine zweisprachige Erziehung.
Neben diesen Verzögerungen des Spracherwerbs können Sprachstörungen beim Erwachsenen auch sekundär auftreten. Hierbei spielen neurologische Erkrankungen oder zerebrale Schädigungen infolge kardiovaskulärer Ereignisse eine große Rolle.

Dyslalie – Stammeln

Unter Dyslalie versteht man das Weglassen oder Vertauschen von Lauten während der Sprachproduktion. Hierzu gehört auch das **Lispeln,** bei dem keine organische Ursache besteht und die S- und Zischlaute falsch gebildet werden.

Näseln

Das Näseln tritt als **Rhinophonia clausa** (geschlossenes Näseln) und **Rhinophonia aperta** (offenes Näseln) auf. Ersteres ist zumeist durch eine Verlegung der Nasenhaupt- und Nebenhöhlen bedingt und ist durch die Unfähigkeit zur korrekten Nasallautbildung gekennzeichnet. Das offene Näseln entsteht infolge von Gaumenschäden (z. B. Gaumenspalte), dabei verschließt das Gaumensegel nicht den Nasopharynx. Durch die erhöhte Resonanzentwicklung hat jeder Laut einen nasalen Beiklang.

Dysgrammatismus

Unter Dysgrammatismus versteht man die gestalterische Unfähigkeit, Gedanken morphologisch und syntaktisch korrekt in Wörter und Sätze umzuwandeln. Dies wird vor allem beim Nachsprechen einfacher Sätze oder beim Nacherzählen von Erlebnissen deutlich.

Balbuties – Stottern

Stottern beschreibt die unwillkürliche Unterbrechung des Redeflusses. Häufig gehen Veränderungen der Atmung, der Mimik und der Gestik damit einher. Man unterscheidet zwischen **tonischem Stottern,** wobei der Redefluss durch Blockierungen unterbrochen wird, und **klonischem Stottern** mit Silbenwiederholungen. Jungen sind häufiger betroffen als Mädchen. Insgesamt zeigt sich eine Häufigkeit von 1 % unter der Gesamtbevölkerung.

Zusammenfassung

- Die Stroboskopie stellt die Schwingungen der Stimmlippen dar.
- Der Hormonstoffwechsel hat Auswirkungen auf die Stimme.
- Primär funktionelle Stimmstörungen können sekundär mit organischen Veränderungen einhergehen.
- Bei der Hälfte aller Kinder mit verzögerter Sprachentwicklung lässt sich eine Hörstörung nachweisen.

43 Verletzungen von Larynx und Trachea

Die Gurtpflicht im Straßenverkehr hat die früher große Zahl äußerer Kehlkopftraumen durch Aufprall auf die Lenksäule sinken lassen. Heute kommt es zu äußeren Verletzungen vor allem infolge von Sportunfällen oder durch Gewaltanwendung (z. B. Strangulation, Messerstiche). Innere Verletzungen des Kehlkopfs finden sich bei Verätzungen, im Rahmen thermischer Schädigung, bei Fremdkörperaspiration oder als Folge von ärztlichen Eingriffen. Eine Stenose des Kehlkopfs oder der Trachea tritt bei narbiger Defektheilung innerer oder äußerer Verletzungen sowie nach Langzeitintubation oder idiopathisch auf.

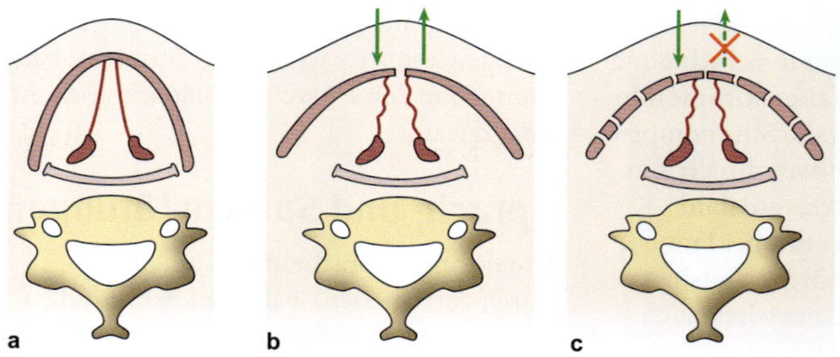

Abb. 43.1 Das Ausmaß der Schäden bei äußerer Gewalteinwirkung ist abhängig vom Grad der Kalzifikation und von der Richtung des Kraftmoments. a) Normale Anatomie. b) Mediane Fraktur bei elastischen Knorpelspangen. Diese richten sich nach Gewalteinwirkung wieder auf. c) Berstungsbruch bei mineralisiertem Schildknorpel. Durch das Trauma kommt es zur Abflachung der Halskontur. [L141]

Äußere Verletzungen

Verletzungen des Kehlkopfs von außen können offen oder geschlossen sein. Die meist frontale Gewalteinwirkung resultiert sowohl in Weichteilverletzungen als auch in knöchernen Schäden. Dabei kann es zu Schleimhauteinrissen, Einblutungen und Gewebequetschungen kommen. Von den knöchernen oder knorpeligen Strukturen sind vor allem das Zungenbein, der Schild- und der Ringknorpel betroffen. Bei jüngeren Patienten zeigen sich Verletzungen der Larynxknorpel eher selten, da diese noch elastisch sind und der Krafteinwirkung nachgeben können. Falls es zur Fraktur kommt, liegt diese meist medial. Nach der Mineralisation liegen eher Berstungsbrüche von Schild- und Ringknorpel vor, da diese starr gegen die Halswirbelsäule gedrückt werden und die Energie nicht absorbieren können (→ Abb. 43.1). Die hinteren Enden der trachealen Knorpelspangen werden bei frontaler Gewalteinwirkung nach außen gebogen. Die Pars membranacea kann der aufgebauten Spannung nicht mehr entgegenwirken und reißt. Fatale Folge einer äußeren Gewalteinwirkung ist ein Zerreißen des Lig. cricotracheale mit Abscheren der Luftröhre vom Kehlkopf.

Klinik und Diagnostik

- **Blutung:** offene Blutung oder Hämoptoe
- **Stridor/Dyspnoe:** durch Einengung des Lumens nach Blutung, Fraktur oder Schleimhautödem
- **Dysphonie:** durch Verletzung des N. laryngeus recurrens, Fraktur des Schildknorpels, Einblutung in die Stimmlippen oder Schleimhautödem
- **Schmerzhafte Artikulation/Schluckbeschwerden:** vor allem durch Frakturen des Zungenbeins und der Kehlkopfknorpel
- **Emphysem** mit Hautknistern: bei Eröffnung des Lumens von Larynx oder Trachea
- **Äußere Schäden:** Abflachen der Halskontur bei Schildknorpelfraktur, sichtbare Wunden, Prellmarken.

Zur Abschätzung der Situation muss eine Laryngoskopie erfolgen. Bei leichten Verletzungen kann diese indirekt mit einem Spiegel durchgeführt werden. Schwere Verletzungen werden zumeist durch ein pernasales Endoskop direkt beurteilt. Bei schweren Traumen, etwa im Zusammenhang mit einem Verkehrsunfall, kommt der Bildgebung (vor allem CT und MRT) die größte Bedeutung zu.

Therapie

In jedem Fall steht die **Sicherung der Atemwege** im Vordergrund der Bemühungen. Daneben müssen anhaltende Blutungen gestillt werden. Kleinere stumpfe Verletzungen werden zunächst beobachtet. Erst bei drohender Larynxstenose durch Ödembildung erfolgt die Intubation. Je nach Situation kann eine Kehlkopfrekonstruktion notwendig werden. Größere stumpfe Traumen erfordern zumeist sofortige Intubation oder sogar eine Tracheotomie. Von außen eingedrungene Fremdkörper (z. B. Metallteile, Geschoss) müssen erkannt und entfernt werden. Eine zu spät oder inkorrekt behandelte äußere Verletzung kann in Larynx oder Trachea zur Ausbildung narbiger Stenosen führen.

Innere Verletzungen

Zu inneren Verletzungen des Kehlkopfs oder der Trachea kommt es durch:

- **Chemische Schädigung:** bei Inhalation von Reizgasen oder ätzenden Substanzen
- **Mechanische Schädigung:** durch Fremdkörper, Perforation oder bei Langzeitintubation
- **Thermische Schädigung:** Verbrühungen

Chemische Schädigung

Ursache ist zumeist das unabsichtliche (bei Kindern) oder absichtliche (z. B. bei psychiatrischen Patienten) Trinken von Reinigungsmitteln. In den meisten Fällen sind die Verätzungen dann auf den Pharynx und die supraglottische Region beschränkt, Schädigungen der subglottischen Bereiche sind jedoch nicht ausgeschlossen. Verätzungen mit Laugen führen zu tiefen, ausgedehnten **Kolliquationsnekrosen** der betroffenen Schleimhautareale. Säuren hingegen bewirken **Koagulationsnekrosen.** Durch die reaktive Schleimhautschwellung kommt es zur Atemwegsbehinderung. Bei der Inspektion mit dem Endoskop besteht nach den ersten 24 h Perforationsgefahr.

Therapie

Diese besteht in der Sicherung der Atemwege und Flüssigkeitssubstitution. Durch die großen Wundflächen sollte eine Antibiotikabehandlung angestrebt werden. Eine Therapie mit Kortikosteroiden kann erwogen werden. Neben den lokalen Schäden müssen auch systemische Wirkungen der jeweiligen chemischen Substanz bedacht und ggf. entsprechende Gegengifte verabreicht werden. Komplikationen sind vor allem narbige Stenosen (→ Abb. 43.2).

Mechanische Schädigung

Zu den mechanischen Schäden zählen neben der Aspiration von Fremdkörpern (→ Kap. 44) auch Verletzungen nach Langzeitintubation. Besonders an den Engpässen der intubierten Atemwege kommt es bei langer Beatmungszeit zu pathologischen Veränderungen. Daher wird bei langzeitintubierten Patienten oft vorbeugend eine Tracheotomie durchgeführt.

Intubationsgranulome

Auf Höhe der Glottis bilden sich im Anschluss an eine Langzeitintubation häufig entzündliche Veränderungen, die sich zu umschriebenen Granulationen entwickeln können. Als Prädilektionsstelle gelten die Stimmfortsätze der Aryknorpel, also die knorpeligen Anteile der Stimmlippen. Hier liegt der Tubus meist direkt auf und schädigt das Gewebe. Die betroffenen Patienten klagen häufig einige Tage bis Wochen nach der Extubation über Heiserkeit. Bei der Laryngoskopie erscheinen die Granulome meist als beidseitige polypöse Strukturen nahe der hinteren Kommissur (→ Abb. 43.2). Sie verschwinden in der Regel nach einigen Monaten von selbst, ansonsten können sie mikrochirurgisch abgetragen werden.

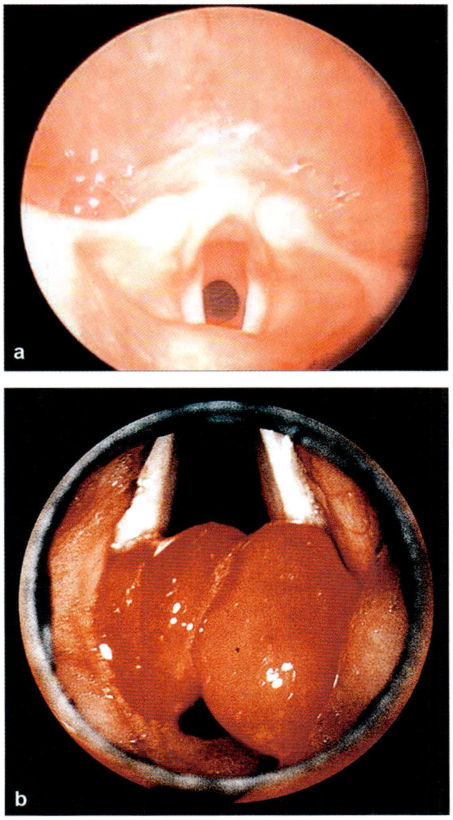

Abb. 43.2 a) Narbige subglottische Larynxstenose nach Verätzung. b) Intubationsgranulom. [a: E676, b: E307]

Wichtig ist die Abgrenzung zu Kontaktgranulomen, die durch Aneinanderreiben der Aryknorpel auftreten können.

Laryngotracheale Stenosen

Zur narbigen Stenosenbildung kommt es posttraumatisch, nach chemischer Schädigung und vor allem nach Langzeitintubation. Prädilektionsorte sind der Ringknorpel (engste Stelle der oberen Atemwege!) sowie die Trachea selbst. Bei Verätzungen sind häufig auch die Stimmlippen im Bereich der vorderen Kommissur miteinander verschmolzen. Betroffen sind vor allem Frühgeborene und langzeitintubierte Kinder. Jedoch findet sich bei Erwachsenen insgesamt frühzeitiger eine Stenosenbildung (manchmal schon nach 2–3 Tagen Beatmungszeit). Die Patienten fallen durch zunehmenden Stridor auf.

Therapie

Bei **subglottischen Stenosen** wird der Ringknorpel gespalten und ein autologes Knorpelimplantat zur Erweiterung der Engstelle eingesetzt. Alternativ wird auch der gesamte Ringknorpel entfernt und die Trachea direkt mit dem Schildknorpel verbunden (Thyreoideotracheopexie). Bei **Trachealstenosen** wird es nach Entfernung des stenosierten Segments eine End-zu-End-Anastomose der oberen und unteren Trachealabschnitte angelegt. Als Ultima Ratio wird eine möglichst tiefe Tracheotomie angesehen. Diese geht jedoch, wenn auch seltener, ebenfalls mit dem Risiko einer Stenosenbildung einher.

Zusammenfassung

- Bei polytraumatisierten Patienten immer an die Möglichkeit einer Kehlkopfschädigung denken!
- Frakturen des Kehlkopfskeletts sind bei Erwachsenen häufiger als bei Kindern.
- Verätzungen können zu narbigen Stenosen von Kehlkopf und Trachea führen.
- Langzeitintubation stellt immer ein Risiko für die Entstehung von Granulomen und Stenosen dar.

Fremdkörper können aspiriert oder verschluckt werden. Aspirierte Fremdkörper finden sich vor allem bei Kleinkindern, seltener auch bei älteren Menschen. Vor dem 6. Lebensjahr stellt der Erstickungstod nach Aspiration von Fremdkörpern die häufigste häusliche Todesform dar. Verschluckte Fremdkörper werden in den meisten Fällen von selbst wieder ausgeschieden. Sie können sich jedoch im Lumen der Speisewege verfangen und dort zu Obstruktion und Perforation des entsprechenden Abschnitts führen. Auch hier sind Kinder am häufigsten betroffen, daneben findet sich jedoch auch ein nicht geringer Teil von psychiatrischen Patienten.

Aspirierte Fremdkörper

Von den Patienten mit Fremdkörperaspiration sind 75 % jünger als 4 Jahre. Jungen sind dabei häufiger betroffen als Mädchen. Schluckstörungen gehen immer mit einem erhöhten Aspirationsrisiko einher.
Zu den häufigeren Fremdkörpern gehören Nahrungsbestandteile, z. B. Erdnüsse, Mais- und Getreidekörner. Organische Stoffe führen im Gegensatz zu anorganischen Fremdkörpern wie Münzen oder Knöpfen zu einer verstärkten Mukosareaktion. Diese bedingt eine zusätzliche, in den meisten Fällen noch schwerere Obstruktion als der Fremdkörper selbst. Zusätzlich besitzen viele pflanzliche Fremdkörper auch Quellcharakter (z. B. Hülsenfrüchte). Meist befindet sich der inhalierte Gegenstand im Bereich der Glottis, der Subglottis oder des rechten Hauptbronchus. Bei Obstruktion des Kehlkopfs kann sich in kürzester Zeit eine lebensbedrohliche Atemnot entwickeln. Der rechte Hauptbronchus ist häufiger betroffen, da er auf Höhe der Trachealbifurkation steiler verläuft als der linke.

Klinik und Diagnostik

Leitsymptom bei der Aspiration von Fremdkörpern ist ein plötzlich auftretender Hustenreiz mit anfallsartigem Husten. Je nach Sitz des Fremdkörpers kommen zusätzlich Symptome wie Dyspnoe, Zyanose, Stridor oder Schmerz hinzu. Bei kleineren Fremdkörpern kann sich der Patient nach der anfänglichen Reaktion lange Zeit beschwerdefrei zeigen, bevor die Schleimhautreizung zu einer verstärkten Obstruktion führt. Diese findet sich vor allem bei organischen Stoffen. Größere Fremdkörper können bei kompletter Verlegung des Kehlkopfeingangs auch innerhalb von kurzer Zeit zum Tode führen. Dieser **Bolustod** wird durch eine vasovagale Reaktion des Körpers mit Herz-Kreislauf-Stillstand ausgelöst. Ist der Verschluss nicht vollständig oder tritt er nicht plötzlich ein, ist eher die Atemnot selbst die Todesursache. Sitzt der Fremdkörper in der Trachea, führt dies ebenfalls zu starker Atemnot. Charakteristisch ist dabei die Minderbelüftung beider Lungen, während ein im Bronchus platzierter Gegenstand nur auf der ipsilateralen Seite zu Beschwerden führt. Häufig lässt sich auskultatorisch durch die Bewegung des Fremdkörpers mit dem Atemstrom ein zusätzliches Geräusch über der Trachea wahrnehmen.
Bei älteren Patienten erschließt sich die Diagnose zumeist über die Anamnese. Bei Kindern sollte jeder plötzliche Hustenanfall ohne erkennbare Ursache an eine Fremdkörperaspiration denken lassen. Zusätzliche Symptome bei der klinischen Untersuchung wie einseitige Lungenüberblähung, verminderte Atemgeräusche oder Zyanose können den ersten Verdacht erhärten. Daneben sollte nach Möglichkeit immer eine Röntgenthoraxaufnahme angefertigt werden. Auch wenn die meisten Fremdkörper nicht strahlendicht und damit im Röntgenbild auch nicht erkennbar sind, lässt doch der Status der Lungen (z. B. Kollaps, Atelektasen, Infektionen) Rückschlüsse zu. Bei Fremdkörperverdacht erfolgt die endoskopische Abklärung mit dem starren Endoskop. Mit diesem lässt sich in gleicher Sitzung der Fremdkörper besser entfernen als mit flexiblen Instrumenten.

Therapie

In Notfallsituationen, bei vollständiger Verlegung des Kehlkopfs, kann das **Heimlich-Manöver** angewendet werden (→ Abb. 44.1). Hierbei erfolgt ein kräftiger Druck (entweder durch frontales Pressen oder über eine Umarmung von hinten) auf den epigastrischen Bereich. Über die so erzeugte schnelle intrathorakale Drucksteigerung kann der Fremdkörper herausgepresst werden. Bei Misslingen muss so schnell wie möglich eine Sicherung der Atemwege erfolgen, zumeist über eine Tracheotomie.
In allen anderen Fällen, die nicht mit einer akuten Lebensbedrohung einhergehen bzw. eine Endoskopie zulassen, sollte die Fremdkörperextraktion mit einer Zange erfolgen. Dabei ist darauf zu achten, dass die Zange leicht abrutschen kann und damit der betreffende Gegenstand dadurch noch tiefer in die Atemwege geschoben wird. Scharfe oder sehr große Fremdkörper müssen teilweise vor der Extraktion zerkleinert werden.

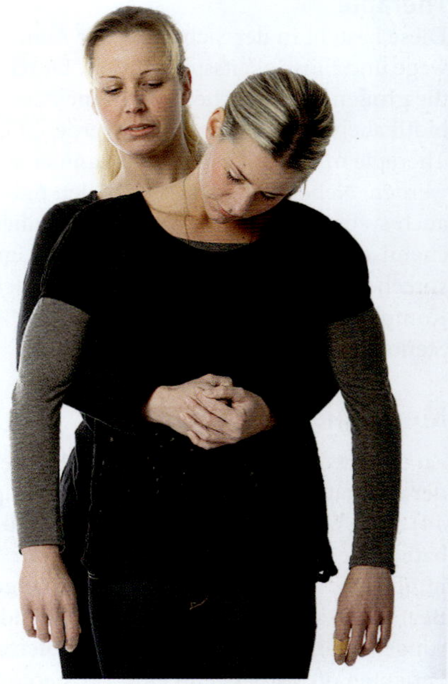

Abb. 44.1 Heimlich-Manöver [J787]

Verschluckte Fremdkörper

Prinzipiell kann nahezu jeder kleinere Gegenstand auch verschluckt werden. Da es sich bei den betroffenen Patienten zumeist um Kinder handelt, sind neben Nahrungsbestandteilen (z. B. Knochensplitter, Fischgräten, Fleischballen) auch Plastikteile von Spielzeugen oder Münzen sehr häufig. Bei den Erwachsenen zeigt sich eine Häufung bei Personen mit Zahnersatzprothesen. Hier sind die Betroffenen teilweise nicht mehr in der Lage, die Nahrung ausreichend zu zerkleinern. Bei jüngeren Erwachsenen und auffälligen Fremdkörpern (z. B. Nägel, Glassplitter) sollte auch an psychiatrische Erkrankungsbilder gedacht werden. Verschluckte Fremdkörper werden normalerweise nach einiger Zeit von selbst wieder ausgeschieden. Teilweise bleiben die Fremdkörper jedoch stecken und müssen durch einen Arzt entfernt werden. Prädilektionsstellen hierfür sind der Zungengrund, die Tonsillen (hier sehr häufig Fischgräten), die Vallecula vor der Epiglottis sowie der Sinus piriformis. Daneben befinden sich innerhalb der Speiseröhre drei physiologische Engstellen: auf Höhe des Ringknorpels, an der Kreuzungsstelle mit Aorta und linkem Hauptbronchus sowie beim Durchtritt durch das Zwerchfell. Die häufigste ösophageale Lokalisation von Fremdkörpern ist der **obere Ösophagussphinkter.**

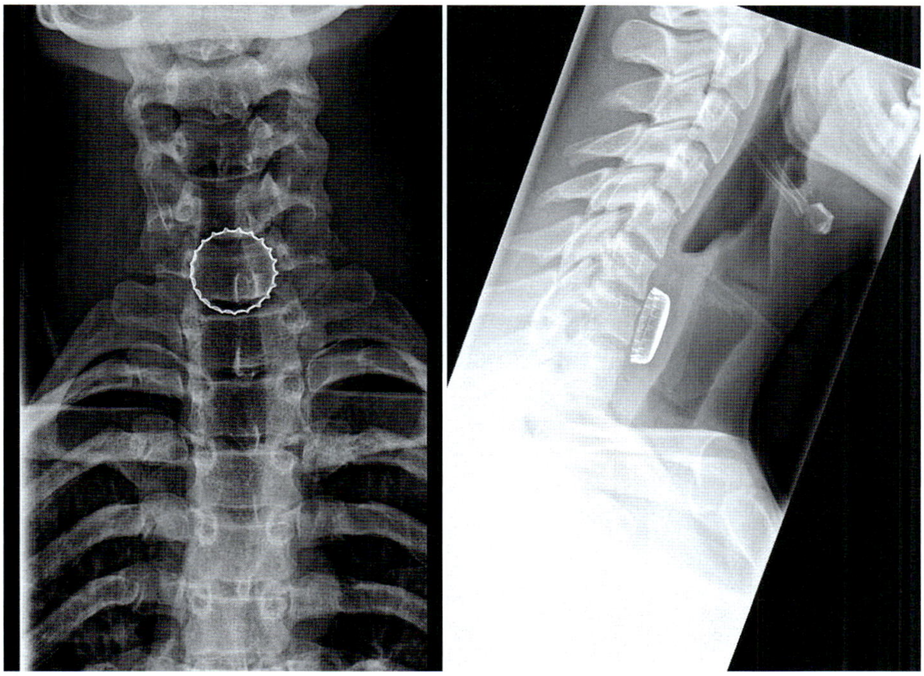

Abb. 44.2 Verschluckter Fremdkörper im Ösophagus im Röntgenbild. Die röntgendichte Struktur erinnert an einen Kronkorken. [O639]

Klinik und Diagnostik

Beim Verschlucken von Fremdkörpern stehen weniger der Hustenreiz als vielmehr ausgeprägte **Schluckbeschwerden** im Vordergrund. Diese können sogar das Schlucken von Speichel unmöglich machen. Laryngoskopisch sind dann Speichelseen in den Recessus piriformes zu sehen. Daneben bestehen häufig starke retrosternale Schmerzen. Bei Lokalisation kranial der Postkrikoidregion werden die Beschwerden meist lateralisiert angegeben, kaudal kommt es zu einem beidseitigen Beschwerdebild. Sitzt der Fremdkörper im Bereich des Hypopharynx oder des oberen Ösophagus, kann sich durch Druck auf den Kehlkopf und die Trachea auch eine Luftnot zeigen. Ohrenschmerzen, Nackensteifigkeit oder Emphysembildung im Halsbereich sind als Zeichen einer **Perforation** zu werten und bedürfen sofortiger Abklärung.

Über die Pharyngoskopie können Fremdkörper im Pharynx bereits erkannt werden. In den meisten Fällen geben die Patienten Auskunft über den zu erwartenden Fremdkörper, z. B. ein Knochenstück nach Fleischmahlzeit. Handelt es sich um röntgendichte Gegenstände, wird eine entsprechende Aufnahme angefertigt (→ Abb. 44.2). Häufiger muss jedoch eine Kontrastmitteluntersuchung durchgeführt werden, bei der eventuelle Aussparungen im Röntgenbild Rückschlüsse auf den Fremdkörper zulassen. Wegen der Perforationsgefahr darf dabei kein bariumhaltiges Kontrastmittel verwendet werden. Sind auch diese Verfahren nicht aussagekräftig, wird eine endoskopische Untersuchung der Speiseröhre durchgeführt.

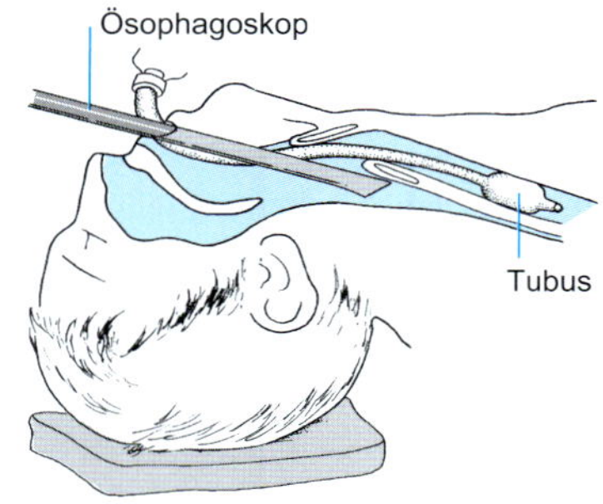

Abb. 44.3 Starre Hypopharyngoskopie und Ösophagoskopie in Intubationsnarkose [L157]

Therapie

Fremdkörper im Bereich des Oropharynx können zumeist bei der einfachen klinischen Untersuchung mithilfe einer Zange entfernt werden. Vor der Extraktion kann die Gabe topischer Anästhetika erwogen werden. Alle scharfen Fremdkörper müssen schnellstmöglich entfernt werden, um der Gefahr einer Perforation vorzubeugen. Dazu verwendet man bei Fremdkörpern im Bereich der Speiseröhre die **starre Ösophagoskopie** (→ Abb. 44.3). Ist der Gegenstand hiermit nicht zu entfernen, können auch Zugänge von außen, eventuell sogar verbunden mit einer Thorakotomie, erfolgen. Sowohl durch den Fremdkörper selbst als auch durch dessen Entfernung mithilfe des starren Endoskops kann es zur **Perforation der Speiseröhre oder des Hypopharynx** kommen. Typische klinische Zeichen hierfür sind plötzliche Nacken- oder/und Brustschmerzen, ansteigendes Fieber sowie Emphysembildung am Hals. Die Perforation ist eine sehr ernst zu nehmende Komplikation, da sich in der Folge eine lebensbedrohliche Mediastinitis ausbilden kann. Über einen wasserlöslichen Kontrastmittelschluck lässt sich durch Darstellung freier Luft im Mediastinum der Verdacht bestätigen. Die Therapie besteht in der sofortigen Behandlung mit Breitbandantibiotika sowie ggf. im chirurgischen Verschluss.

Zusammenfassung

- Aspirierte Fremdkörper können durch Verlegung des Kehlkopfs innerhalb kürzester Zeit zum Tode führen.
- Bei plötzlichen Hustenattacken von Kleinkindern immer an eine Aspiration denken.
- Tracheale Fremdkörper haben durch Verlegung beider Lungen eine größere Auswirkung als rein bronchiale Fremdkörper.
- Fremdkörper im Speiseweg können durch Perforation eine lebensbedrohliche Mediastinitis zur Folge haben.
- Fieber, Nackenschmerzen und Emphysembildung müssen immer an eine Perforation denken lassen.

Gutartige Neubildungen im Bereich des Kehlkopfs sind relativ häufig. Oft haben sie ihre Ursache in funktionellen Stimmstörungen, die mit Überbelastung der Stimmlippen einhergehen. Daneben kommt teilweise auch eine infektiöse Genese infrage. Als gemeinsames Symptom findet sich bei den betroffenen Patienten eine Verlegung der oberen Atemwege unterschiedlichen Ausmaßes mit Heiserkeit, Dysphonie, Dyspnoe, Stridor und Hustenreiz.

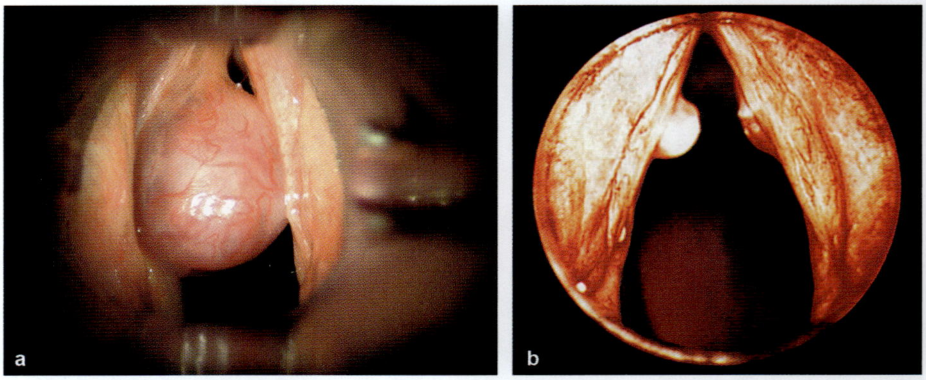

Abb. 45.1 a) Stimmlippenpolyp, b) Stimmlippenknötchen [a: E876, b: E307]

Stimmlippenpolypen

Hierbei handelt es sich um eine umschriebene Schleimhauthyperplasie der Stimmlippe. Diese kann sich histologisch verschieden darstellen (gallertartig, teleangiektatisch, transitorisch) und enthält zumeist eine entzündliche Komponente. Ursächlich werden vor allem die Überbeanspruchung der Stimmlippen im Rahmen einer hyperkinetischen Stimmstörung („Phonotrauma"), Rauchen oder eine entzündliche Genese angenommen. Es zeigt sich eine Bevorzugung des männlichen Geschlechts.

Klinik

Die Patienten fallen vor allem durch Heiserkeit auf. Diese kann bei großen, im Lumen flottierenden Polypen auch alternierend auftreten. Nur bei sehr großen Polypen bestehen auch dyspnoische Beschwerden. Bei der Laryngoskopie finden sich die Neubildungen meist einseitig am Übergang vom vorderen zum mittleren Stimmlippendrittel (→ Abb. 45.1). Wichtige Differenzialdiagnosen sind das Intubations- und Kontaktgranulom.

Therapie

Mikrochirurgische Abtragung mit histologischem Ausschluss malignen Wachstums, Logopädie.

Stimmlippenknötchen

Diese auch als Phonations-, Schrei- oder Sängerknötchen bezeichneten Neubildungen der Stimmlippen werden ebenfalls durch eine Überbelastung der Stimmlippen hervorgerufen. Meist sind Kinder und stimmlich geforderte weibliche Personen (z. B. Sängerinnen, Lehrerinnen) betroffen. Typischerweise befinden sich die Knötchen beidseits an korrespondierenden Stellen der Stimmlippen, meist am Übergang vom vorderen zum mittleren Drittel. Hier ist der Ort der höchsten Belastung bei der Erzeugung hoher Frequenzen, etwa beim Singen oder Schreien (→ Abb. 45.1). Histologisch handelt es sich um eine subepitheliale Bindegewebsvermehrung mit Dehnung des darüberliegenden Epithels.

Klinik

Auffällig ist eine heisere, raue Stimme. Außerdem können Räusperzwang und Fremdkörpergefühl bestehen. Häufig lässt sich bei Kindern mit Stimmlippenknötchen auch eine Hörstörung unterschiedlichen Grades nachweisen.

Therapie

Logopädische Behandlung der zugrunde liegenden Stimmstörung. Ohne diese hat auch eine chirurgische Entfernung der Gewebeknötchen keine Aussicht auf langfristigen Erfolg.

Kehlkopfzysten

Zystenbildung im Kehlkopf kann prinzipiell überall dort auftreten, wo sich kleine Schleimdrüsen befinden. Am häufigsten finden sich Zysten im Bereich der Glottis (60 %) und an den Taschenfalten (18 %). Stimmlippenzysten sind im Gegensatz zu Stimmlippenknötchen **immer einseitig** lokalisiert. Dennoch kann eine einseitige Zyste auf der Gegenseite zur Ausbildung eines Kontaktknötchens führen, was die Differenzialdiagnose erschwert.

Klinik

Die Beschwerden sind abhängig von der Lokalisation der Zysten. Stimmlippenzysten führen zumeist zu Heiserkeit unterschiedlicher Ausprägung, Zysten im Bereich der Epiglottis zeichnen sich eher durch ein Globusgefühl oder Dysphagie aus. Bei der Laryngoskopie fallen die Zysten als glatte, gelbliche Raumforderungen auf, die vom Larynxepithel überdeckt werden.

Therapie

Bei Beschwerden oder zweifelhafter histologischer Abstammung mikrochirurgische Abtragung.

Kontaktgranulom

Das Kontaktgranulom wird nur bei erwachsenen und vor allem männlichen Personen beobachtet. Es beruht auf einem zu harten Aneinanderschlagen der Stimmlippen, was auch als „harter Stimmeinsatz" bezeichnet wird. Dadurch bilden sich an den Stimmlippenfortsätzen der Aryknorpel ein- oder beidseitige Ulzera oder kugelige Granulome aus (→ Abb. 45.2). Zu den fördernden Faktoren zählen Rauchen, rezidivierender Husten, Räusperzwang und Stress. Außerdem findet sich eine Assoziation zur gastroösophagealen Refluxkrankheit.

Klinik

Es besteht eine chronische Dysphonie mit Schmerzen und Fremdkörpergefühl. Bei der Laryngoskopie fallen bei der Begutachtung der Granulome häufig miteinander korrespondierende Partien auf beiden Seiten auf, da sich die Ulzera jeweils umschließen können. Über die Anamnese lässt sich ein Intubationsgranulom differenzialdiagnostisch ausschließen, eine Probeexzision gibt Aufschluss bei Karzinomverdacht.

Therapie

Eine Stimmtherapie muss erwogen und eine Reduktion aller unterstützenden Faktoren (vor allem der eventuellen Refluxerkrankung) versucht werden. Bei anhaltendem Beschwerdebild (nach kausaler Therapie) oder unklarer Abgrenzung zu malignem Wachstum sollte eine mikrochirurgische Abtragung erfolgen. Es besteht jedoch eine hohe Rezidivneigung.

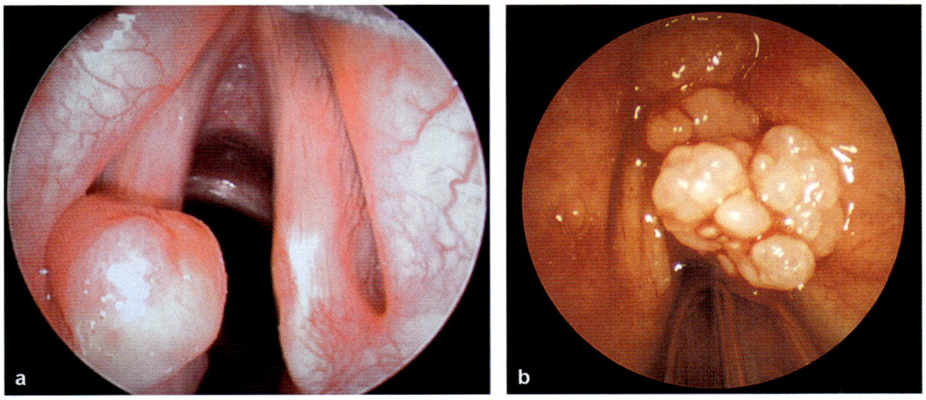

Abb. 45.2 a) Einseitiges Kontaktgranulom. b) Larynx-Papillomatose. [a: E876, b: E307]

Papillome

Papillome sind primär gutartige Neubildungen der Kehlkopfschleimhaut. Sie treten im Kindesalter beetartig in Form einer Papillomatose (→ Abb. 45.2) auf, beim Erwachsenen finden sich meist nur solitäre Geschwülste. Ätiologisch liegt eine Assoziation mit Papillomaviren der Typen 6 und 11 vor.

Juvenile Larynxpapillomatose

Papillome im Kindesalter treten fast immer in großer Zahl auf und können sich ausgehend von den Stimmlippen subglottisch bis in die Trachea bzw. supraglottisch über die Taschenfalten bis zur Epiglottis verbreiten. Histologisch handelt es sich um Fibroepitheliome ohne Verhornung. Meist liegt das Erstmanifestationsalter zwischen dem 2. und 4. Lebensjahr. Danach können sie bis zum Erwachsenenalter immer wieder rezidivieren.

Klinik

Die Patienten leiden unter Heiserkeit bis hin zu vollkommenem Stimmverlust. Daneben kommt es durch Einengung des Lumens zu dyspnoischen Beschwerden und Stridor. Bei Befall der Trachea können lebensbedrohliche Atemnotzustände auftreten.

Therapie

Bei Dyspnoe sofortige Sicherung der Atemwege (Intubation)! Über eine Laserresektion oder mikrochirurgische Abtragung kann das Lumen von den Papillomen befreit werden. Es droht jedoch eine narbige Umgestaltung der Schleimhaut mit Ausbildung von Stenosen. Außerdem ist bei operativen Eingriffen die Gefahr einer Versprengung der Papillome in tiefere Atemwege gegeben! Anders als bei Erwachsenen wird eine maligne Entartung der Papillome nur sehr selten beobachtet.

Kehlkopfpapillome beim Erwachsenen

Beim Erwachsenen handelt es sich meist um solitäre Neubildungen im Bereich der Stimmlippen. Diese sind histologisch häufig von einer **breiten Verhornungsschicht** bedeckt, was prognostisch als ungünstig zu werten ist. Es finden sich vereinzelt bereits Dysplasien, sodass eine Abgrenzung zum Carcinoma in situ oft schwierig ist.

Klinik

Papillome bei Erwachsenen sind unauffälliger als im Kindesalter. Die Therapie besteht ebenfalls in der chirurgischen Entfernung. Regelmäßige Kontrolluntersuchungen sind unerlässlich, um eine maligne Entartung rechtzeitig festzustellen.

Andere gutartige Tumoren

Andere gutartige Tumoren im Bereich des Larynx sind das seltene, im Kindesalter auftretende **Larynxhämangiom** und das **Chondrom.** Bei Letzterem handelt es sich um eine benigne Neubildung des Knorpelgewebes. Der Tumor geht zumeist von der Ringknorpelplatte aus und verursacht bei den betroffenen Patienten Heiserkeit, inspiratorischen Stridor und eine zunehmende Dyspnoe. Das Chondrom wächst allerdings sehr langsam und kann daher meist gut chirurgisch behandelt werden. Nur selten kommt es zu einer malignen Entartung in Form eines Chondrosarkoms. Sehr selten lassen sich auch **Paragangliome** im Larynx nachweisen.

Zusammenfassung

- Benigne Neubildungen des Larynx sind relativ häufig und hängen vor allem mit verstärkter Stimmbelastung zusammen.
- Bei Geschwülsten, die durch Stimmbelastungen hervorgerufen werden, muss neben einer chirurgischen Abtragung immer auch eine logopädische Stimmbehandlung erfolgen.
- Stimmlippenknötchen liegen beidseits, Stimmlippenzysten meist einseitig vor.
- Bei Kontaktgranulomen muss an eine entzündliche Genese im Rahmen einer Refluxerkrankung gedacht werden.
- Kehlkopfpapillome im Erwachsenenalter können maligne entarten.

Das Larynxkarzinom ist der häufigste maligne Tumor im HNO-Bereich (50 %). Es sind mit großer Mehrheit Männer betroffen (7 : 1), jedoch ist die Inzidenz bei Frauen mit zunehmendem Konsum von Risikostoffen (Zigaretten, hochprozentige Spirituosen) ansteigend. Anschaulich wird dies durch die hohe Zahl alkoholkranker (50 %) oder rauchender (90 %) Kehlkopfkarzinompatienten. Daneben gelten mittlerweile auch bestimmte berufliche Noxen (Asbest, schwefelsäurehaltige Aerosole, z. B. in der Düngemittelindustrie) als krebserregend, was zur Anerkennung des Larynxkarzinoms als Berufskrankheit in verschiedenen Tätigkeitsbereichen geführt hat. Auch die chronische Laryngitis geht mit einem erhöhten Risiko für die Tumorentstehung einher, besonders wenn sich im histologischen Bild bereits Dysplasien zeigen. Seltener finden sich virale Papillome (v. a. Typ 16, 18) beim Erwachsenen als fakultative Präkanzerose. Auch eine Strahlentherapie kann langfristig zur Karzinomentstehung führen.

Tumorklassifikation

Wie bei allen Karzinomen des oberen Aerodigestivtrakts handelt es sich auch bei Larynxkarzinomen zum größten Teil (> 90 %) um verhornende oder nicht verhornende **Plattenepithelkarzinome.** Daneben finden sich sehr viel seltener auch Adenokarzinome sowie das verruköse Karzinom. Der Grad der Differenzierung lässt hierbei Rückschlüsse auf die Malignität zu. So zeigt etwa das hochdifferenzierte verruköse Karzinom eine weit bessere Prognose als schlecht differenzierte Neubildungen. Zumeist gehen die Tumoren aus präkanzerösen Vorstufen hervor. Hierzu zählen **Dysplasien** verschiedenen Grades und letztlich das **Carcinoma in situ.** Dieses zeigt bereits tumoröses Wachstum, hat aber noch nicht die Basalmembran durchbrochen.

Daneben kommt dem prognostisch ungünstigeren Befall der Supraglottis (30 %) eine große Bedeutung zu. Die sehr seltenen Karzinome im Bereich der Subglottis wachsen wahrscheinlich primär von der Glottis ein. Beim transglottischen Karzinom sind mindestens zwei der drei Etagen betroffen.

Tab. 46.1 TNM-Klassifikation der Glottiskarzinome [G272]

Tis	Carcinoma in situ
T1	Tumor auf Stimmlippen begrenzt, erhaltene Stimmlippenbeweglichkeit • T1a: Befall einer Stimmlippe • T1b: beidseitiger Befall der Stimmlippen
T2	Ausbreitung auf Supraglottis und/oder Subglottis und/oder eingeschränkte Stimmlippenbeweglichkeit (Einwachsen in Aryknorpelbereich)
T3	Tumor beschränkt auf Larynx mit Stimmlippenfixation, geringe Erosion des Schildknorpels.
T4	Tumor überschreitet Organgrenzen. • T4a: Infiltration durch Schildknorpel oder in Halsweichteile • T4b: Befall des Prävertebralraums oder der A. carotis interna

Karzinome der Glottis

Karzinome der Stimmlippen sind die häufigsten Kehlkopfkarzinome (→ Abb. 46.1). Sie gehen zumeist von der Linea arcuata superior (Grenzbereich zwischen Plattenepithel und respiratorischem Epithel) im Bereich des vorderen Drittels aus. Die Einteilung erfolgt anhand der Klassifikation in → Tab. 46.1.

Das Glottiskarzinom metastasiert im Stadium T1 so gut wie nie, da es bei reinem Befall der Stimmbänder durch die dort sehr spärlichen Lymphbahnen kaum Metastasierungswege gibt. Bei einer Metastase in diesem Stadium muss daher vor allem an einen möglichen Zweittumor gedacht werden. Im Stadium T2 können bereits in 20 % der Fälle, im Stadium T3 in 40 % der Fälle Metastasen nachgewiesen werden. Typisch ist bei Tumoren des vorderen Stimmlippendrittels die Metastasierung in die Delphilymphknoten, eine prälaryngeal sitzende Lymphstation.

Karzinome der Supraglottis

Die supraglottische Region wird für die Klassifikation der Tumorlokalisation in Unterbezirke unterteilt. Hierzu zählen die suprahyoidale Epiglottis, die aryepiglottische Falte, die Arytenoidgegend sowie die infrahyoidale Epiglottis mit den Taschenfalten. Ein wichtiger Ausbreitungsweg ist der präepiglottische Fettkörper, der durch

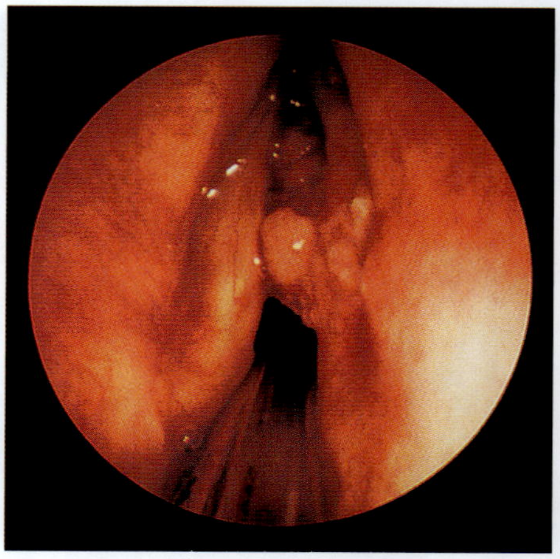

Abb. 46.1 Stimmlippenkarzinom rechts [E307]

fenestrierten Epiglottisknorpel hindurch erreicht wird.

Anhand dieser Bezirke erfolgt die Einteilung der supraglottischen Karzinome (→ Tab. 46.2).

Supraglottische Karzinome haben häufig (30–50 %) zum Zeitpunkt der Diagnosestellung bereits Metastasen gesetzt. Das liegt zum einen an der ausgeprägten lymphatischen Versorgung schon in Frühstadien, zum anderen am häufig bereits fortgeschritteneren Wachstum des Primärtumors.

Metastasen

Die regionäre Lymphmetastasierung ist für den Larynxkarzinompatienten von großer prognostischer Relevanz. Metastasen zeigen sich normalerweise zunächst in den ipsilateralen Halslymphknoten. Vor allem bei Karzinomen, die nahe der Mittellinie liegen,

Tab. 46.2 TNM-Klassifikation der supraglottischen Karzinome [G272]

T1	Tumor auf einen Unterbezirk begrenzt, Stimmlippenbeweglichkeit erhalten
T2	Befall von mehr als einem Unterbezirk, Stimmlippenbeweglichkeit erhalten
T3	Tumor auf Larynx beschränkt, Stimmlippenfixation, geringe Erosion des Schildknorpels
T4	Tumor überschreitet Organgrenzen • T4a: Infiltration durch Schildknorpel, Befall z. B. der Zunge • T4b: Befall des Prävertebralraums oder der A. carotis interna

erfolgt schon früh auch eine kontralaterale oder bilaterale Metastasierung. Die Glottis hat bei der lymphogenen Metastasierung eine Barrierefunktion inne und trennt bis zu einem gewissen Grad die supra- und subglottischen Abflusswege voneinander. Bei Durchbruch des Tumorgewebes durch die Lymphknotenkapsel kommt es zum Befall des umgebenden Weichteilgewebes. Dieses ist prognostisch sehr ungünstig, da hierdurch, z. B. bei Invasion großer Gefäße wie der A. carotis interna, Inoperabilität resultieren kann.
Hämatogene Fernmetastasen sind bei Larynxkarzinomen eher selten zu finden. Zumeist sind die Lunge, seltener Leber und Knochen betroffen. Bei pulmonalen Metastasen kann die Abgrenzung zu einem Zweitumor nicht immer ganz leichtfallen. Überhaupt ist wie bei allen Karzinomen des oberen Aerodigestivtrakts an das erhöhte Auftreten von simultanen oder metachronen Zweittumoren zu denken, besonders beim Vorliegen von Spätmetastasen oder Metastasierung bei Tumoren in niedrigen Stadien (T1).

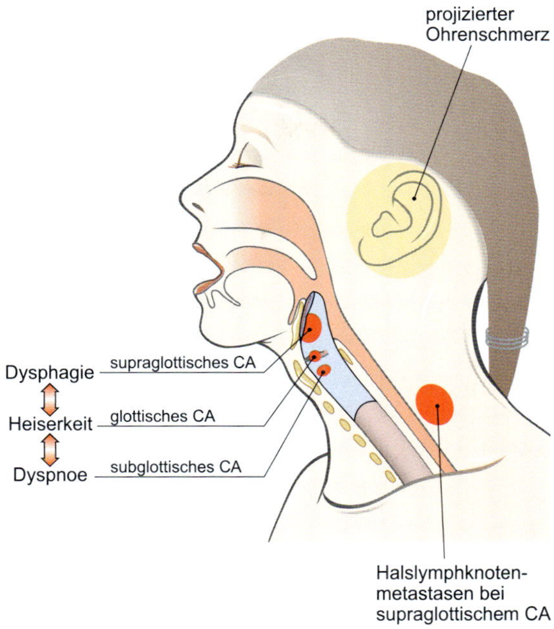

Abb. 46.2 Symptome bei Larynxkarzinomen. Für jede Region ist jeweils das häufigste Symptom hervorgehoben. In fortgeschrittenen Stadien können jedoch alle Symptome auftreten. [L141]

Klinik und Diagnostik

Die **Symptomatik** der Larynxkarzinome ist abhängig von der Lokalisation und der Größe des Tumors (→ Abb. 46.2). Das Glottiskarzinom zeigt durch die Beteiligung der Stimmlippen schon relativ früh **Heiserkeit** als vorherrschendes Symptom. Daher werden Stimmlippenkarzinome auch verhältnismäßig früh erkannt und besitzen dementsprechend eine günstigere Prognose. Bei jeder Heiserkeit, die länger als 3 Wochen anhält, sollte immer an die Möglichkeit eines Malignoms gedacht und ein HNO-Arzt konsultiert werden. Bei Ausbreitung in die Subglottis oder durch Größenzunahme können glottische bzw. transglottische Karzinome auch **Dyspnoe** und Stridor hervorrufen. Das Gleiche gilt auch für supraglottische Karzinome. Da diese jedoch, bedingt durch die weniger engen Raumverhältnisse, lange symptomlos wachsen können, werden sie zumeist erst relativ spät klinisch auffällig und erkannt. Vorherrschendes Symptom sind hier eher **dysphagische Beschwerden.** Eine Heiserkeit, ausgelöst durch Einschränkungen der Stimmlippenbeweglichkeit, zählt bei Supraglottiskarzinomen zu den Spätsymptomen. Häufig fallen Tumoren in diesem Bereich auch erst durch Metastasenbildung in den Halslymphknoten auf. Ein projizierter Ohrschmerz ist wie beim Hypopharynxkarzinom als prognostisch ungünstig zu werten.
Diagnostisch erfolgt zuerst eine indirekte Laryngoskopie. Zur histologischen Sicherung muss mikrolaryngoskopisch eine Biopsie entnommen und die genaue Tumorausdehnung bestimmt werden. Dabei sollten kleine Tumoren (Tis, Carcinoma in situ, z. T. auch T1) direkt vollständig reseziert werden. Eine gleichzeitig durchgeführte Panendoskopie wird zur Aufdeckung eventueller Zweittumoren im oberen Aerodigestivtrakt vorgenommen. Über die Sonografie erfolgt die Untersuchung der Halslymphknoten auf Metastasenbildung. Die Infiltrationstiefe sowie der Lymphknotenstatus können durch CT und MRT bestimmt werden. Um Fernmetastasen zu erkennen, werden ein Röntgen-Thorax und eine Oberbauchsonografie angefertigt, bei Rezidivtumoren sollten auch eine CT-Aufnahme der Lunge und ein Knochenscan erwogen werden.

Therapie

Die Therapie des Larynxkarzinoms ist abhängig von der Lokalisation und dem Tumorstadium. Noch immer gilt die operative Entfernung des Tumors als Primärtherapie der Wahl. Dabei geht vor allem die totale Laryngektomie mit erheblichen postoperativen Belastungen für den Patienten einher. Der Operation schließt sich daher eine Phase der Stimmrehabilitation an, um den Betroffenen auch weiterhin die Kommunikation mit der Umwelt zu ermöglichen und ein ausreichendes Maß an Lebensqualität zu sichern. Die Strahlentherapie kommt in erster Linie als Adjuvans sowie bei Inoperabilität zum Einsatz. Die alleinige Chemotherapie hat bei der Behandlung der Tumoren keine maßgebliche Bedeutung.

Operative Therapie

Die chirurgischen Verfahren werden eingeteilt in stimmerhaltende Maßnahmen und nicht stimmerhaltende Operationen. Zu den Letzteren gehört in erster Linie die totale Laryngektomie.

Glottiskarzinom Tis- und T1-Tumoren werden zumeist endolaryngeal mit dem Laser oder mikrochirurgisch operiert. Dabei werden bei Befall einer Seite das Epithel (Dekortikation) bzw. die gesamte Stimmlippe (Chordektomie) entfernt (→ Abb. 46.3). Fortgeschrittenere Tumoren, die auf die vordere Kommissur und das vordere Drittel der gegenseitigen Stimmlippe übergreifen, werden z. B. mit einer **frontolateralen Teilresektion** nach Leroux-Robert behandelt (→ Abb. 46.3). Heute wird dabei vorzugsweise transoral laserchirurgisch reseziert, alternativ über den klassischen äußeren Zugang (→ Abb. 46.3) mit Thyreotomie. Kann mit dieser Technik nicht der gesamte Tumor entfernt werden (etwa bei Befall der Aryknorpel), kann man die Operation zu einer Hemilaryngektomie oder Dreiviertelresektion ausweiten. Teilresektionen von Kehlkopfanteilen hinterlassen oft eine heisere bis aphone Stimme. Daneben kommt es je nach Umfang auch zu Dysphagie mit Aspiration, vor allem wenn die Resektion die Aryknorpel mit einschließt.

Bei sehr weit fortgeschrittenen Tumoren mit Stimmlippenfixation (T3) oder Überschreiten der Organgrenzen (T4) kann in ausgewählten Fällen der Funktionserhalt mittels einer Teillaryngektomie erreicht werden. Oft erfolgt aber die Totalresektion des Kehlkopfs, teilweise mitsamt Teilen benachbarter Strukturen (z. B. Hypopharynx), eventuell mit plastischer Rekonstruktion mit z. B. freiem Unterarmlappen. Bei der **Laryngektomie** kommt es zur Trennung der Luft- und Speisewege durch Absetzung des Kehlkopfs und des Zungenbeins von Hypopharynx und Trachea. Die Luftröhre wird über ein Tracheostoma mit der Halswand verbunden. Zu einer extrem ungünstigen Prognose kann hierbei das operative Verschleppen von Tumorbestandteilen bei der Anlage des Tracheostomas führen. Der Pharynxdefekt wird über chirurgische Nähte verschlossen. Dadurch kommt es seltener zu Schluckbeschwerden als bei Teilresektionen. Bis zur Wundheilung werden die betroffenen Patienten über eine pernasale Magensonde ernährt.

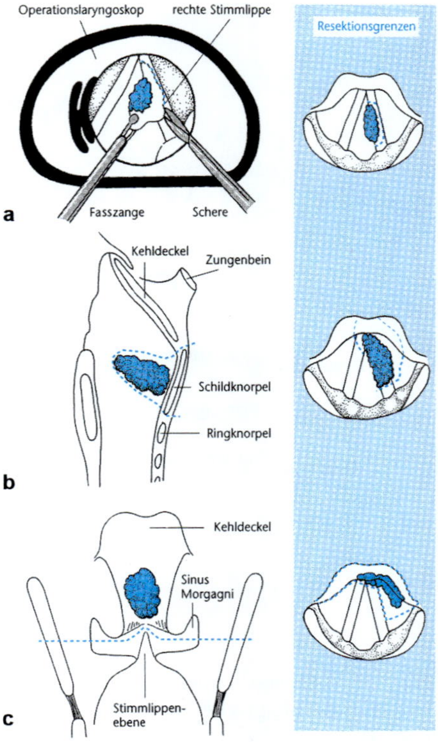

Abb. 46.3 Operative Techniken bei Larynxkarzinomen: endolaryngeale Chordektomie (a), frontolaterale Teilresektion (Leroux-Robert) (b) und horizontale Teilresektion (c) [L157/E879]

Supraglottisches Karzinom Kleinere Karzinome der Stadien T1 und T2 haben häufig noch nicht die Glottis überschritten. Hier kommt z. B. die **horizontale Kehlkopfteilresektion** nach Alonso zum Einsatz (→ Abb. 46.3). Dabei erfolgt über einen horizontalen Zugang die Entfernung der supraglottischen Larynxabschnitte (Epiglottis, Taschenfalten, Morgagni-Ventrikel und oberes Schildknorpeldrittel) bei Erhaltung der Stimmritze und der Stellknorpel. Wenn möglich, wird die Resektion vorzugsweise transoral laserchirurgisch durchgeführt. Mit der horizontalen Teilresektion gehen postoperativ meist erhebliche Schluckbeschwerden einher. Häufiges Aspirieren von Nahrungsbestandteilen kann sekundär eine Reoperation mit totaler Laryngektomie erforderlich machen. Größere Karzinome, vor allem solche, die beide Aryknorpel befallen, müssen daher im Allgemeinen mit einer totalen Laryngektomie, unter Umständen inklusive Resektion an benachbarten Strukturen (Hypopharynx, Zunge), therapiert werden. Dabei erfolgt wegen der hohen Metastasierungsfrequenz zusätzlich eine Neck Dissection.

Metastasen Bei nachweisbaren lymphoregionären Metastasen erfolgt immer eine Neck Dissection. Daneben wird diese bei allen supraglottischen Karzinomen, bei Glottiskarzinomen der Stadien T3 und T4 sowie bei allen transglottischen Karzinomen durchgeführt. Eine beidseitige Sanierung der Lymphbahnen sollte bei allen medial gelegenen Tumoren erfolgen. Der Neck Dissection schließt sich bei Metastasennachweis für gewöhnlich eine Nachbestrahlung an.

Strahlentherapie

Als Alternative zur chirurgischen Standardtherapie kann eine Strahlentherapie mit kurativer Absicht bei kleineren Tumoren (T1–T2N0) durchgeführt werden, da zwischen den beiden Modalitäten kein Unterschied im Gesamtüberleben besteht. Größere Tumoren mit Metastasenbildung werden postoperativ bestrahlt, eventuell kombiniert mit Chemotherapie. Bei inoperablen Karzinomen sowie bei operativ indizierter Laryngektomie, die vom Patienten abgelehnt wird, kommt eine primäre Radiochemotherapie zum Einsatz.

Tumornachsorge und Prognose

Neben der Erkennung lokaler Rezidivtumoren spielt eine **engmaschige Tumornachsorge** vor allem für die Aufdeckung möglicher Zweittumoren oder asymptomatischer Fernmetastasen eine gewichtige Rolle. Dabei erfolgt zunächst in 6-wöchigen Intervallen eine klinische Untersuchung aller benachbarten Schleimhautabschnitte inklusive sonografischer Beurteilung der Halslymphknoten. Oft wird auch eine pulmonale Bildgebung in größeren Intervallen durchgeführt, um Metastasenabsiedelung in den unteren Atemwegen frühzeitig zu erkennen. Kam es operativ nur zu Teilresektionen, ist eine mikrolaryngoskopische Kontrolle der erhaltenen Larynxabschnitte unverzichtbar.

Die **Prognose** ist deutlich von der Lokalisation und dem Stadium des Tumors abhängig. Dabei zeigt sich die beste Prognose mit einer 5-Jahres-Überlebensrate von fast 100 % bei den kleineren glottischen Karzinomen der Stadien Tis und T1. Mit zunehmender Größe sinkt die Prognose bis zu einer 5-Jahres-Überlebensrate von 50 % bei glottischen

Tumoren im Stadium T4. Das Auftreten von lymphoregionären Metastasen verschlechtert die Prognose jedoch noch einmal um fast die Hälfte. Generell zeigen supraglottische und transglottische Karzinome eine schlechtere 5-Jahres-Überlebensrate als reine Stimmlippentumoren. Schon im Stadium T1 liegt sie hier nur bei 70–80 %, in fortgeschritteneren Fällen sinkt sie bis auf 30 %.

Folgen der Laryngektomie und Stimmrehabilitation

Die totale Laryngektomie geht für die betroffenen Patienten mit schwerwiegenden Folgen einher. Neben dem Verlust der Stimme kommt es durch die Trennung von Luft- und Speiseweg auch zur Minderbelüftung der Nase, was sich in Geruchsstörungen und Schleimhautverkrustung zeigt. Daneben unterbleiben die Anfeuchtung und Erwärmung der Atemluft, Entzündungen der Trachea mit Borkenbildung können die Folge sein. Über Trachealabdichtungen müssen die unteren Atemwege beim Waschen, Duschen oder Schwimmen geschützt werden.
Als größte postoperative Belastung wird jedoch in den meisten Fällen der Stimmverlust empfunden. Auf diesen gilt es den Patienten schon vor Behandlungsbeginn vorzubereiten und eventuelle Auswirkungen auf die Lebensführung des Patienten anzusprechen. In Zusammenarbeit mit Logopäden schließt sich an eine Laryngektomie eine intensive Stimmrehabilitation an. Zur Entwicklung einer Ersatzstimme stehen verschiedene Verfahren zu Auswahl. Die einfachste Methode ist das Erlernen der **Ruktusstimme in einem mehrmonatigen logopädischen Unterricht.** Bei dieser kommt es durch Schlucken von Luft in die oberen Ösophagusabschnitte und schnelles Wiederherauspressen zur Stimmbildung innerhalb des Hypopharynx. Die Schleimhäute des Rachens wirken dabei als Pseudoglottis. Eine Alternative oder Ergänzung hierzu bilden die **elektronischen Sprechhilfen.** Diese werden auf die Mundbodenmuskulatur aufgelegt und geben über einen Frequenzgenerator Schwingungen an den Pharynxluftraum weiter. Allerdings kann so nur ein relativ blechern und monoton klingendes Stimmbild erzeugt werden. Als Mittel der Wahl gilt die Anlage einer tracheoösophagealen **Stimmprothese** mit Ventilmechanismus (→ Abb. 46.4). Diese erlaubt einen gerichteten Luftstrom während des Ausatmens von der Trachea in den oberen Ösophagus. Die Stimmbildung erfolgt ebenfalls im Bereich des pharyngo-ösophagealen Übergangs. Es besteht ein gewisses Aspirations- und Infektionsrisiko, außerdem muss die Prothese regelmäßig gewechselt werden.

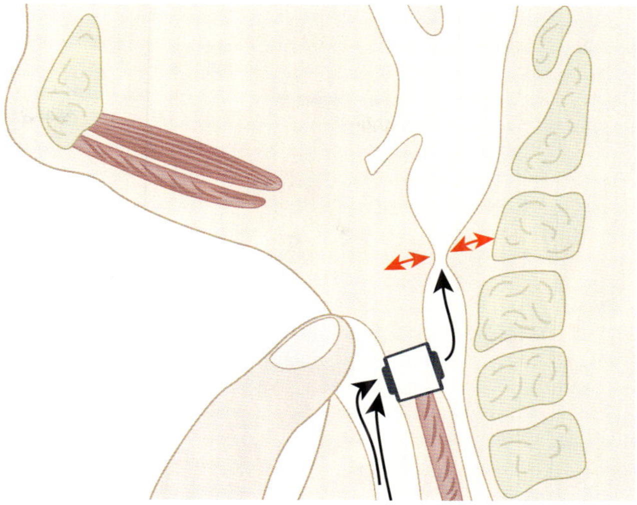

Abb. 46.4 Stimmrehabilitation mithilfe einer Stimmprothese [L231]

Zusammenfassung

- Das Kehlkopfkarzinom ist das häufigste Malignom im HNO-Bereich und betrifft in der überwiegenden Zahl der Fälle Männer.
- Vor allem Rauchen und Alkoholkonsum stellen die größten Risikofaktoren dar.
- Meist geht der Tumor aus präkanzerösen Vorstufen hervor.
- Das Glottiskarzinom hat, bedingt durch die frühe Symptomatik und die frühe Diagnosestellung, eine bessere Prognose als Karzinome der Supra- oder Subglottis.
- Heiserkeit ist Frühsymptom bei Glottiskarzinomen und ein Spätsymptom bei supraglottischen Karzinomen.
- Therapie der Wahl ist eine vorzugsweise transoral laserchirurgische, funktionserhaltende Resektion, ggf. mit adjuvanter Radiatio.
- Weit fortgeschrittene Glottiskarzinome müssen oft mit einer totalen Laryngektomie behandelt werden.
- Bei Metastasennachweis sowie bei fortgeschrittenem Tumor sollte immer eine Neck Dissection mit Nachbestrahlung erfolgen.
- Bereits vor einer Laryngektomie sollte die Stimmrehabilitation geplant werden.

Hals und lymphatische Strukturen

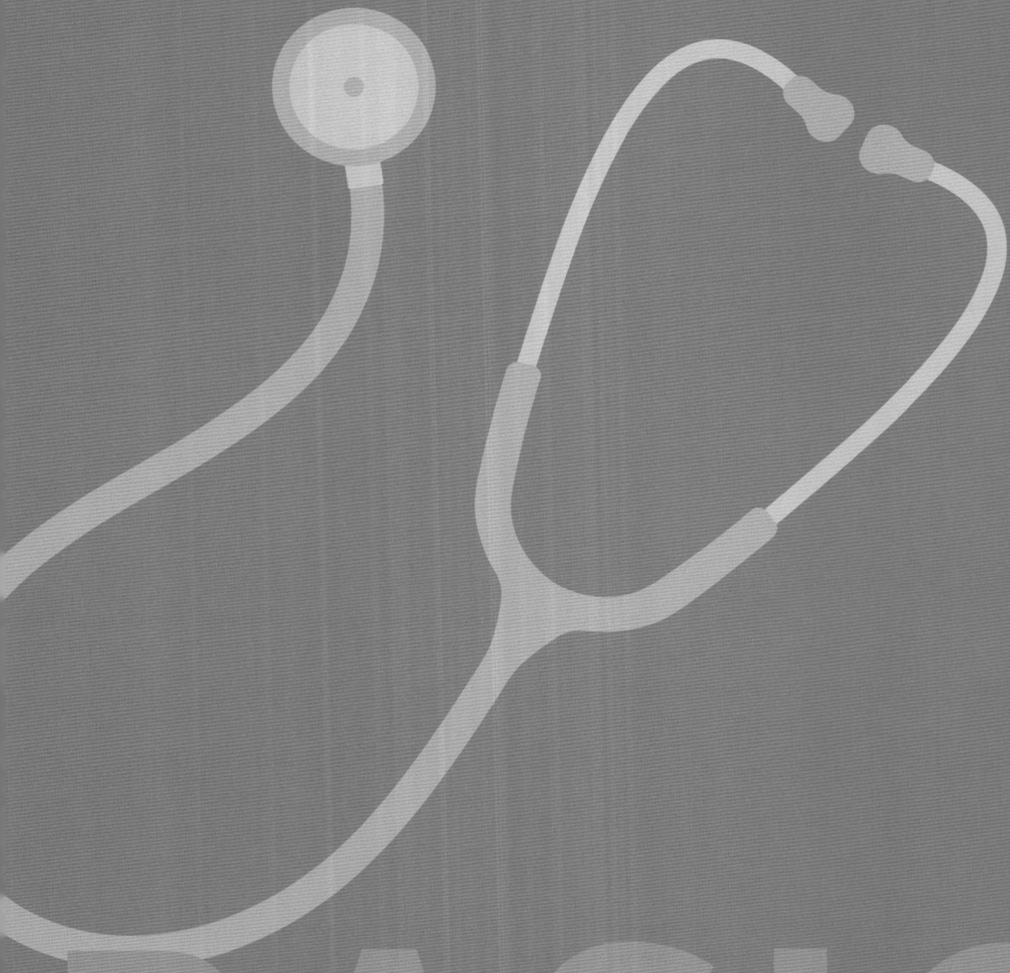

BASICS

Grundlagen und Diagnostik

Leitsymptome und Krankheitsbilder

Anatomie

Der Hals wird nach oben durch den Unterrand der Mandibula, den Warzenfortsatz sowie die Protuberantia occipitalis begrenzt. Nach unten wird die Halsregion durch die Thoraxapertur abgeschlossen. Bei der Frontalansicht des Halses dominiert der M. sternocleidomastoideus. Dieser zieht vom sternoklavikularen Übergang schräg nach kraniodorsal zum Warzenfortsatz. Er teilt das seitliche Halsdreieck von der Regio colli mediana ab. Der M. omohyoideus unterkreuzt den M. sternocleidomastoideus etwas lateral der Schilddrüse und zieht zum Zungenbein. Unterhalb der Kreuzungsstelle grenzen beide Muskeln die Supraklavikularregion ein, oberhalb bilden sie zusammen mit dem hinteren Bauch des M. digastricus das Trigonum caroticum. Hinterer und vorderer Bauch des M. digastricus bilden zusammen mit dem lateralen Unterkieferrand das Trigonum submandibulare. Zwischen den beiden vorderen Bäuchen und dem Zungenbein liegt die Submentalregion (→ Abb. 47.1).

Über das oberflächliche, das mittlere und das tiefe Blatt der **Halsfaszie** wird der Hals in Spatien unterteilt. Die oberflächliche Faszie umhüllt den M. sternocleidomastoideus und den M. trapezius jeder Seite, die mittlere Faszie legt sich um die infrahyoidale Muskulatur, sie ist zweigeteilt und bildet prävertebral einen Raum, über den sich Entzündungen direkt ins hintere Mediastinum ausbreiten können. Die tiefe Faszie liegt der tiefen Halsmuskulatur direkt auf. Zwischen dem mittleren und dem tiefen Faszienblatt befinden sich die Halsorgane Schilddrüse, Kehlkopf und Trachea sowie Pharynx und Speiseröhre. Die großen Gefäße und Nerven werden von einem eigenen Bindegewebssack umhüllt, der wiederum mit der mittleren Halsfaszie verbunden ist.

Große Halsgefäße

Die **A. carotis communis** teilt sich kaudal des Zungenbeins in ihre beiden Äste auf. In der Gabelungsstelle befindet sich das **Glomus caroticum,** eine Ansammlung von Chemorezeptoren, die der Kreislaufregulation dienen.

Die Verläufe der Aa. carotis interna und externa können variieren. Die **A. carotis externa** gibt vor ihrem Austritt aus der Halsregion mehrere Äste zur Versorgung von Halshaut, Halsorganen und Gesicht ab. Die **A. carotis interna** gibt vor ihrem Eintritt in die Schädelbasis keine Äste ab. Der untere Halsabschnitt wird neben der A. carotis externa zu großen Teilen auch durch den **Truncus thyreocervicalis** mit Blut versorgt. Dieser entspringt der A. subclavia.

Der venöse Rückstrom von Kopf und Hals erfolgt über die **V. jugularis interna,** z. T. auch über die kleinere, oberflächlich verlaufende **V. jugularis externa.** Die V. jugularis interna verläuft mit der A. carotis communis in der Gefäß-Nerven-Scheide des Halses.

Lymphbahnen

Ein Drittel (etwa 300) aller Lymphknoten des Menschen liegt in der Halsregion. Dabei finden sich zum einen regionäre Lymphknoten nahe den Halsorganen, daneben aber auch überregionäre Lymphknoten entlang der großen Gefäße. Zu diesen gehören vor allem die tiefen Halslymphknoten entlang der V. jugularis interna, die **Ndd. cervicales profundi,** die ihrerseits in drei Abschnitte (obere, mittlere, untere Gruppe) unterteilt werden. In diese drainieren die Lymphabflussgebiete des Kopfes und der Gesichtsregion (auch Glandula parotis) über die okzipitalen, bukkalen, submentalen, submandibulären und oberflächlichen Lymphstationen. Entlang des N. recurrens und der V. jugularis externa finden sich ebenfalls Lymphknotenketten mit überregionären Einflussgebieten. In die supraklavikulären Lymphknoten drainieren auch infraklavikuläre Gebiete, vor allem Brustraum und obere Extremität. Die **Virchow-Drüse** in der linken Supraklavikularregion ist von besonderer klinischer Bedeutung: Hier können sich Metastasen abdominaler Tumoren (z. B. Magenkarzinom) manifestieren und zu tastbaren Lymphknotenvergrößerungen führen. Die Lymphdrainagegebiete der Kopf-Hals-Region werden klinisch in sechs Regionen (Level) unterteilt (→ Abb. 47.2).

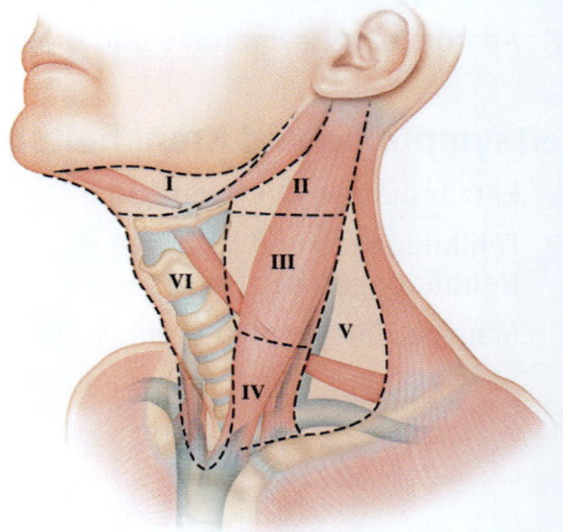

Abb. 47.2 Einteilung der Kopf-Hals-Drainagegebiete in sechs Regionen (nach AJCC – American Joint Commitee of Cancer) [F444]

Nerven

Der **Plexus cervicalis** übernimmt mit seinen Endästen die sensible Versorgung der Halshaut. Diese treten im **Erb-Punkt** hinter dem M. sternocleidomastoideus an die Oberfläche. Die motorische Versorgung der Halsmuskulatur erfolgt über die Hirnnerven XI (M. sternocleidomastoideus, M. trapezius), XII (Zunge) und die Ansa cervicalis profunda (infrahyoidale Muskulatur).

Der N. vagus verläuft dabei mit A. carotis communis und V. jugularis interna in der Gefäß-Nerven-Scheide des Halses. Dorsal davon befindet sich auch der **Grenzstrang** des sympathischen Nervensystems, dessen Schädigung zum Horner-Syndrom (Miosis, Ptosis, Enophthalmus) führt.

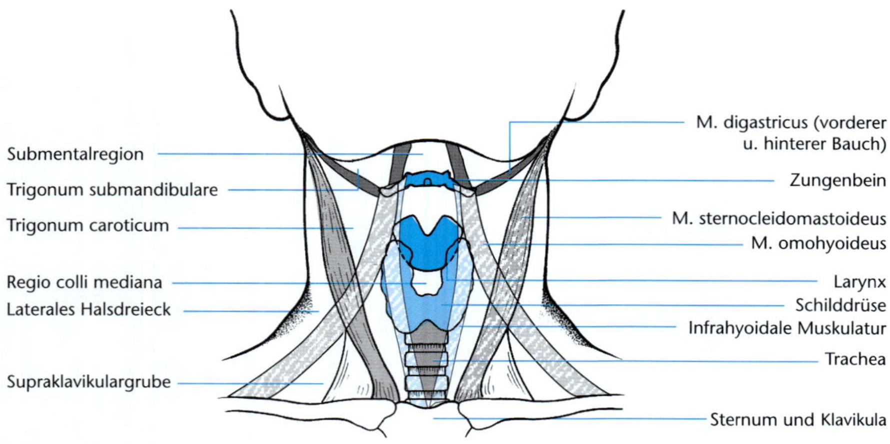

Abb. 47.1 Topografie des Halses [L157]

Leitsymptome

Schwellung

Grundsätzlich gilt es bei der Schwellung zwischen Lymphknoten und anderen Ursachen (z. B. Zysten, Tumoren) zu unterscheiden. Schwellungen des Halses können diffus oder umschrieben auftreten. Daneben ist die Unterscheidung zwischen schmerzhaften und schmerzlosen sowie zwischen beweglichen und unbeweglichen Resistenzen von Bedeutung. Je nach Lokalisation der Schwellung lassen sich bereits Rückschlüsse auf die Genese ziehen. Eine Fluktuation bei der Palpation deutet auf flüssigen Inhalt hin (z. B. Abszess, Zyste).

Schmerz

Bei Schmerzen im Bereich des Halses muss auch an eine osteomuskuläre (z. B. Eagle-Syndrom bei verlängertem Proc. styloideus) oder vaskuläre (z. B. Karotidynie) Genese gedacht werden. Liegen zusätzlich Bewegungseinschränkungen vor, muss neben den Halsweichteilen auch die HWS untersucht werden. Umschriebene, organbezogene Schmerzen deuten auf ein entzündliches Geschehen hin. Bei Druckschmerz wird das Punctum maximum ermittelt. Schmerzen während des Schluckvorgangs müssen ebenfalls erfasst und abgeklärt werden.

Diagnostik

Klinische Untersuchung

Bei der Inspektion ist auf sichtbare Veränderungen der Halssilhouette zu achten. Sichtbare Lymphknotenschwellungen sind bereits krankheitsverdächtig. Die Palpation erfolgt von vorn und von hinten beidhändig vergleichend. Dabei ist jede Schwellung auf Schmerz, Verschieblichkeit, Konsistenz und Pulsationen hin zu untersuchen. In der Regio colli mediana findet sich die Schilddrüse, die am besten beim Schlucken palpiert wird. Im nuchalen Bereich des Halses sind die Gelenke der Halswirbelsäule zu untersuchen. Die Lymphknotenstationen sind grundsätzlich zu palpieren.

Bildgebende Verfahren

Die **Sonografie** hat bei der Untersuchung der Halsweichteile die größte Bedeutung. Hier lassen sich Lymphknoten besser als durch die Palpation beurteilen und eventuelle Metastasen erkennen. Auch Halszysten, entzündliche Prozesse und Schilddrüsenveränderungen sind mit ihr erfassbar. Die Farbduplexsonografie wird bei der Beurteilung der Halsgefäße oder der Vaskularisation möglicher Tumoren (Glomustumor!) eingesetzt.

Die **Computertomografie** hilft bei der Bestimmung der Ausdehnung von Tumoren oder Entzündungen, vor allem wenn es sich um ein knochennahes oder infiltratives Geschehen handelt. Daneben wird das CT für die Planung bei der Strahlentherapie benutzt. Eine bessere Darstellung des Weichteilgewebes (Tumoren, Metastasen, entzündliche Prozesse) erlaubt die **Magnetresonanztomografie.** Vor allem im Bereich von Mundboden und Zunge ist die MRT zu bevorzugen, da die CT hier bei metallischem Zahnersatz starke Artefakte aufweist.

Die genaue Darstellung der Halsgefäße erfolgt über die **digitale Subtraktionsangiografie** (DSA), z. B. bei Glomustumor. Alternativ (und weniger invasiv!) kann auch eine MR-Angiografie oder die Duplexsonografie zur Darstellung des Blutflusses angewandt werden. Die **PET** bietet mit hoher Sensitivität, jedoch geringer Spezifität Hinweise auf das Wachstum eines malignen Tumors durch Darstellung der erhöhten Stoffwechselleistung. Dabei führt die Ansammlung von radioaktiv markierter Glukose zur erhöhten Emission von Positronen, was wiederum durch eine zweidimensionale Tomografie dargestellt werden kann.

Biopsie

Jede ungeklärte, länger als 4 Wochen bestehende Lymphknotenschwellung sollte Anlass für eine histologische Untersuchung sein. Dazu wird entweder ein Lymphknoten chirurgisch entnommen oder eine Feinnadelbiopsie durchgeführt. Von einer **Sentinel-Node-Biopsie** spricht man bei Entnahme des Schildwächterlymphknotens, des ersten Lymphknotens im Drainagegebiet eines Primärtumors.

Zusammenfassung

- In der Halsregion findet sich die größte Dichte an Lymphknoten im Körper. Auch infraklavikuläre Bereiche drainieren dorthin.
- Eine Halsschwellung muss hinsichtlich ihrer Verschieblichkeit, ihrer Schmerzhaftigkeit und ihrer Konsistenz untersucht werden.
- Sichtbare Lymphknoten sind immer krankheitsverdächtig.
- Eine länger als 4 Wochen bestehende ungeklärte Lymphknotenschwellung sollte definitiv abgeklärt werden.

Unter den Entzündungen der Halsregion sind entzündliche Veränderungen der Lymphknoten und tiefe entzündliche Prozesse von besonderer klinischer Relevanz.

Entzündliche Lymphknotenerkrankungen

Bei den meisten Entzündungsreaktionen im Kopf-Hals-Bereich zeigt sich auch eine mehr oder minder starke Beteiligung der zervikalen Lymphknoten. Am häufigsten sind Halslymphknotenschwellungen durch unspezifische Entzündungen des oberen Aerodigestivtrakts bedingt. Daneben gehen auch viele spezifische Infektionskrankheiten mit einer Lymphadenopathie einher. Bei allen entzündlich bedingten Lymphknotenveränderungen findet sich eine Schwellung als Leitsymptom. Im Gegensatz zu malignen Erkrankungsbildern findet sich zudem typischerweise eine Druck- oder Dauerschmerzhaftigkeit. Fieber ist ein weiteres Merkmal einer allgemeinen Entzündungsreaktion, kommt aber auch bei malignen Lymphomen vor. Bei lokalisierten Schmerzen, etwa Rachen-, Ohr- oder Zahnschmerzen oder infizierten Hautläsionen ist eine entzündliche Genese einer Lymphknotenveränderung sehr wahrscheinlich.

Man unterscheidet klinisch akute und chronische Lymphadenopathien. Letztere zeichnen sich durch ein länger als 4 Wochen andauerndes Beschwerdebild aus.

Akute Lymphadenitis colli

Akute Lymphadenopathien finden sich zumeist zeitgleich oder im Anschluss an unspezifische bakterielle oder virale Infektionen der oberen Luft- und Speisewege. Typisch ist etwa das Auftreten im Rahmen einer bakteriellen Tonsillitis, Sinusitis oder Pharyngitis. Virale Erkrankungen, die mit einer akuten Lymphadenopathie einhergehen, sind z. B. die infektiöse Mononukleose (EBV), Infektionen mit Röteln- und Zytomegalieviren, aber auch HIV-Infektion. Oft hält die Lymphadenitis noch wochenlang nach Abheilung des Primärherds an. Bei HIV ist die Lymphadenitis sogar oft das Erstsymptom.

Klinik und Diagnostik

Lymphknotenentzündungen sind unspezifisch und lassen keine Rückschlüsse auf den Erreger oder Primärherd der Entzündung zu. Typisch für die akute Lymphadenopathie sind weiche, dolente Schwellungen. Zusätzliche Symptome (z. B. Fieber, Schwäche, Schluckbeschwerden, Schmerzen) können bei der Differenzialdiagnose hilfreich sein, sind jedoch meist ebenfalls unspezifisch.
Bei schweren Verläufen kann es selten zur Einschmelzung der Lymphknoten oder bei Durchbruch durch die Haut zur Fistelbildung kommen. Diagnostisch erfolgt eine gründliche HNO-ärztliche Untersuchung des oberen Aerodigestivtrakts. Dabei kann die Lokalisation der Lymphknotenschwellung Hinweise auf den Entzündungsherd geben. Bei unklarem Primärherd oder unbekannter Grunderkrankung sollte daneben eine Blutuntersuchung mit Differenzialblutbild, Infektionsserologie und Entzündungsparametern erfolgen. Über die Sonografie lässt sich das Ausmaß der Lymphadenopathie beurteilen (→ Abb. 48.1). Im Zweifelsfall erfolgt die histologische Sicherung des Lymphknotens.

Therapie

Entsprechend der Grunderkrankung.

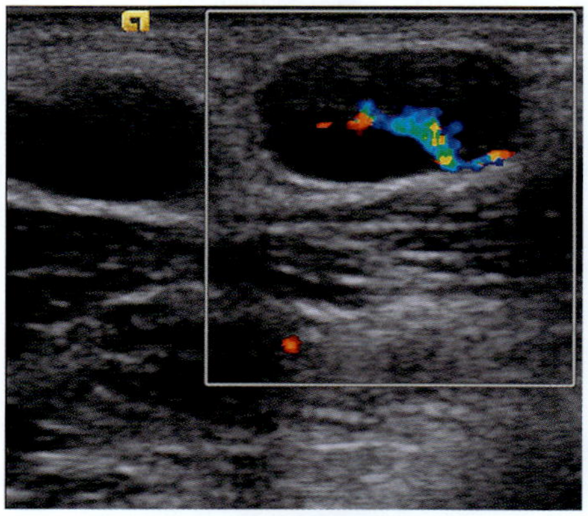

Abb. 48.1 Sonografie zweier reaktiver Lymphknoten bei akuter Mononukleose. Längsschnitt. Doppler-Signal (farbig) im rechten Lymphknoten markiert den regelrechten Hilus (Hiluszeichen). [O639]

Chronische Lymphadenitis colli

Bei einer länger als 4 Wochen bestehenden Lymphadenitis ist die Abgrenzung entzündlicher Lymphknotenveränderungen von malignen Lymphomen von herausragender Bedeutung. Chronische Lymphknotenschwellungen finden sich auch bei einer Reihe spezifischer Systemerkrankungen (s. u.).

Diagnostik

Vor allem ist eine gründliche Anamnese notwendig. Diese muss, bedingt durch das potenziell breite Erregerspektrum, unter anderem Informationen zu den Lebensumständen des Patienten, den Ernährungsgewohnheiten, dem beruflichen Umfeld, Urlaubsaufenthalten etc. ergeben. Entsprechend den Verdachtsdiagnosen sollten spezifische Erregerserologien durchgeführt werden. Über die Histologie lässt sich die Diagnose weiter eingrenzen.

Therapie

Entsprechend der Grunderkrankung. Häufig erfolgt bei unklarer Ursache eine probatorische Antibiotikagabe, bei fehlendem Ansprechen dann die Biopsie.

Tuberkulose

Meist durch eine postprimäre hämatogene Infektion. Die zervikalen Lymphknoten erscheinen geschwollen, schmerzlos, derb und verbacken. Teilweise zeigt sich eine Fistelbildung. Im Röntgen-Thorax können sich Lungenherde nachweisen lassen. Die Diagnose erfolgt über den Tuberkulinhauttest, die Messung der spezifischen IFN-γ-Produktion aus T-Zellen und den direkten Erregernachweis per Kultur oder PCR. Die Therapie besteht in der Verabreichung von Tuberkulostatika sowie in ausgewählten Fällen (Abszess, massive Raumforderung) einer zusätzlichen chirurgischen Sanierung.

Sarkoidose

Zumeist sind die supraklavikulären und mediastinalen Lymphknoten betroffen. Besteht kein Lungenbefund, erfolgt die Diagnostik über den histologischen Nachweis der typischen nichtverkäsenden Granulome im Gewebebiopsat. Daneben sind erhöhte

Serumwerte von Angiotensin-converting-Enzym nahezu beweisend.

Lues

Derbe, schmerzlose Lymphknotenschwellungen finden sich im Stadium I und II. Im Stadium III fehlt für gewöhnlich eine Lymphknotenbeteiligung. Die Diagnose erfolgt über die Serologie.

HIV-Infektion

Die akute HIV-Infektion geht mit Fieber und Lymphknotenschwellungen ähnlich dem Pfeiffer-Drüsenfieber nach EBV-Infektion einher. Einige Monate danach kommt es zum **Lymphadenopathiesyndrom** mit persistierender Entzündung der zervikalen Lymphknoten und weiterer Lymphknotenstationen. Daneben finden sich chronische Lymphadenopathien auch bei Toxoplasmose, Infektionen mit atypischen Mykobakterien, Aktinomykose, Tularämie, Bartonellose und vielen anderen Erkrankungen.

Tiefe Halsentzündungen

Halsabszess

Abszesse können sich im Halsbereich innerhalb der anatomisch festgelegten Spatien ausbreiten. Dabei wird unterschieden zwischen:

- Parapharyngealabszessen (→ Abb. 48.2 und → Kap. 28)
- Retropharyngealabszessen
- Abszessen im Bereich der Submandibularloge
- Abszessen im Bereich der Parotisloge
- Peritonsillarabszessen (→ Kap. 28)

Häufigste Erreger sind *Staphylococcus aureus,* Streptokokken sowie aerob-anerobe Mischinfektionen. Die Eintrittspforte ist/sind je nach befallenem Spatium die Mundhöhle, die Tonsillen, der Rachenraum oder auch der Warzenfortsatz (bei Mastoiditis).

Klinik und Diagnostik

Man sieht zumeist fieberhafte Krankheitsverläufe mit starken Schmerzen, Schluckbeschwerden und teilweise schwellungsbedingter Luftnot. Der Abszess ist von außen nicht immer zu sehen, eine Hautveränderung tritt nur selten auf. Auch eine Schwellung muss nicht obligat vorhanden sein. Im Labor finden sich stark erhöhte Entzündungsparameter. Die Diagnose wird durch das klinische Bild, Sonografie und ggf. auch mithilfe von CT und MRT gestellt. Es liegt ein zentral liquider Prozess mit ringförmiger Kontrastmittelaufnahme vor (→ Abb. 48.2). Hierbei muss immer auch an eine Ausbreitung in Richtung Mediastinum gedacht werden!

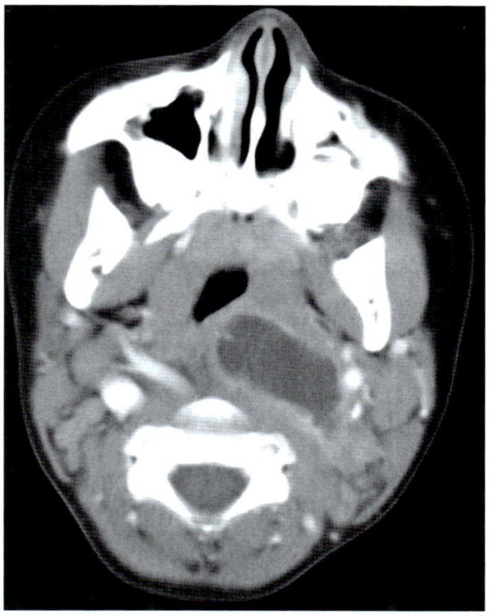

Abb. 48.2 Axiales KM-CT zeigt einen Parapharyngealabszess links mit randständiger KM-Aufnahme. Atemweg stark eingeengt. [F445]

Therapie

Hochdosierte empirische i. v. Antibiotikabehandlung (inkl. Anaerobier!). Der Abszess selbst wird chirurgisch eröffnet und drainiert. Nach Erregerbestimmung aus dem Abszesssekret dann ggf. Anpassung der Antibiose.

Halsphlegmone

Bei einer Halsphlegmone zeigt sich eine diffuse Entzündung der Halsweichteile. Im Gegensatz zum Abszess ist diese über die bildgebenden Verfahren (Sono, CT, MRT) nicht genau darstellbar. Durch die Gefahr des Übergreifens der Entzündung auf die Weichteile der Mediastinalregion besteht dringender Handlungsbedarf, um lebensbedrohliche Komplikationen zu vermeiden.

Klinik

Die Patienten befinden sich zumeist in einem hochfieberhaften geschwächten Allgemeinzustand. Der gesamte betroffene Halsbereich erscheint diffus druckschmerzhaft und ödematös geschwollen.

Therapie

Hochdosierte Behandlung mit Breitspektrumantibiotika. Zudem müssen die betroffenen Halspartien chirurgisch eröffnet werden.

Zusammenfassung

- Druck- oder Dauerschmerz spricht bei Halslymphknotenvergrößerungen eher für eine entzündliche Genese.
- Neben unspezifischen bakteriellen oder viralen Entzündungen des Kopf-Hals-Bereichs gehen auch einige spezifische entzündliche Systemerkrankungen mit Lymphknotenschwellungen einher.
- Halsabszesse breiten sich innerhalb der Halslogen und z. T. auch ins Mediastinum hinein aus.
- Eine Halsphlegmone ist eine schwerwiegende diffuse Entzündung der Halsweichteile.

49 Fehlbildungen und gutartige Neubildungen des Halses

Fehlbildungen des Halses

Mediane Halszyste und Halsfistel

Mediane Halszysten stellen Relikte des **Ductus thyreoglossus** dar (→ Abb. 49.1 und → Abb. 49.1). Während der Embryonalentwicklung kommt es zum Deszensus von Schilddrüsengewebe vom Zungengrund (Foramen caecum) zur späteren Position vor den Kehlkopfknorpeln. Der dabei entstandene Gang kann unverschlossen verbleiben und sich zur Zyste umbilden. Bei Durchbruch nach außen oder iatrogener Eröffnung kommt es zur Fistelbildung. Am Foramen caecum kann daneben auch Schilddrüsengewebe verbleiben, man spricht von einer **Zungengrundstruma.**

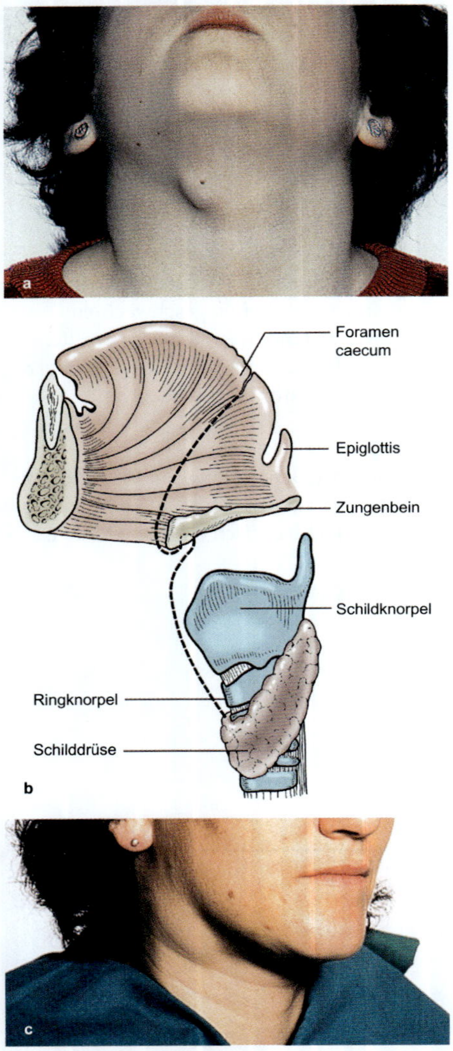

Abb. 49.1 a) Mediane Halszyste. b) Verlauf des Ductus thyreoglossus. c) Laterale Halszyste. [a: E307, b: E877, c: E273]

Klinik

Eine mediane **Halszyste** stellt sich als median oder paramedian gelegene Schwellung dar. Diese kann rezidivierend oder dauerhaft auftreten und ist typischerweise schluckverschieblich. Bei Entzündungen kann es zu schmerzhaften entzündlichen Verklebungen mit der Haut kommen. Eine **Halsfistel** wird meist durch Austreten von Sekret bemerkt. Befindet sich innerhalb der Zyste ektopes Schilddrüsengewebe, kann dieses in seltenen Fällen durch Druck auf den Kehlkopf auch zu Atemnot führen.

Therapie

Die Zyste muss inklusive eines Fistelgangs reseziert werden. Dabei kommt es auch zur Entfernung des medialen Zungenbeinkörpers. Beim Nachweis einer Zungengrundstruma muss vor der Resektion eine ausreichende Menge an funktionsfähigem Restgewebe sichergestellt werden.

Laterale Halszyste und Halsfistel

Laterale Halszysten sind wahrscheinlich Residuen der embryonalen Schlundbögen bzw. des **Ductus cervicalis.** Manchmal besteht eine gangartige Verbindung mit der Fossa supratonsillaris, was auf ein Relikt der zweiten Schlundtasche hindeutet. Daneben wird aber auch eine entzündliche Veränderung von Halslymphknoten als Ursache diskutiert. Laterale Halszysten finden sich **am Vorderrand des M. sternocleidomastoideus** zumeist eng an der Karotisgabel und erscheinen als prall-elastische, verschiebliche Schwellung (→ Abb. 49.1). Eine Fistelbildung zeigt sich häufig erst nach iatrogener Manipulation.

Klinik

Bei Entzündungen der Zyste oder des Fistelsekrets treten Schmerzen auf.

Therapie

Totale Exstirpation, eventuell mit Entfernung der Tonsille.

Schiefhals – Torticollis

Ein Schiefhals ist angeboren oder kann im Rahmen verschiedener Erkrankungen erworben werden. Zu Letzteren gehören Pathologien des M. sternocleidomastoideus, die je nach Grunderkrankung muskulärer, neurologischer, tumoröser oder rheumatischer Genese sein können. Auch ossäre Veränderungen der HWS gehen mit einer bleibenden Abweichung des Halses von der Nullstellung einher. Ein funktioneller Schiefhals entsteht durch Schonhaltung nach Verletzung oder Entzündungen im Halsbereich.
Auch nach malignen Tumorerkrankungen des oberen Aerodigestivtrakts, die eine radikale Neck Dissection nötig gemacht haben, bildet sich bei vielen Patienten durch die Entnahme des M. sternocleidomastoideus sekundär ein Schiefhals aus.

Gutartige Neubildungen

Hämangiom

Hämangiome sind gutartige Neubildungen des Gefäßsystems. Nicht selten sind sie schon bei Geburt vorhanden oder zeigen sich innerhalb der ersten Lebensmonate. Das Vorkommen ist nicht auf den Hals beschränkt, hier jedoch häufig. Bei symmetrischem Auftreten im Kopfbereich spricht man auch vom „Storchenbiss". Die Tumoren liegen oberflächlich und zeigen kein invasives Wachstum.

Klinik

Hämangiome sind meist symptomarm und nur selten durch ihre Größe hämodynamisch wirksam.

Therapie

Aufgrund der hohen Rückbildungsrate sollte zunächst abgewartet werden. Bei persistierenden, funktionell oder kosmetisch störenden sowie blutenden Hämangiomen erfolgt eine Embolisation oder alternativ eine Laserverödung oder die operative Resektion. Hämangiome treten als kutane Manifestationen neurokutaner **Phakomatosen** (z. B. Sturge-Weber-Syndrom, Von-Hippel-Lindau-Syndrom) auf.

Lymphangiom

Lymphangiome erhielten während der embryologischen Entwicklung keinen Anschluss an das venöse System, sodass sich aus den lymphatischen Gefäßen zystenartige Strukturen bilden. Diese zeigen ein gutartiges, aber in die Tiefe infiltrierendes und oft weit verzweigtes Wachstum. Sie finden sich meist an der lateralen Halspartie und treten häufig schon bei Neugeborenen auf.

Klinik
Durch das ausgedehnte Wachstum und die damit einhergehende Raumforderung kann es zu Atemnot und Stridor kommen. Das Lymphangiom erscheint bei der Palpation weich und teilweise wegdrückbar. Die Tiefenausdehnung muss sonografisch bestimmt werden.

Therapie
Aufgrund fehlender spontaner Rückbildungstendenz erfolgt primär die totale Resektion. Alternativ Sklerotherapie durch Injektion inaktivierter Streptokokken.

Lipom

Lipome entsprechen gutartigen Neubildungen des Fettgewebes. Die Raumforderungen sind bei oberflächlicher Lokalisation zumeist gekapselt, tiefe Lipome sind ungekapselt und zeichnen sich durch ein infiltratives Wachstum aus. Bei diffusem Auftreten spricht man von einer Lipomatose. Klinische Beschwerden treten nur durch die Raumforderung oder durch kosmetische Verunstaltung auf (→ Abb. 49.2).

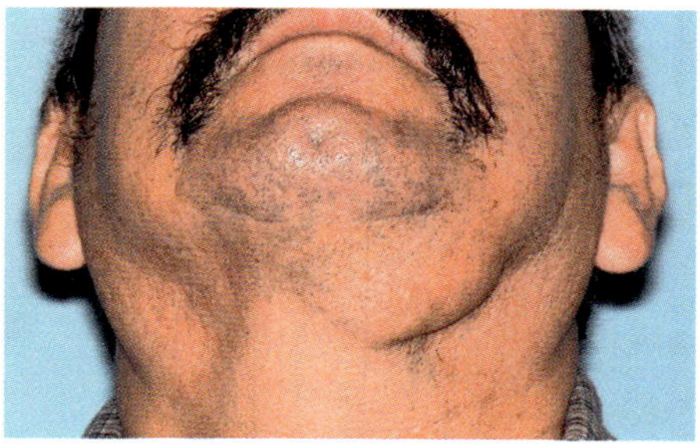

Abb. 49.2 Lipom [F446]

Madelung-Fetthals
Hierbei handelt es sich um eine Sonderform einer Lipomatose, die vor allem bei männlichen Alkoholikern auftritt. Der Madelung-Fetthals stellt sich als diffuse Fettgewebsvermehrung, vor allem nuchal und submental, dar. Teilweise sind auch die Oberarme betroffen. Eine Kapselbildung zeigt sich dabei nicht.

Klinik
Teilweise Atemnot und Schluckbeschwerden.

Therapie
Es kann eine chirurgische Resektion erfolgen, jedoch häufig Rezidive.

Paraganglioma caroticum

Bei diesem Tumor handelt es sich um eine meist gutartige Neubildung der chemosensitiven Zellen der Karotisgabel. Er wird auch als nichtchromaffiner **Glomus-caroticum-Tumor** bezeichnet. Betroffen sind zumeist jüngere Menschen. Der Tumor hat ein stark entwickeltes Gefäßsystem, wächst aber nur sehr langsam. Ein Verschmelzen mit den Gefäßwänden der Karotiden wird häufiger beobachtet. In sehr seltenen Fällen neigt er auch zur Metastasierung.

Klinik und Diagnostik
Die Schwellung auf Höhe der Karotisbifurkation ist normalerweise schmerzlos. Bei langem Verlauf können sich durch Lähmung des N. vagus, des N. hypoglossus oder des Sympathikus entsprechende Symptome entwickeln. Bei der Palpation zeigt sich ein weicher, pulsierender Tumor, über dem ein Strömungsgeräusch auskultierbar ist. Mittels MRT und Sonografie lässt sich die Ausdehnung des Tumors bestimmen, mithilfe der Angiografie kann die Vaskularisation beurteilt werden. Eine Biopsie ist kontraindiziert! Typischerweise sitzt der Tumor in der Karotisgabel und spreizt die beiden Arterien auseinander.

Therapie
Bei älteren Patienten kann wegen des sehr langsamen Wachstums abgewartet werden. Ansonsten erfolgt die chirurgische Resektion nach intravaskulärer Embolisation der zuführenden Arterien. Ist der Tumor stark mit der Gefäßwand verwachsen, kann ein partieller gefäßchirurgischer Ersatz notwendig sein.

Zusammenfassung

- Vor allem bei Kindern zeigt sich als Ursache einer medial gelegenen Halsschwellung häufig eine Halszyste.
- Mediane Halszysten sind Relikte des Ductus thyreoglossus.
- Laterale Halszysten entwickeln sich aus den Schlundbögen.
- Bei Hämangiomen muss immer an eine neurokutane Erkrankung gedacht werden.
- Das Paraganglioma caroticum entwickelt sich aus den chemosensitiven Zellen des Glomus caroticum und ist sehr stark vaskularisiert.

50 Maligne Halslymphknotenerkrankungen

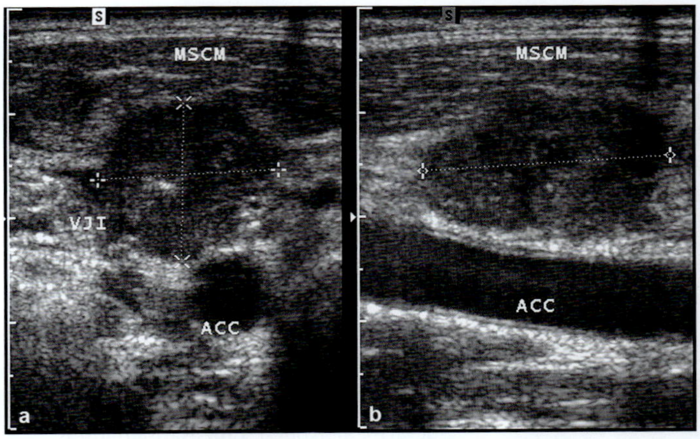

Abb. 50.1 Sonografie einer Halslymphknotenmetastase rechts bei Hypopharynxkarzinom. a) Querschnitt, b) Längsschnitt. Beachte die rundliche Form, die unscharfe Begrenzung und das fehlende Hiluszeichen! ACC = A. carotis communis, VJI = V. jugularis interna (durch die Metastase komprimiert), MSCM = M. sternocleidomastoideus. [O639]

Halslymphknotenschwellungen gehören zu den häufigsten Beschwerdebildern, die Patienten zum HNO-Arzt führen.
Ätiologisch kommen neben entzündlichen Lymphadenopathien vor allem Metastasen und maligne Lymphome in Betracht.
Ist eine umschriebene Halsschwellung als Lymphknoten identifiziert, gilt es, diesen auf seine Dignität zu untersuchen. Das Alter des betroffenen Patienten kann dabei erste Hinweise geben:

- Lymphknotenschwellungen bei Patienten bis zum 20. Lebensjahr haben zumeist entzündliche oder kongenitale Erkrankungen als Ursache.
- Persistierende Lymphknotenschwellungen ohne Entzündungszeichen bei Patienten über dem 40. Lebensjahr sind in den meisten Fällen mit malignen Erkrankungen assoziiert.

Diagnostik

Die **Anamnese** sollte Informationen zum zeitlichen Verlauf und zur Schmerzhaftigkeit der Lymphknotenschwellung ergeben. Daneben ist der Patient nach vorangegangenen Infektionen im Kopf-Hals-Bereich, nach Nebenbefunden (Heiserkeit, Dysphagie) sowie nach B-Symptomen (Fieber, Gewichtsverlust, Nachtschweiß) zu befragen.

Die **Diagnostik** beginnt mit einer kompletten HNO-ärztlichen Untersuchung. Mit den bildgebenden Verfahren (Sonografie, CT/MRT) werden die Lymphknotenschwellung selbst sowie der gesamte Kopf-Hals-Bereich beurteilt. Metastasentypische Befunde in der Sonografie sind vergrößerter Querdurchmesser, rundliche Form, fehlende Hilusdarstellung (→ Abb. 48.1), unscharfe Begrenzung (→ Abb. 50.1). Über serologische Untersuchungen, Entzündungsparameter und Blutbild lassen sich differenzialdiagnostisch entzündliche Pathologien und infektionsbedingte Erkrankungen abgrenzen. Zum Ausschluss seltenerer Ursachen wie Tbc oder Sarkoidose erfolgt hierzu auch eine Röntgenthoraxaufnahme. Bei Veränderungen der supraklavikulären Lymphknoten kann eine radiologische und/oder endoskopische Untersuchung der thorakalen (Lunge, Mamma), retroperitonealen (vor allem Niere) und abdominalen (vor allem Magen bei linksseitigen Lymphknoten) Organe notwendig werden. Letztlich lässt sich erst durch histologische Beurteilung des Lymphknotens eine sichere Diagnose stellen. Hierzu wird dieser komplett entfernt oder mit der Feinnadel biopsiert.

Lymphknotenmetastasen

Bei histologisch nachgewiesenen Lymphknotenmetastasen im Halsbereich handelt es sich in den meisten Fällen um Metastasen regionaler Plattenepithelkarzinome. Bei HNO-Plattenepithelkarzinomen spielt das Vorhandensein von Lymphknotenmetastasen eine ausgesprochen wichtige Rolle für die Therapieplanung und die Prognose. Die Gesamtüberlebensrate verschlechtert sich bei lymphogener Metastasierung um die Hälfte! Wächst die Metastase über den Lymphknoten hinaus (= extranodales Wachstum), so sinkt die Überlebensrate zusätzlich um ca. 50 %. Nur selten finden sich auch andere epitheliale Tumoren oder mesenchymale Neubildungen (Sarkome) als Primarius. Daneben lassen sich teilweise auch andere Organe als Primärtumorlokalisation nachweisen, etwa Lunge, Mamma oder Niere. Als typisch gilt auch der Befall der Virchow-Lymphknoten in der Supraklavikulargrube bei Magenkarzinomen.

Diagnostik und Klassifikation

Mithilfe der Sonografie werden Größe und Ausmaß der Raumforderung bestimmt. Mit dem Farb-Doppler können dabei Gefäßkompressionen nachgewiesen werden. Anhand der **TNM-Klassifikation** erfolgt eine Einteilung der Metastasenbildung bei Kopf-Hals-Tumoren (→ Tab. 50.1).

Tab. 50.1 N-Klassifikation für Lymphknotenmetastasen (LKM) bei HPV-negativen Karzinomen der Kopf-Hals-Region (2017). Seit 2017 wird auch die Ausbreitung der Metastase über den Lymphknoten hinaus berücksichtigt (ENW = extranodales Wachstum). HPV-assoziierte Oropharynxkarzinome werden seit 2017 als Sonderfall eingeteilt (→ Kap. 34).

N0	Keine Metastasen nachweisbar
N1	1 ipsilaterale Lymphknotenmetaste (LKM) ≤ 3 cm
N2a	1 ipsilaterale LKM < 3 cm mit ENW oder 1 ipsilaterale LKM 3–6 cm ohne ENW
N2b	Multiple ipsilaterale LKM ≤ 6 cm
N2c	Kontralaterale LKM ≤ 6 cm
N3a	LKM > 6 cm
N3b	LKM > 3 cm mit ENW

Die Lokalisation der Lymphknotenmetastase kann schon erste Hinweise auf den Sitz des Primärtumors geben. Lymphknotenmetastasen als Erstmanifestation des Tumors finden sich vor allem bei:

- Nasopharynxkarzinomen
- Tonsillenkarzinomen
- Zungengrund-, Schilddrüsen- und Hypopharynxkarzinomen

Kann ein Tumor durch die Panendoskopie nicht nachgewiesen werden, erfolgt eine diagnostische Tonsillektomie (→ Kap. 34) und es werden an den wahrscheinlichsten Lokalisationen (Nasopharynx, Zungengrund) histologische Proben über tiefe Biopsien entnommen. Schnittbildverfahren (CT, MRT) und PET können bei der Tumorsuche ebenfalls hilfreich sein.
Bleibt auch die intensivierte Suche nach einem Primarius erfolglos (etwa in 5–10 % der Fälle), spricht man von einem „Carcinoma of **u**nknown **p**rimary", oder **CUP-Syndrom.** Die Therapie ist dann die Neck Dissection und die postoperative Radiatio der Lymphregionen und eventuell auch der Pharynx-Schleimhäute.

Therapie

Wegen der hohen Metastasierungsrate der Malignome des Kopf-Hals-Bereichs muss in vielen Fällen neben der Primärtumoroperation eine chirurgische Ausräumung der Halslymphknoten – eine **Neck Dissection** –, teilweise mit postoperativer Nachbestrahlung, erfolgen (→ Abb. 50.2). Eine primäre Bestrahlung hat demgegenüber eine schlechtere Prognose. Bei nachgewiesenen Lymphknotenmetastasen (N ≥ 1) spricht man von einer therapeutischen, bei fehlendem Nachweis (N0) von einer elektiven Neck Dissection. Letztere wird vor allem bei schnell metastasierenden Tumoren, etwa supraglottischen Larynxkarzinomen und Hypopharynxkarzinom, durchgeführt.

Das Ausmaß der Resektion ergibt sich aus der Anzahl und der Lokalisation der betroffenen Halslymphknoten sowie aus dem Sitz und dem Stadium des Primärtumors. Als **radikale Neck Dissection** wird dabei neben der Ausräumung der Lymphknoten die zusätzliche Entfernung des M. sternocleidomastoideus, der V. jugularis interna, des Plexus cervicalis (nicht obligat) sowie des N. accessorius bezeichnet. Bei der modifiziert-radikalen Neck Dissection bleibt zumindest eine dieser Strukturen erhalten. Am häufigsten werden heute selektive Neck Dissections durchgeführt. Hierbei werden je nach Tumorlokalisation bestimmte Lymphknotenregionen (Level I–VI, → Kap. 47) ausgeräumt, wobei die o. g. Strukturen nach Möglichkeit erhalten werden.
Der Hals der betroffenen Patienten erscheint nach der Neck Dissection von außen schlanker. Dies liegt vor allem an der Entfernung des M. sternocleidomastoideus. Zusätzlich bewirkt die Resektion des Muskels eine **Bewegungseinschränkung** des Kopfs, was durch einen Funktionsverlust des N. accessorius noch verstärkt wird. Die Resektion des Plexus cervicalis geht mit **Hypästhesie der Halshaut** einher. Die Entnahme der V. jugularis interna führt zu einer erhöhten Flüssigkeitsstauung mit vorübergehender **Weichteilschwellung** im Kopfbereich. Eine beidseitige Resektion der V. jugularis darf nie in gleicher Sitzung erfolgen, der damit einhergehende Anstieg des Hirndrucks kann tödlich enden. Bei notwendiger beidseitiger Entfernung wird nach Operation der einen Seite die Ausbildung eines ausreichenden Kollateralnetzes abgewartet, bevor nach mehreren Wochen auch die Gegenseite behandelt werden kann.

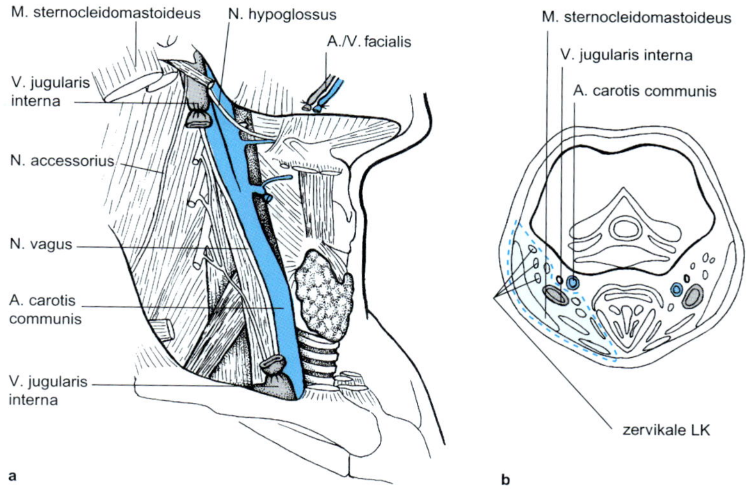

Abb. 50.2 a) Situation nach modifiziert radikaler Neck Dissection. b) Die zu entfernenden Weichteil- und Gefäßstrukturen sind farbig unterlegt. [L157]

Maligne Lymphome

Maligne Lymphome treten sehr häufig im Kopf-Hals-Bereich auf. Dabei können sich sowohl der Morbus Hodgkin als auch Non-Hodgkin-Lymphome in den zervikalen Lymphknoten oder extranodal in verschiedenen Kopf-Hals-Organen manifestieren. Typisch für den Morbus Hodgkin ist die Erstmanifestation in Form einer solitären Halslymphknotenmetastase. Extranodaler Befall (meist Non-Hodgkin-Lymphome) findet sich gehäuft in den lymphoepithelialen Organen des Waldeyer-Rachenrings, den Kopfspeicheldrüsen (v. a. der Glandula parotis) oder den Schleimhäuten (MALT – mucosa-associated lymphatic tissue).
Bei der Anamnese zeigt sich häufig eine B-Symptomatik mit Fieber, Gewichtsverlust und Nachtschweiß. Es erfolgt nach histologischer Untersuchung der fragwürdigen Halslymphknoten die Diagnose entsprechend den spezifischen Subtypen. Die Stadieneinteilung geschieht gemäß der Ann-Arbor-Klassifikation (s. Lehrbücher Hämatologie). Die Behandlung ist in erster Linie chemotherapeutisch.

Zusammenfassung

- Nur durch die histologische Untersuchung kann eine sichere Aussage über die Dignität einer Lymphknotenschwellung gemacht werden.
- Zervikale Lymphknotenmetastasen gehen meistens von Plattenepithelkarzinomen des Kopf-Hals-Bereichs aus.
- Das Vorhandensein von zervikalen Lymphknotenmetastasen – und ganz besonders bei extranodalem Wachstum – verschlechtert die Überlebensrate von Patienten mit Kopf-Hals-Karzinomen sehr deutlich.
- Bei unbekanntem Primärtumor müssen eine Panendoskopie mit Biopsien von Nasopharynx und Zungengrund sowie eine Tonsillektomie durchgeführt werden.
- Bei der Neck Dissection darf in einer Sitzung auf einer Seite nur die V. jugularis interna entfernt werden.
- Lymphknotenmetastasen sind in der Sonografie typischerweise rundlich konfiguriert und unscharf von der Umgebung abgegrenzt.

Fallbeispiele

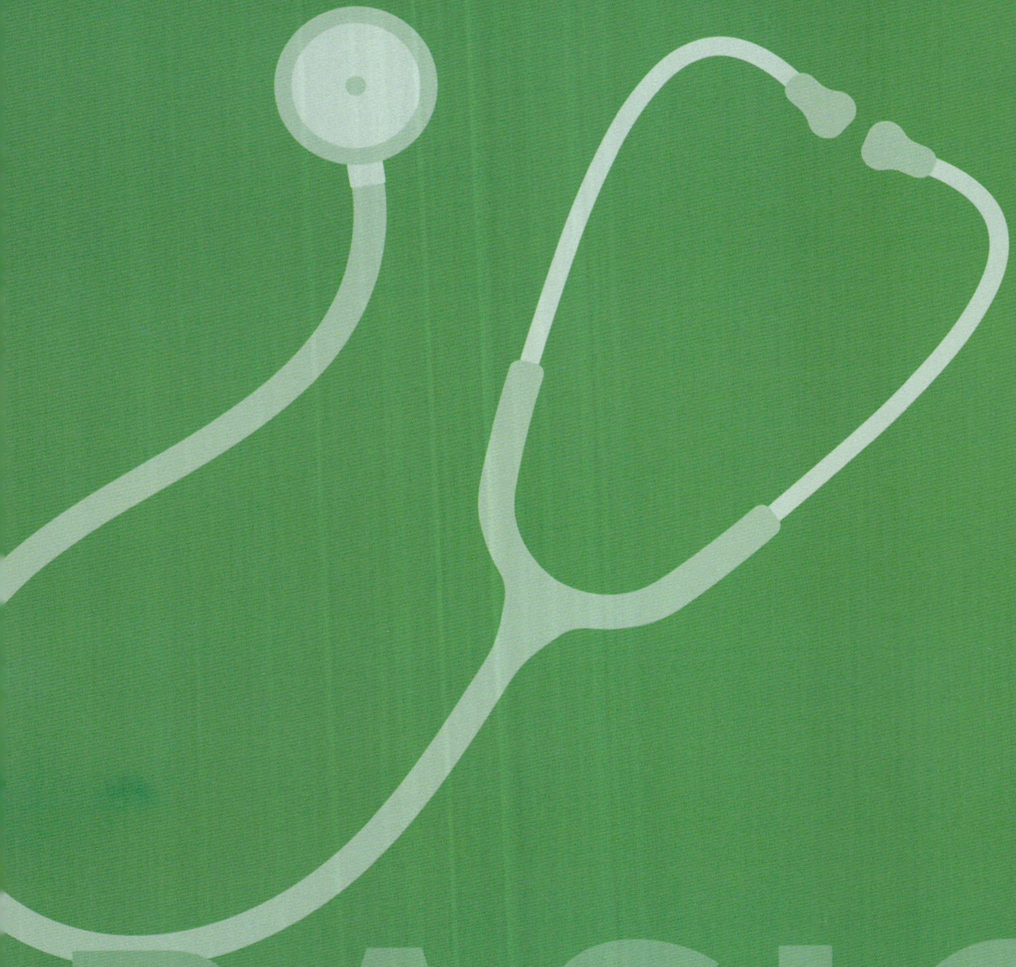

BASICS

51 Schwerhörigkeit

Fall 1: Chronische Otitis media

Eine 52-jährige Frau stellt sich in Ihrer Praxis vor. Sie klagt über Schwerhörigkeit, die seit einiger Zeit bestehe. In den letzten Tagen habe sich diese verschlechtert und sie schließlich zu Ihnen geführt.

Welche Fragen sollten Sie innerhalb der Anamnese bei Schwerhörigkeit stellen?
Seitendifferenz? Art des Auftretens? Erstmaliges Auftreten? Schmerzen? Schwindel? Auslaufendes Sekret? Lärmbelastung oder Trauma? Familiäre Belastung? Medikamenteneinnahme?

Wie unterscheiden Sie orientierend bei einer ersten Untersuchung zwischen Mittelohr- und Innenohrschwerhörigkeit?
Weber- und Rinne-Versuch mithilfe einer Stimmgabel. Akute Mittelohrschwerhörigkeit: Weber lateralisiert auf das kranke Ohr, Rinne negativ. Akute Innenohrschwerhörigkeit: Weber lateralisiert auf das gesunde Ohr, Rinne positiv.

Wie könnten Sie den Grad der Schwerhörigkeit ermitteln?
Sie führen eine Tonschwellenaudiometrie durch.

Die Patientin erzählt, dass sie in ihrer Jugend häufig unter Mittelohrentzündungen gelitten habe. Seit einiger Zeit leide sie unter Schwerhörigkeit auf dem rechten Ohr sowie Ohrenlaufen. Das Sekret war dabei meistens schleimig-fadenziehend und fötid. Ohrenschmerzen habe sie zurzeit nicht. Manchmal bestehe ein brennender Schmerz, der gehe aber häufig vorbei und sei bei Weitem nicht so schlimm wie früher. Was ist Ihre Verdachtsdiagnose? Welcher Typ der Schwerhörigkeit liegt dabei vor? Was unternehmen Sie nun?
Chronische Otitis media mit Schallleitungsschwerhörigkeit. Otoskopische Untersuchung des betroffenen Ohrs.

Bei der Inspektion des rechten Ohrs fällt Ihnen eine Rötung des äußeren Gehörgangs auf. Sie bemerken eine profuse, nässende Sekretion der Gehörgangshaut. Das Trommelfell weist folgenden Defekt auf (→ Abb. 51.1):

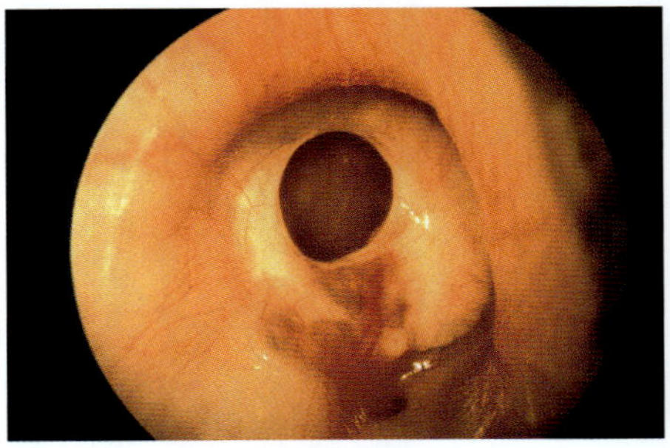

Abb. 51.1 [E273]

Für welchen Subtyp der chronischen Otitis media bietet dies Hinweise?
Für den mesotympanalen Typ mit chronischer Schleimhauteiterung. Bei Knocheneiterung fände sich nur selten eine profuse Sekretion, der Gehörgang und das Trommelfell sind zumeist mit bröckeligem Belag bedeckt.

Welcher Trommelfellbefund wäre bei Ihrer Verdachtsdiagnose typisch?
Zentraler Trommelfelldefekt in der Pars tensa ohne Beteiligung des Anulus.

Wie sähe der typische Befund bei Cholesteatomentstehung im Rahmen einer Knocheneiterung aus?
Der Trommelfelldefekt wäre randständig, der Anulus zerstört. Über dem Defekt findet sich häufig bedeckendes Granulationsgewebe.

Sie haben anhand des otoskopischen Befunds und der Anamnese eine chronische mesotympanale Otitis media ohne Knocheneiterung diagnostiziert. Wie therapieren Sie?
Zunächst Abstrich zum Erregernachweis. Dann Trockenlegung des äußeren Gehörgangs und Behandlung mit antibiotikahaltigen Ohrentropfen bzw. systemische antibiotische Therapie. Bei trockenem Ohr Myringoplastik zum Verschluss des Mittelohrs.

Fall 2: Chronische Schwerhörigkeit

Eine 40-jährige Patientin berichtet Ihnen von einer in Schüben verlaufenden Schwerhörigkeit. Sie könne nicht sicher sagen, welche Seite stärker betroffen sei, sie glaube, auf dem linken Ohr etwas schlechter zu hören. Ohrenlaufen habe sie nicht bemerkt, auch Ohrenschmerzen seien nicht aufgetreten. Ihre Mutter höre auch schlecht.
Bei Ihren Untersuchungen war der Rinne-Versuch beidseits negativ. Der Weber-Versuch wurde von der Patientin auf das linke Ohr lateralisiert. Im Tonaudiogramm ergab sich der folgende Befund (→ Abb. 51.2):

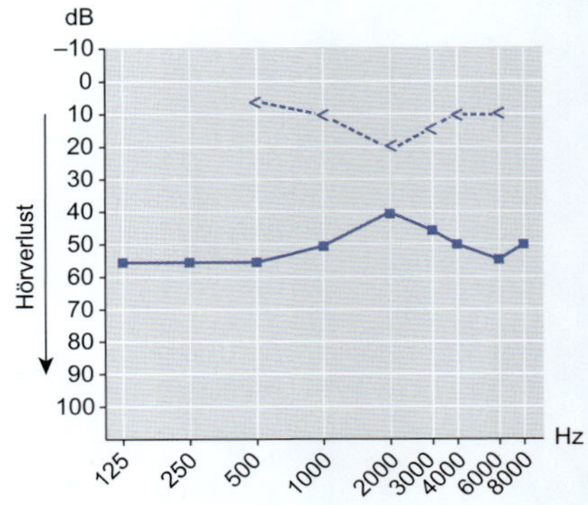

Abb. 51.2 [L231]

Was erkennen Sie anhand des obigen Tonaudiogramms?
Schallleitungsschwerhörigkeit.

Das Trommelfell weist keinen besonderen Befund auf. Die Patientin beschreibt Ihnen weiterhin, dass ihr auffälligerweise das Hören leichter falle, wenn sie sich in lauter Umgebung aufhalte. Dies sei ihr auf einer Geburtstagsparty vor einiger Zeit aufgefallen. Benennen Sie diesen Befund.
Paracusis Willisii.

Welche Erkrankung erscheint Ihnen anhand der beschriebenen Befunde am wahrscheinlichsten?
Otosklerose, beidseits, links mehr als rechts.

Welche anderen häufigen Ursachen einer Schallleitungsschwerhörigkeit kennen Sie?
Trommelfellverletzungen nach Trauma, chronische Mittelohrentzündungen (s.?o.), Hörknöchelchenluxationen, Fehlbildungen im Bereich des Mittelohrs, Cerumen obturans, bei Kindern Paukenerguss.

Sie haben bei der Patientin eine Otosklerose mit Schallleitungsverlusten von über 25 dB diagnostiziert. Wie sieht Ihre Therapie aus?
Bei Hörverlusten über 25 dB erfolgt eine Stapesplastik mit der Wiederherstellung der Schallleitung zum Innenohr. Alternativ Hörgeräteversorgung.

Fall 3: Schwerhörigkeit und Schwindel

Eine 45-jährige Frau erzählt Ihnen von Schwindelattacken, unter denen sie seit etwa 2 Jahren von Zeit zu Zeit leide. Sie müsse sich während eines solchen Anfalls häufig erbrechen. Dabei trete immer auch eine Schwerhörigkeit auf dem rechten Ohr auf. Meistens vernehme sie zusätzlich Ohrgeräusche. Mittlerweile sei der Hörverlust schlimmer geworden, außerdem höre sie neuerdings auch auf dem linken Ohr schlechter. Da ihr schon seit der Jugend immer mal schwindlig geworden sei, habe sie deswegen nie einen Arzt aufgesucht. Aber „das mit den Ohren" mache ihr mittlerweile „schon Kummer".
Sie entschließen sich anhand der Anamnese zur Durchführung eines Tonaudiogramms. Dabei bietet sich Ihnen folgendes Bild (→ Abb. 51.3):

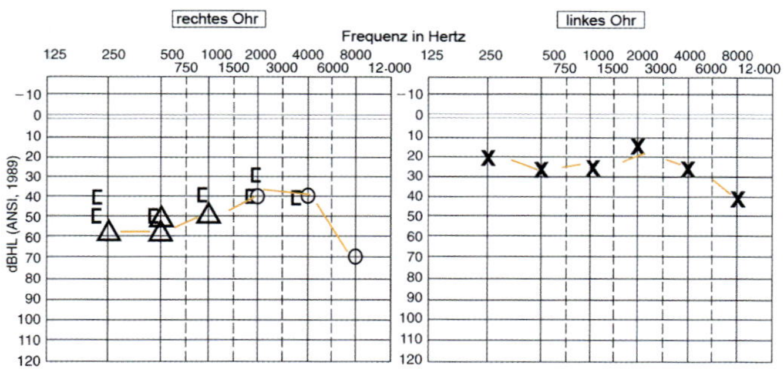

Abb. 51.3 [E653]

Welche Art der Schwerhörigkeit liegt hier vor?
Innenohrschwerhörigkeit mit Tieftonsenke.

An welche Erkrankung denken Sie bei der Trias Schwindel, Innenohrschwerhörigkeit und Ohrgeräusch?
Morbus Menière (Hydropische Ohrerkrankung).

Sie diagnostizieren bei der Patientin anhand der Innenohrschwerhörigkeit und der typischen Klinik einen Morbus Menière (Hyropische Ohrerkrankung). Wie würden Sie die Patientin während eines akuten Anfalls behandeln, wie im Intervall?
Bettruhe, Gabe von Antivertiginosa und Antiemetika zur Kontrolle von Schwindel und Erbrechen. Weiterhin Anfallsprophylaxe mit salzarmer Ernährung und je nach Häufigkeit der Attacken intratympanale Steroidgaben. Die überholte Standardtherapie mit Betahistin ist nach aktueller Evidenzlage genauso wirksam wie Placebo. Weitere Therapieoptionen sind Saccotomie (funktionserhaltend), Gentamicin, vestibuläre Neurektomie, Labyrinthektomie.

Die Patientin reagiert zögerlich auf Ihre Therapievorschläge. Was können Sie der Patientin hinsichtlich ihrer Prognose mitteilen?
Die Häufigkeit und Schwere der Attacken schwankt über Monate bis Jahre. Langfristig nimmt die Hörminderung zu (durchschnittlich ca. 50 dB in 10 Jahren) und die kontralaterale Seite ist nach 30 Jahren bei jedem zweiten Patienten ebenfalls befallen.

52 Behinderte Nasenatmung

Fall 1: Behinderte Nasenatmung und Ohrdruck

Ein 16-jähriger Patient stellt sich bei Ihnen in der Praxis vor. Er klagt über eine behinderte Nasenatmung und Druckgefühl auf den Ohren.

Welche Fragen sollten diesbezüglich in der Anamnese beantwortet werden?
Seit wann? Verlauf? Auslöser? Bekannte Allergien? Einseitig/beidseitig? Mit/ohne Sekretion? Niesen? Schmerzen? Blutung? Trauma? Fremdkörper? Geschmacksstörung? Geruchsstörung?

Welcher Test könnte zur Objektivierung der Atmungsbehinderung eingesetzt werden?
Die Rhinomanometrie. Bei geschlossenem Nasenloch wird hierbei die Druckdifferenz zwischen Vestibulum und Nasopharynx der Gegenseite gemessen.

Welche klinischen Untersuchungen würden Sie durchführen?
Anteriore Rhinoskopie, posteriore Rhinoskopie, Untersuchung des Trommelfells.

Fall 2: Behinderte Nasenatmung und Rhinorrhö

Der Patient leidet offensichtlich zusätzlich zur behinderten Nasenatmung auch unter starker, wässriger Sekretion aus den Nasenöffnungen. Er berichtet, die Symptomatik bestehe seit einigen Wochen, habe sich aber zunehmend verschlechtert. Vor allem morgens, direkt nach dem Aufstehen, sei es besonders schlimm. Über Allergien in der Familie konnte Ihnen der Junge keine Auskunft geben. Bei der klinischen Untersuchung fallen Ihnen die entzündeten Bindehäute des Jungen auf. Die untere Nasenmuschel stellt sich folgendermaßen dar (→ Abb. 52.1):

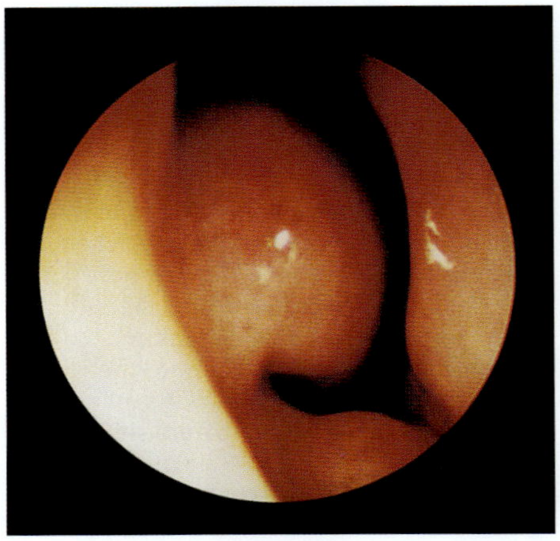

Abb. 52.1 [E307]

Welche Verdachtsdiagnose haben Sie anhand des klinischen Bildes und der Anamnese?
Allergische Rhinokonjunktivitis.

Welche anderen häufigen Entzündungen der Nasenschleimhäute mit Behinderung der Nasenatmung kennen Sie?
Virale Rhinitis, vasomotorische Rhinitis, atrophische Rhinitis, spezifische Rhinitiden (Tuberkulose, Lues, Sarkoidose).

Welche weiterführende Diagnostik würden Sie nun einleiten? Über Pricktest und RAST-Antikörpersuchtest ergibt sich eine Allergie gegenüber Hausstaubmilben.
Hauttest (Pricktest, Intrakutantest), nasaler Provokationstest, IgE-Antikörpernachweis im Blut (RAST).

Wie würden Sie den Jungen weiter behandeln? Welche Maßnahmen sollten akut durchgeführt werden, welche können langfristig erwogen werden?
Allergenkarenz durch Sanierungsmaßnahmen innerhalb der Wohnung. Akute Therapie mit Mastzellstabilisatoren und Antihistaminika. Auf lange Sicht kann eine spezifische Immuntherapie erwogen werden. Bei chronischer Entzündung topische oder systemische Steroide und Antihistaminika.

Welche anderen Erkrankungen finden sich typischerweise im Verbund mit der allergischen Rhinokonjunktivitis?
Asthma bronchiale, atopisches Ekzem und Dermatitis.

Fall 3: Behinderte Nasenatmung

Ein 32-jähriger Patient klagt über eine behinderte Nasenatmung. Er gibt an, weder unter verstärkter Sekretion noch unter Schmerzen oder Nasenbluten zu leiden. Er fühle sich jedoch sehr häufig krank und habe auch schon wiederholt mit Sinusitiden zu kämpfen gehabt. Die Atmungsbehinderung erscheine dem Patienten beidseitig, jedoch linksbetont. Die Allergieanamnese ist negativ.
Bei der Inspektion zeigt sich eine schon von außen sichtbare Obstruktion der linken Nasenöffnung (→ Abb. 52.2).

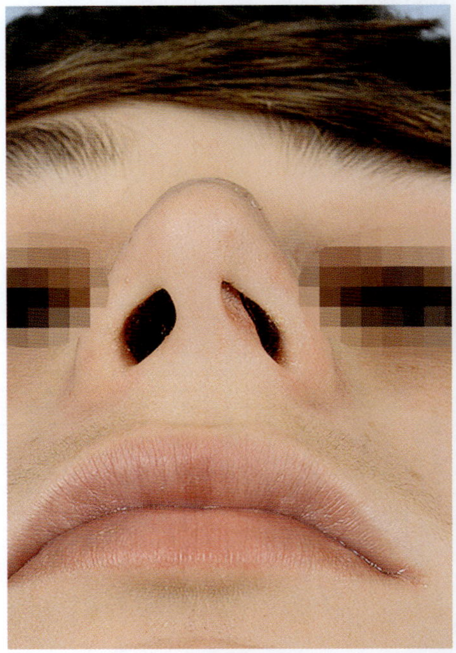

Abb. 52.2 [F438-2]

Welche Differenzialdiagnosen kommen in Betracht?
Septumdeviation, Muschelhypertrophie, Polypenbildung, Septumhämatom, Tumor.

Bei der anterioren Rhinoskopie zeigt sich eine Septumdeviation nach links. Warum gibt der Patient beidseitige Atmungsbehinderung an?
Durch die Deviation kann die untere Muschel der nicht betroffenen Seite hypertrophiert sein und auch zur Verlegung der anderen Seite führen.

Würden Sie die Septumdeviation des Patienten mit den beschriebenen Symptomen therapieren?
Nicht jede Septumdeviation muss therapiert werden. Da sich in diesem Fall jedoch ein eindeutiges Beschwerdebild zeigt und der Patient auch unter erhöhter Krankheitsanfälligkeit durch die Minderbelüftung der Nasennebenhöhlen leidet, ist eine Therapie angebracht.

Welche Therapieformen kennen Sie?
Therapie der Wahl ist die Septumplastik, meist in Kombination mit chirurgischer Verkleinerung der Nasenmuscheln.

Fall 4: Nasenbluten

Ein 14-jähriger Jugendlicher besucht mit seinen Eltern zusammen Ihre Praxis, weil er manchmal anfallsartig unter kaum zu kontrollierendem Nasenbluten leide. Außerdem bekomme er nicht gut Luft durch die Nase. Ansonsten bieten sich anamnestisch keine Auffälligkeiten.
Bei der anterioren Rhinoskopie findet sich kein nennenswerter Befund. Bei der posterioren Rhinoskopie findet sich im Bereich des Nasopharynx eine Raumforderung.

Welche Differenzialdiagnosen kommen hierfür in Betracht?
Siebbeinpolyp, Rachenmandelhyperplasie, Nasopharynxzyste, Tumor.

Bei genauerer Inspektion zeigt sich eine breit gestielte Basis am Rachendach. Die Raumforderung selbst erscheint knollig-rot und weist eine feine Gefäßzeichnung auf. Was halten Sie für die wahrscheinlichste Diagnose?
Juveniles Nasenrachenfibrom. Typisch ist der gestielte Ansatz am Rachendach. Siebbeinpolypen sind ebenfalls gestielt, der Stiel zieht jedoch zu den Choanen.

Wie können Sie Ihre Diagnose erhärten? Welche Untersuchungen können durchgeführt werden, welche sollten unterlassen werden?
CT oder MRT zur Darstellung der Tumorausdehnung und der Knochendestruktion (→ Abb. 52.3). Über eine Angiografie kann die Gefäßversorgung des Tumors dargestellt werden. Eine Biopsie sollte wegen der möglichen Auslösung schwerer, kaum stillbarer Blutungen unterlassen werden.

Sie stellen anhand des endoskopischen Befunds und der bildgebenden Verfahren die Diagnose eines juvenilen Nasenrachenfibroms. Welche Therapie erscheint Ihnen am sinnvollsten?
Chirurgische Entfernung unter vorheriger Embolisation.

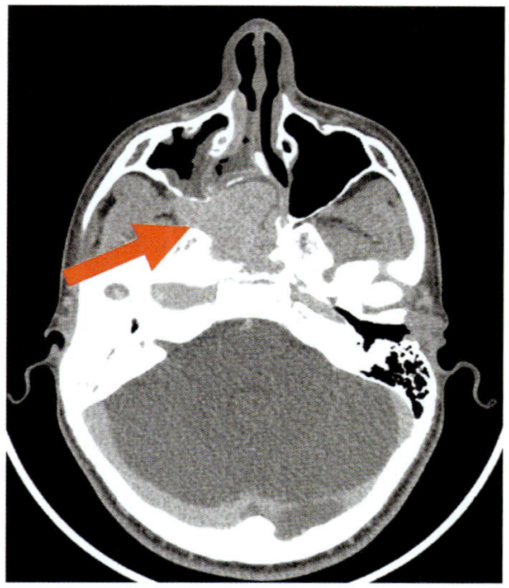

Abb. 52.3 Axiales CT zeigt ein Nasenrachenfibrom, das die hintere Nasenhaupthöhle rechts ausfüllt und bis in die Fossa pterygopalatina hineinreicht. [F447]

Fall 1: Halsschmerzen und Schluckbeschwerden

Ein 10-jähriges Mädchen besucht Sie zusammen mit ihrer Mutter in der Praxis. Die Mutter berichtet Ihnen von starken Halsschmerzen der jungen Dame, das Mädchen selbst schweigt die meiste Zeit.

Welche Erkrankungsgruppen im Rachenraum gehen mit Halsschmerz als Leitsymptom einher?

Entzündungen von Pharynx und Ösophagus, Entzündungen der Tonsillen, Hyperplasien der lymphatischen Gewebe, Malignome, Trauma durch Fremdkörper/Säure/Lauge/Verbrennung etc.

Welche anderen Leitsymptome sind abzufragen bzw. zu untersuchen?

Schluckbeschwerden, Schwellungen, Schleimhautveränderungen, Fremdkörpergefühl, Heiserkeit, Atemwegsbehinderung, Hörverminderung, Geschmacksstörungen, Regurgitationen, Foetor ex ore.
Palpation von außen, Inspektion von Mund und Rachen mit gewinkelten Spiegeln, eventuell Endoskopie.

Die Mutter des Kindes erzählt Ihnen, dass das Mädchen seit ein paar Tagen ganz schlapp sei und offensichtlich auch Fieber habe. Es esse auch kaum noch etwas, da ihm das Schlucken so starke Schmerzen bereite. Anfangs habe die Mutter das Ganze für eine banale Erkältung gehalten, mittlerweile mache sie sich aber große Sorgen.
Bei der Palpation von außen bemerken Sie stark geschwollene Lymphknoten im Kieferwinkelbereich. Bei der Inspektion des Mund-Rachen-Raums zeigt sich Ihnen das folgende Bild (→ Abb. 53.1):

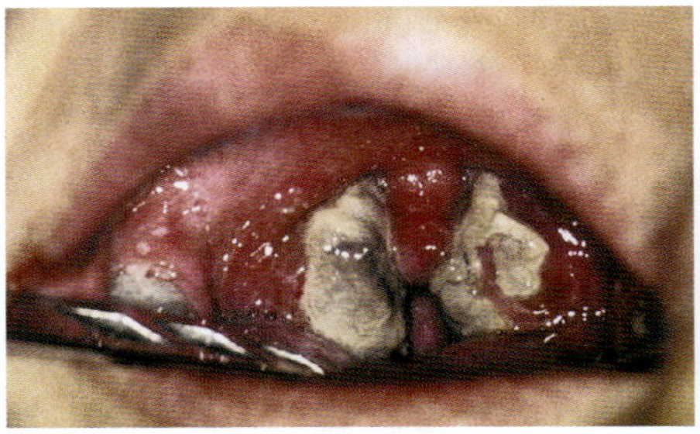

Abb. 53.1 [O530]

Wie würden Sie obigen Befund beschreiben?

Gräuliche, die Tonsillengrenze überschreitende Beläge. Starke Rötung der Tonsillen.

Welche Verdachtsdiagnose stellen Sie anhand des klinischen Bildes und des Tonsillenbefunds?

Infektiöse Mononukleose.

Wie können Sie diese Verdachtsdiagnose erhärten bzw. gegenüber möglichen Differenzialdiagnosen abgrenzen?

Blutbildbefund mit Leukozytose (mit 40–90 % Monozyten und atypischen Lymphozyten), serologischer Nachweis von IgM und IgG gegen EB-Virus-Antigene.

Welche Erkrankungen ähnlicher Klinik gilt es abzugrenzen?

Angina tonsillaris nach Streptokokkeninfektion, Diphtherie, Angina Plaut-Vincent, Scharlach, Lues.

Sie haben anhand der Blutuntersuchungen und der Klinik eine infektiöse Mononukleose diagnostiziert. Welche anderen Organe müssen im Rahmen dieser Erkrankung mit untersucht werden?

Leber, Milz (Hepatosplenomegalie), Herz (Myokarditis).

Welche Behandlungsoptionen kennen Sie?

Die Behandlung erfolgt symptomatisch. Bei bakteriellen Superinfektionen kommen Antibiotika zum Einsatz (**Cave:** kein Ampicillin oder Amoxicillin!). Eine Tonsillektomie kann erforderlich werden.

Fall 2: Halsschmerzen und Schnupfen

Eine 20-jährige Lehramtsstudentin stellt sich zusammen mit ihrer Mutter bei Ihnen wegen Halsschmerzen, Schluckbeschwerden und einem Reizgefühl im Rachen vor. Die Nasenatmung sei behindert. Fieber habe sie wahrscheinlich auch, das sei aber bis jetzt noch nicht gemessen worden. Insgesamt sei sie etwas müde und fühle sich ausgelaugt. Sie komme gerade von einem Wandertag mit der Schule zurück.
Bei der Inspektion erscheint die Rachenhinterwand gerötet und leicht belegt. Vor allem die Seitenstränge sind teilweise schleimig belegt. Die Tonsillen sind gerötet, aber nicht wesentlich vergrößert. Eine sichere Schwellung der Halslymphknoten können Sie nicht ausmachen.

Welche Erkrankung erscheint Ihnen anhand der Anamnese und des klinischen Befunds am wahrscheinlichsten?

Akute Pharyngitis viraler Genese, Seitenstrangbeteiligung deutet auf bakterielle Superinfektion hin.

Wie können Sie im Zweifelsfall andere Erkrankungen ausschließen?

Blutbild und Serologie zum Ausschluss von EBV-Genese, Abstrich der Beläge zur Sicherung der bakteriellen Komponente und Abgrenzung gegenüber Angina tonsillaris.

Welche Therapie würden Sie anstreben?

Symptomatische Behandlung der Schmerzen und Schluckbeschwerden. Bei gesicherter bakterieller Komponente wird eine Antibiotikatherapie eingeleitet.

Die Mutter fragt Sie nach der Schwere und der Prognose der Erkrankung. Was können Sie der besorgten Mutter hierauf antworten?

Meist harmlose Erkrankung, unter entsprechender Therapie Abklingen der Symptome innerhalb weniger Tage.

Fall 3: Halsschmerzen und rote Zunge

Ein 8-jähriges Mädchen samt Mutter besucht Ihre Praxis wegen Halsschmerzen. Die Mutter berichtet Ihnen, dass sie erst seit Kurzem in Deutschland lebe und das Mädchen die Sprache noch nicht gut beherrsche. Die Halsschmerzen seien vor 2 Tagen plötzlich aufgetreten, auch das Schlucken falle ihrer Tochter schwer. Bei der Inspektion von außen fällt Ihnen eine Rotfärbung der Wangen auf. Der Mundbereich ist ausgespart. Als Sie das Mädchen bitten, den Mund zu öffnen, zeigt sich Ihnen dieses Bild (→ Abb. 53.2):

Beschreiben Sie den Befund!
Stark gerötete Zunge, teilweise Bedeckung mit Papeln erkennbar. Die Tonsillen sind ebenfalls rötlich geschwollen und vergrößert. Gesamte Schleimhaut von Mund und Rachen düster rot verfärbt.

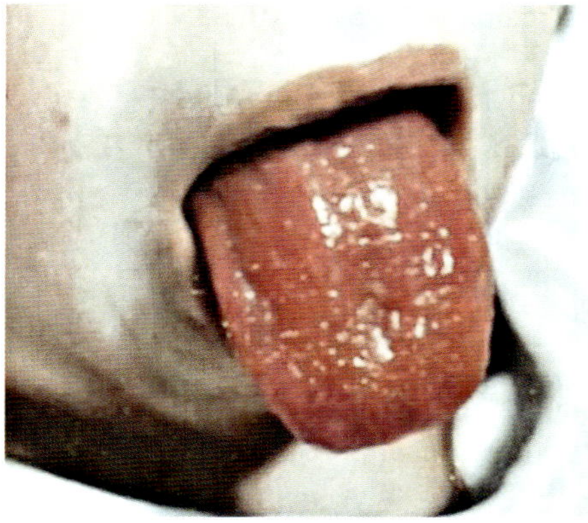

Abb. 53.2 [E883]

Die Tonsillen sind bei genauerem Hinsehen mit eitrigen Stippchen belegt. Zusätzlich zeigt sich Ihnen bei der Palpation von außen eine Schwellung der zervikalen Lymphknoten. Welche Untersuchungen könnten Ihnen zusätzliche Sicherheit geben?
Rachen- bzw. Tonsillenabstrich, Blutbild.

Sie erhalten einen positiven Erregernachweis für Streptokokken der Gruppe A. Im Blutbild zeigt sich eine Leukozytose mit Linksverschiebung. Welche Erkrankung diagnostizieren Sie anhand des Erregernachweises und des klinischen Bildes?
Scharlachangina, da durch Streptokokken bedingte Angina tonsillaris und Exanthem.

Wie therapieren Sie?
Antibiotikatherapie mit Penicillin, meist Penicillin V über 10 Tage. Bei Therapieversagen können Cephalosporine, Amoxicillin oder Makrolide erwogen werden.

Welche Erkrankungen können als Komplikationen im Rahmen einer Streptokokkeninfektion auftreten?
Glomerulonephritis, rheumatisches Fieber, Myokarditis.

54 Heiserkeit

Fall 1: Heiserkeit bei einem Raucher

In Ihre Praxis kommt ein 56-jähriger Mann. Schon bei der Begrüßung fällt Ihnen die heisere Stimme Ihres neuen Patienten auf. Dies ist dann auch der Grund seines Kommens. Beim Händeschütteln bemerken Sie die Gelbfärbung des rechten Zeigefingers. Überdies geht von dem Mann ein unverkennbarer Zigarettengeruch aus.

Ab welchem Zeitraum bedarf eine bestehende Heiserkeit immer einer Abklärung?
Jede länger als 4 Wochen bestehende Heiserkeit bedarf umgehender ärztlicher Abklärung.

Welche Untersuchungen zur Begutachtung der Stimmlippen sind Ihnen bekannt?
Indirekte Laryngoskopie mit Spiegel oder Lupenendoskop, direkte Laryngoskopie mit starrem Rohr, Stroboskopie zur Beurteilung der Stimmlippenbeweglichkeit.

Nennen Sie andere typische Symptome bei Kehlkopferkrankungen.
Hustenreiz, Stridor, Dyspnoe, Schwellung, Schmerz, Aspiration, Räusperzwang.

Der Patient berichtet Ihnen von einer seit mehreren Wochen bestehenden Heiserkeit. Schmerzen oder Schluckbeschwerden bestünden nicht. Der Patient gibt an, seit etwa 20 Jahren jeden Tag 20 Zigaretten zu rauchen. Eine Alkoholanamnese besteht nicht. Bei der indirekten Laryngoskopie stellen sich die Stimmlippen folgendermaßen dar (→ Abb. 54.1):

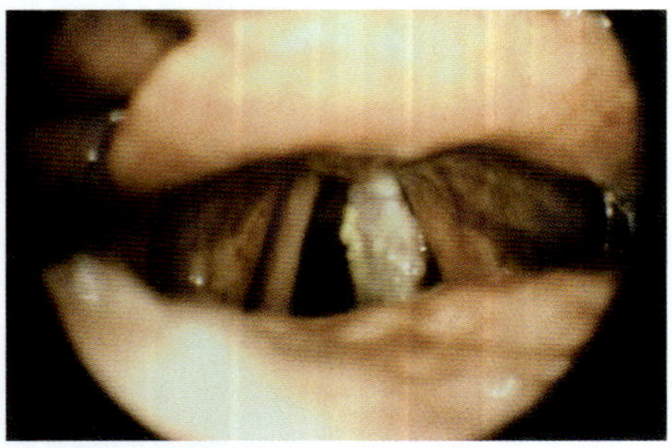

Abb. 54.1 [T526]

Was können Sie auf → Abb. 54.1 erkennen?
Stimmlippenveränderungen linksseitig, rechte Seite scheint intakt.

Wie ist Ihr weiteres Vorgehen?
Genauere Untersuchung durch Stützlaryngoskopie, Probeexzision.

Die Auswertung der histologischen Gewebeprobe ergab ein gut differenziertes Plattenepithelkarzinom G1 der rechten Stimmlippe. Welche weiteren Untersuchungen sind jetzt notwendig geworden?
CT/MRT-Bildgebung zur Beurteilung von Tumorausdehnung und Nachbarschaftsbeziehungen. Metastasensuche mit B-Scan-Sonografie. Panendoskopie zum Ausschluss von Sekundärmalignomen.

Die weiteren Untersuchungen ergeben einen reinen Tumorbefall der rechten Stimmlippe. Die linke Stimmlippe ist tumorfrei. Lymphoregionäre Metastasen oder Zweitmalignome konnten nicht nachgewiesen werden. Wie würde dieser Befund in der TNM-Einteilung klassifiziert?
T1aN0M0.

Welche Therapieoptionen sind Ihnen bei diesem Befund bekannt?
Primäre Bestrahlung, Heilungstendenz bei etwa 95 %. Primäre chirurgische Resektion in Form einer peroralen Dekortikation oder Chordektomie.

Wie sieht die Prognose bei behandlungsfähigen Glottiskarzinomen im Stadium T1 aus?
5-Jahres-Überlebensrate nahezu 100 %.

Fall 2: Heiserkeit und Husten

Ein 54-jähriger Mann wird bei Ihnen vorstellig wegen einer seit mehreren Wochen bestehenden leichten Heiserkeit. Ein Freund riet ihm, den HNO-Arzt aufzusuchen, er selbst empfinde seine stimmliche Einschränkung als „nicht weiter tragisch“. Schmerzen bestünden nicht. Während des Gesprächs muss der Mann mehrmals räuspern und husten. Auf Anfragen gibt er an, morgens häufig zähen Schleim auszuhusten. Der Patient ist starker Raucher und Besitzer einer Gaststätte. Ihre Fragen nach dem Trinkverhalten beantwortet der Patient mit lautem Lachen. Bei der Inspektion der Kehlkopfstrukturen sehen Sie Folgendes (→ Abb. 54.2):

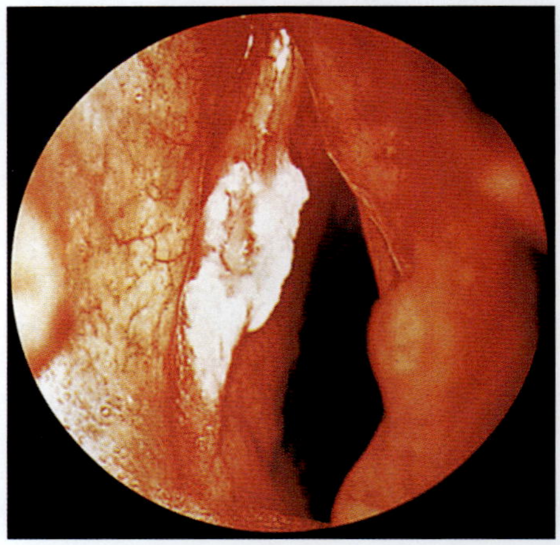

Abb. 54.2 [E307]

Welche Verdachtsdiagnosen haben Sie, welche Untersuchungen müssen Sie dafür durchführen?
Verdacht auf Stimmlippenkarzinom, Verdacht auf gutartige oder semimaligne Veränderungen im Rahmen einer chronischen Laryngitis. Probebiopsie.

Die histologische Auswertung ergab keinen Nachweis malignen Wachstums. Worum könnte es sich bei den weißlich grauen Strukturen im vorderen Bereich der rechten Stimmlippe handeln? Malignitätsgrad?
Leukoplakien, gelten als Präkanzerosen.

Sie diagnostizieren anhand des klinischen Bildes, der Anamnese und des pathologischen Befunds eine chronisch-hyperplastische Laryngitis. Welche häufige internistische Erkrankung geht mit unspezifisch-chronischen Schleimhautveränderungen der laryngealen Strukturen einher?
Gastroösophageale Refluxkrankheit (GERD).

Wie behandeln Sie?
Meiden der auslösenden Noxen (Rauchen, Alkohol, Stimmüberlastung). Das Vorhandensein von Leukoplakien macht eine chirurgische Entfernung der hyperplastischen Anteile notwendig.

Fall 3: Heiserkeit und Blut im Sputum

Ein 47-jähriger Patient sucht Ihre Praxis auf und klagt über eine in letzter Zeit sich verstärkende Heiserkeit. Außerdem bestünden Schmerzen auf der rechten Halsseite. Manchmal finde sich etwas Blut im Sputum. Der gesprächige Herr arbeitet beruflich als Verkäufer auf dem Großmarkt. Er habe schon oft mit Stimmüberlastungen zu kämpfen gehabt, sei jedoch nach dem kürzlichen Tod eines Bekannten infolge einer Krebserkrankung erst jetzt zu der Einsicht gekommen, diese ärztlich abklären zu lassen. Zu Ihrer Überraschung gibt sich der Patient als Nichtraucher aus, auch Alkohol habe er schon lange nicht mehr angefasst, auch wenn ihn der berufliche Stress früher häufig dazu „genötigt" habe.
Bei Ihrer Untersuchung zeigt sich das folgende Bild (→ Abb. 54.3):

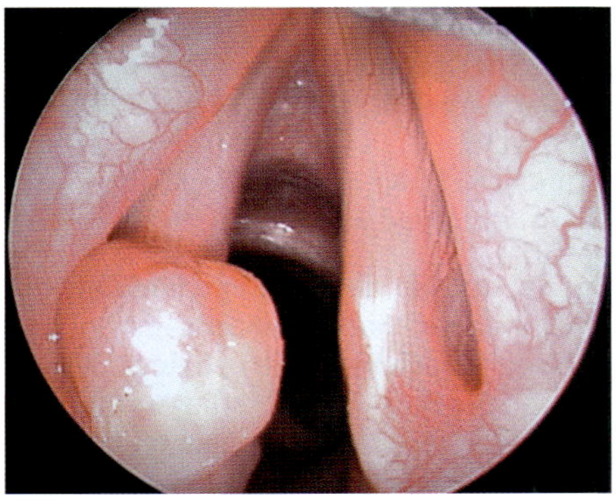

Abb. 54.3 [E876]

Welche gutartigen Stimmlippenveränderungen infolge von Stimmüberlastung sind Ihnen bekannt?
Stimmlippenknötchen, Stimmlippenpolypen, Kontaktgranulome.

Nach Gewebeentnahme und histologischer Beurteilung durch einen Pathologen wird die Diagnose eines Kontaktgranuloms gestellt. Was ist die wichtigste Differenzialdiagnose eines Kontaktgranuloms? Wie kann man diese hier einfach ausschließen?
Ein Intubationsgranulom kann sich klinisch nahezu identisch darstellen. Die Anamnese nach Beatmungszuständen kann schnell Aufschluss geben.

Welche Therapieoptionen können Sie Ihrem Patienten vorschlagen?
Stimmtherapie zur Verminderung des „harten Anschlags" beim Sprechen. Vermeiden zusätzlicher Noxen (bei diesem Patienten also Stressentlastung). Bei Fortbestehen der stimmlichen Einschränkung ggf. chirurgische Resektion.

Was können Sie dem Patienten hinsichtlich der Prognose sagen?
Ohne konsequente Reduktion der Stimmbelastung hohes Rezidivrisiko.

55 Raumforderungen im Halsbereich

Fall 1: Schwellung im seitlichen oberen Hals

In Ihrer ambulanten Sprechstunde besucht Sie eine 42-jährige Patientin. Ihr sei vor einiger Zeit eine Schwellung im seitlichen oberen Halsbereich aufgefallen, die sie jetzt durch Sie abgeklärt wissen wolle. Wesentliche Vorerkrankungen gibt die Patientin nicht an.

Welche Kriterien hinsichtlich einer Raumforderung im Halsbereich gilt es schon möglichst durch die Palpation zu überprüfen?
Schmerzhafte Raumforderung? Konsistenz der Raumforderung? Verschieblichkeit der Raumforderung? Abgegrenzte oder diffuse Raumforderung?

Welche bildgebenden Verfahren können Sie für eine genauere Untersuchung der Raumforderung verwenden?
Sonografie (B-Scan, z.?T. auch Farbduplex), MRT und CT.

Anhand der Lokalisation und der Konsistenz der Raumforderung haben Sie den Verdacht, dass es sich hierbei um einen oder mehrere vergrößerte Lymphknoten handelt. Ab welchem Zeitraum und mit welcher Methode sollten vergrößerte Lymphknoten genauer untersucht werden?
Vergrößerte Lymphknoten, die ohne ersichtliche Grunderkrankung länger als 4 Wochen bestehen, sollten histologisch abgeklärt werden. Zur Gewebeentnahme kann der Lymphknoten mit der Feinnadel biopsiert oder vollständig chirurgisch entfernt werden.

Die Patientin berichtet von einer Bekannten, bei der erst vor kurzem eine Tumorerkrankung diagnostiziert worden sei. Diese habe ebenfalls geschwollene Lymphknoten gehabt, daher mache sie selbst sich jetzt große Sorgen. Bei ihr selbst bestehe die Halsschwellung schon seit 1 Woche. Bei der Palpation können Sie neben einem deutlich tastbaren Lymphknoten im linken oberen Halsbereich auch mehrere kleine Lymphknoten auf beiden Seiten entlang der Gefäß-Nerven-Scheide tasten. Beim Abtasten gibt die Patientin Schmerzen an. Ihnen fällt außerdem eine leicht erhöhte Temperatur auf.

Worauf deutet eine akute, schmerzhafte Lymphknotenschwellung in Verbund mit leicht erhöhter Temperatur am ehesten hin?
Auf eine allgemeine Entzündungsreaktion im Kopf-Hals-Bereich.

Auf Ihre Frage hin gibt die Patientin an, sich im Moment nicht wirklich krank zu fühlen. Letzte Woche sei es ihr viel schlechter gegangen, aber das sei schon wieder vorbei. Was führen Sie als Nächstes durch?
Gründliche HNO-ärztliche Inspektion von Ohr, Nase, Mund und Rachen.

Bei der Inspektion von Mund und Rachen erscheint die Pharynxhinterwand gerötet, jedoch nicht eitrig belegt. Wie können Sie Ihre Verdachtsdiagnose einer entzündlichen Grunderkrankung als Ursache der Lymphknotenschwellung erhärten?
Blutentnahme mit Untersuchung der Entzündungsparameter, Differenzialblutbild und Infektionsserologie.

Sie diagnostizieren anhand des klinischen Bilds, der Krankengeschichte und der Laboruntersuchungen eine entzündlich bedingte akute Lymphadenitis im zeitlichen Zusammenhang mit einer unspezifischen Pharyngitis.

Welche spezifischen viralen Infektionskrankheiten können ebenfalls mit einer akuten Lymphadenitis einhergehen?
Infektion mit EBV, CMV, Rötelnvirus, HIV und anderen.

Fall 2: Subakute Halsschwellung

Eine 47-jährige Frau hatte darauf bestanden, heute noch einen Termin in Ihrer Praxis zu bekommen. Sie berichtet über eine lokalisierte Halsschwellung. Die solitäre Raumforderung bestehe nach ihren Angaben schon länger als 6 Wochen. An den genauen Zeitpunkt des Auftretens könne sie sich aber nicht erinnern. Sie empfinde keine Schmerzen, auch bei Ihrer Untersuchung zeigt sich kein Druck- oder Verschiebeschmerz. Allerdings leide die Patientin schon seit einiger Zeit unter Appetitlosigkeit und leichtem Fieber.

An welche Erkrankungen erinnern Sie die Symptome Fieber, Appetitlosigkeit, Gewichtsverlust und Nachtschweiß, und wie benennt man diesen Symptomkomplex?
B-Symptomatik bei malignen Lymphomen.

Was veranlassen Sie in diesem Fall als nächste Untersuchung?
Histologische Untersuchung des Lymphknotens durch Feinnadelbiopsie oder Entnahme.

Welche spezifischen Systemerkrankungen gehen ebenfalls mit einer chronischen Lymphknotenschwellung einher und müssen von Ihnen abgegrenzt werden?
Tuberkulose, Sarkoidose, HIV-Infektion, Lues, Diphtherie, Katzenkratzkrankheit, Tularämie, Toxoplasmose und anderen.

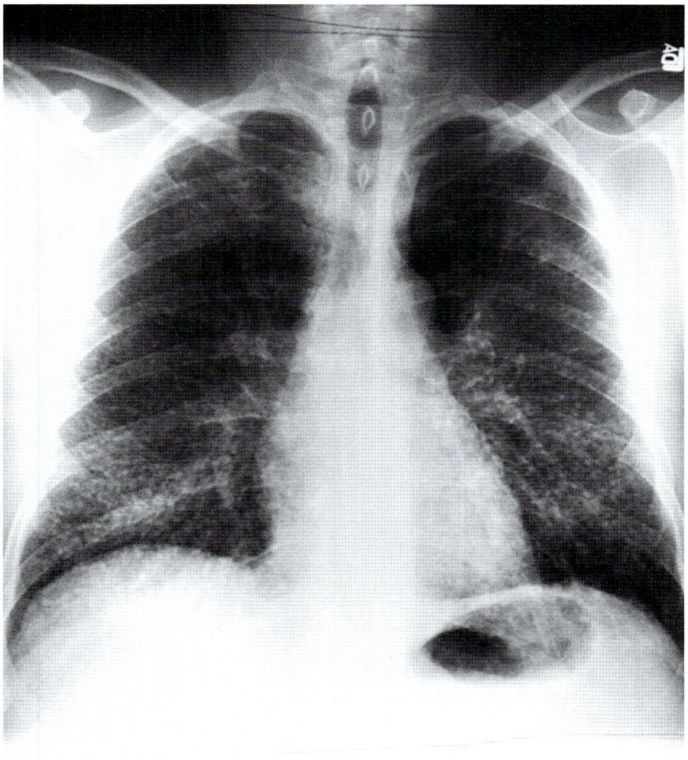

Abb. 55.1 Röntgenthoraxaufnahme bei Patient mit Sarkoidose im Stadium I [E283]

Welche Untersuchung sollten Sie bei Verdacht auf Tuberkulose und Sarkoidose neben der Biopsie noch veranlassen?
Röntgenthoraxuntersuchung (→ Abb. 55.1).

Die von Ihnen veranlasste Röntgenthoraxaufnahme verbleibt im Fall dieser Patientin ohne Befund. Welche Strukturen sind bei Verdacht auf Lymphom im Kopf-Hals-Bereich besonders genau zu untersuchen?
Lymphoepitheliale Organe des Waldeyer-Rachenrings, Kopfspeicheldrüsen, Schleimhäute mit MALT.
Nach histologischer Auswertung Ihrer entnommenen Probe wird die Diagnose eines Hodgkin-Lymphoms gestellt. Sie überweisen die Patientin an einen Hämatoonkologen.

Fall 3: Schwellung vor dem Ohr

Eine 57-jährige Hausfrau besucht Ihre Praxis, weil eine Schwellung vor dem linken Ohr, die schon lange bestehe und schmerzlos sei, in letzter Zeit doch deutlich größer geworden sei. Daneben leide sie unter keinerlei Beschwerden und fühle sich nicht krank. Es bietet sich Ihnen folgendes klinisches Bild (→ Abb. 55.2):

Welche Untersuchungen führen Sie zuerst durch?
Darstellung der Raumforderung mithilfe der Sonografie.

Entgegen Ihrer ersten Annahme erweist sich die Raumforderung im sonografischen Bild nicht als Lymphknoten. Welche Struktur kann in diesem Bereich unter pathologischen Bedingungen ebenfalls häufig zu sichtbaren Veränderungen der Halskontur führen?
Die Glandula parotis.

Welche Erkrankungen der Glandula parotis gehen mit einer einseitigen, schmerzlosen Schwellung einher?
Pleomorphes Adenom, Zystadenolymphom, einige maligne Tumoren, Sjögren-Syndrom, Sarkoidose. Entzündungen der Ohrspeicheldrüsen sind in der überwiegenden Zahl der Fälle schmerzhaft.

Anhand des Palpationsbefunds, des klinischen Bildes und der Bildgebung (Pseudokapsel im Sonografiebefund) stellen Sie die Verdachtsdiagnose eines pleomorphen Adenoms der linken Glandula parotis. Wie behandeln Sie?
Vollständige chirurgische Entfernung.

Auf welche Struktur ist dabei mit größter Vorsicht zu achten?
Auf den N. facialis mit seinen Ästen.

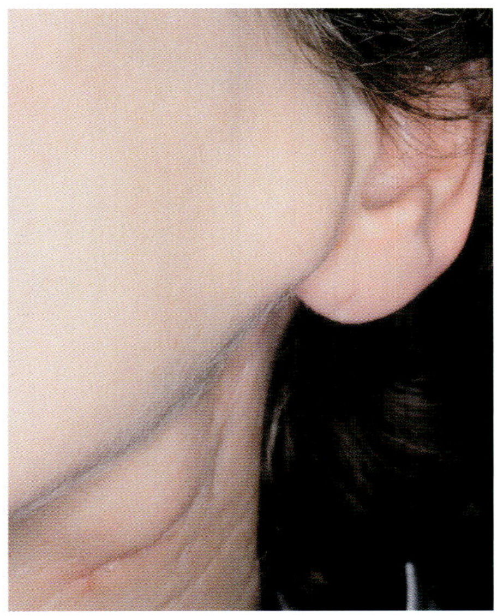

Abb. 55.2 [E433]

Anhang

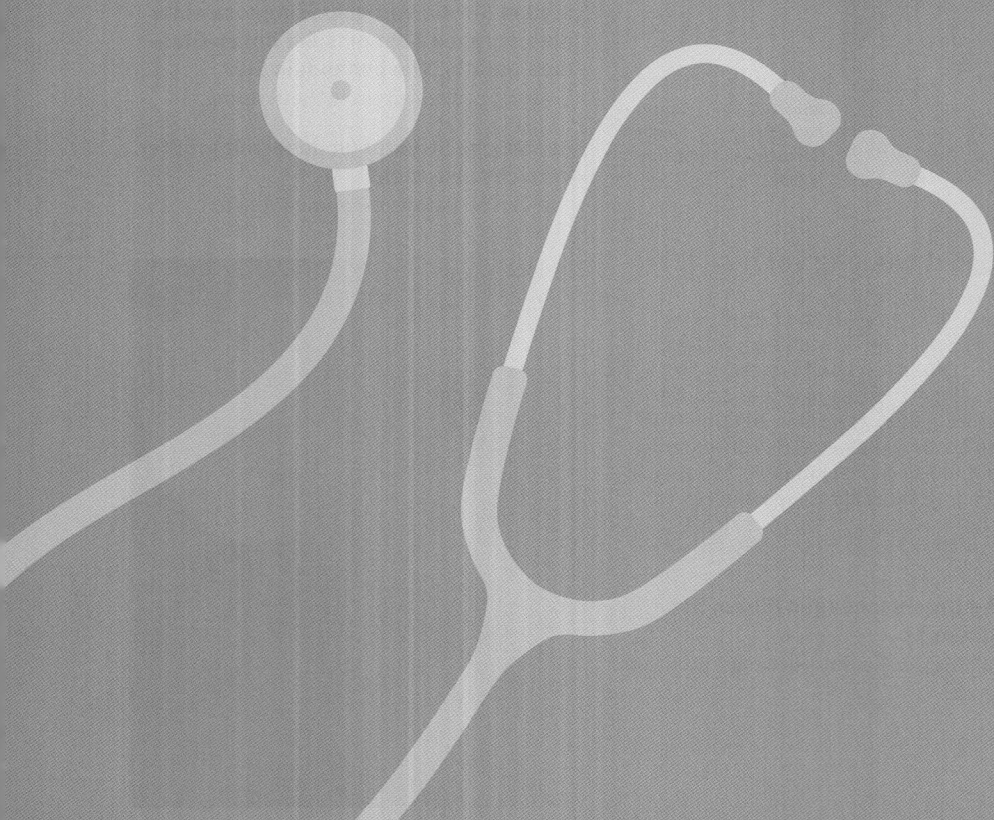

BASICS

Leitsymptome und ihre häufigsten Differenzialdiagnosen in der HNO

Ohr

Tab. 56.1

Ohrenschmerzen	
Äußeres Ohr	• Verletzungen, Verbrennungen, Erfrierungen der Ohrmuschel • Herpes zoster oticus • Perichondritis • Erysipel • Gehörgangsfurunkel • Otitis externa maligna
Mittelohr	• Trommelfellperforation, Barotrauma • Otitis media purulenta acuta, andere akute Otitisformen • Rezidiv einer Otitis media chronica • Mastoiditis
Innenohr	• Entzündliche Prozesse
Projizierte Otalgie	• Periaurikuläre Lymphadenitis • Kiefergelenkserkrankungen • Arteriitis temporalis • Parotiserkrankungen • Erkrankungen in Mund, NNH, Pharynx, Larynx • Neuralgien (v. a. Hirnnerven V, IX, X) • Krankhafte Veränderungen der HWS

Tab. 56.2

Otorrhö	
Äußeres Ohr	• Ohrfurunkel • Otomykose • Otitis externa maligna • Parotisfistel
Mittelohr	• Otitis media purulenta acuta, andere akute Otitisformen • Otitis media chronica • Mit Schleimhauteiterung • Mit Knocheneiterung • Zustand nach Ohroperation
Andere Ursachen	• Liquorrhö

Tab. 56.3

Schwerhörigkeit	
Schallleitungsschwerhörigkeit	• Entzündliche Gehörgangserkrankungen • Mechanisch verlegter Gehörgang • Trommelfell- und Mittelohrverletzungen • Paukenerguss • Entzündliche Mittelohrerkrankungen • Otosklerose
Schallempfindungsschwerhörigkeit	• Innenohrfehlbildungen • Intoxikationen • Schäden des Corti-Organs • Altersschwerhörigkeit • Hörsturz • Hydropische Ohrerkrankung (Morbus Menière) • Akustikusneurinom

Tab. 56.4

Schwindel	
Peripher	• Benigner paroxysmaler Lagerungsschwindel • Hydropische Ohrerkrankung (Morbus Menière) • Neuritis vestibularis • Entzündliche Mittelohrprozesse • Labyrinthtrauma • Vestibularisschwannom
Nicht peripher	• Somatoformer Schwindel • Apoplex im Hirnstamm, Kleinhirn • Migräne-assoziierter Schwindel • Vertebrobasiläre Insuffizienz • Multiple Sklerose • Medikamenten-assoziierter Schwindel

Fazialisstörungen

Tab. 56.5

Peripher	• Idiopathisch (Bell) • Traumatisch (Schädelfrakturen, Schnittverletzungen) • Melkersson-Rosenthal-Syndrom • Entzündungen des Ohrs (äußeres Ohr und Mittelohr) • Parotistumoren • Viruserkrankungen
Zentral	• Schädigung des ZNS, z. B. bei Insult, Hirnentzündung

Nase und NNH

Tab. 56.6

Schmerzen und Missempfindungen	
Äußere Nase	• Hauterkrankungen • Nasenfurunkel
Innere Nase	• Akute Rhinitis • Traumatische Veränderungen • Allergische oder vasomotorische Rhinitis • Polyposis nasi
NNH	• Akute und chronische NNH-Entzündung • Traumatische Veränderungen • Tumoren

Tab. 56.7

Nasenlaufen und Nasenbluten	
Wässrige Sekretion	• Allergische und vasomotorische Rhinitis • Akute Rhinitis • Liquorrhö
Schleimige Sekretion	• Akute Rhinitis • Mukoviszidose
Gefärbtes Sekret	• Bakterielle Rhinitis • Sinusitis
Nasenbluten	• Traumatisch • Rhinitis sicca • Teleangiectasia haemorrhagica hereditaria • Tumoren

Tab. 56.8

Behinderte Nasenatmung	
Kurze Anamnese	• Trauma • Nasenfurunkel • Sekretorische Rhinopathie
Lange Anamnese	• Septumpathologien, Muschelhyperplasien • Polyposis nasi, Choanalpolyp • Adenoide, Choanalatresie • Chronische Rhinopathien • Fremdkörper • Tumoren

Mund, Rachen, Speiseröhre

Tab. 56.9

Schmerzen	
Im Mund	• Stomatitis (aphthös, ulzerös, Soor) • Trauma • Zungenbrennen • Erkrankungen des Zahnsystems • Tumoren
Im Hals	• Pharyngitis acuta • Angina (tonsillaris, lingualis, lateralis etc.) • Tonsillitis • Infektiöse Mononukleose • Angina Plaut-Vincent, Herpangina, Scharlachangina • Abszessbildung • Tumoren

Tab. 56.10

Schluckstörung	
Oropharyngeale Ursachen	• Entzündungen von Mund, Zunge, Rachen, Kehlkopf • Verletzungen, Verätzungen, Verbrennungen • Nervenlähmungen (N. laryngeus sup., Hirnnerven V3, IX, X, XII) • Stenosen • Tumoren • Systemerkrankungen (z. B. SLE, pernizöse Anämie)
Ösophageale Ursachen	• Divertikel • Entzündungen der Schleimhaut • Tumoren • Achalasie • Muskuläre Spasmen

Speicheldrüsen

Tab. 56.11

Schwellung	• Sialadenitis (bakteriell, viral) • Intrakapsuläre Blutungen • Sialolithiasis • Tumoren
Schmerzen	• Trauma • Sialadenitis (bakteriell, viral) • Sialolithiasis • Maligne Tumoren

Larynx und Trachea

Tab. 56.12

Heiserkeit	
Entzündlich bedingt	• Laryngitis acuta und chronica
Funktionell bedingt	• Rekurrenslähmung • Stimmstörungen
Neoplastisch bedingt	• Larynxkarzinom • Hypopharynxkarzinom • Gutartige Geschwülste

Tab. 56.13

Stridor	
Laryngeale Ursachen	• Laryngomalazie • Epiglottitis und andere Entzündungen • Glottisödem • Stimmlippenlähmung • Verletzungen und Fremdkörper • Tumoren
Tracheale Ursachen	• Verletzungen und Fremdkörper • Narbenstenosen • Entzündungen

Der Verweis auf die jeweilige Abbildungsquelle befindet sich bei allen Abbildungen im Werk am Ende des Legendentextes in eckigen Klammern.

[E273] Mir M A. Atlas of Clinical Diagnosis. Philadelphia: Elsevier/Saunders, 2. Aufl. 2003.

[E283] Mettler F A. Essentials of Radiology. Elsevier Saunders, 2. Aufl. 2004.

[E288] Forbes CD, Jackson WF. Color Atlas and Text of Clinical Medicine. St Louis: Elsevier Mosby, 3. Aufl. 2003.

[E307] Youngs R, Stafford N. ENT in focus. Elsevier, 2005.

[E385] Habif T P. Clinical Dermatology – A color guide to diagnosis and therapy. Elsevier/Mosby, 5. Aufl. 2010

[E387] Zitelli B J. Atlas of Pediatric Physical Diagnosis. Elsevier/Mosby, 5. Aufl. 2007.

[E400] Haaga J R. CT and MRI of the Whole Body. Elsevier/Mosby, 5. Aufl. 2008.

[E422] Weston W L. Color Textbook of Pediatric Dermatology Elsevier/Mosby, 4. Aufl. 2007.

[E426] Kanski J. Clinical Diagnosis in Ophthalmology, Elsevier/Mosby 2005.

[E433] Neville B W. Oral and Maxillofacial Pathology. Elsevier/Saunders, 3. Aufl. 2008.

[E434-004] Bolognia J L et al. Dermatology. Elsevier, 4. Aufl. 2018.

[E567] Lewis S L. Medical-Surgical Nursing: Assessment and Management of Clinical Problems. Elsevier Mosby, 7. Aufl. 2007

[E580] Drake R L. Gray's Anatomy for Students. Churchill Livingstone, 2. Aufl. 2010.

[E603] Yeo C J. Shackleford's Surgery of the Alimentary Tract. Elsevier/Saunders, 6. Aufl. 2007.

[E653] Flint P W et al. Cummings Otolaryngology Head & Neck Surgery. Elsevier Mosby, 5. Aufl. 2010.

[E676] Hochberg M C. Rheumatology. Elsevier Mosby, 4. Aufl. 2007.

[E739] Basbaum et al. The Senses: A Comprehensive Reference. Elsevier 2008.

[E861] Winn H R. Youmans Neurological Surgery. Elsevier/Saunders, 6. Aufl. 2011.

[E868] Michael-Titus A T et al. The Nervous System, Systems of the Body Series. Churchill Livingstone, 2. Aufl. 2010.

[E869] Probst R et al. Hals-Nasen-Ohren-Heilkunde. Thieme, 3. Aufl. 2008.

[E870] Strutz J. Praxis der HNO-Heilkunde, Kopf- und Halschirurgie. Thieme 2001.

[E871] Som P M, Curtin H D. Head and Neck Imaging. Elsevier Mosby, 5. Aufl. 2011.

[E872] Friedmann M. Sleep Apnea and Snoring: Surgical and Non-Surgical Therapy. Elsevier Saunders 2008.

[E873] White S C. Oral Radiology: Principles and Interpretation. Elsevier Mosby, 6. Aufl. 2008.

[E874] Regezi J A. Oral Pathology: Clinical Pathologic Correlations. Elsevier Saunders, 5. Aufl. 2007.

[E875] Swartz M H. Textbook of Physical Diagnosis: History and Examination. Elsevier Saunders, 5. Aufl. 2005.

[E876] Miller R D. Miller's Anesthesia. Churchill Livingstone, 7. Aufl. 2009.

[E877] Sinnatamby C S. Last's Anatomy. Churchill Livingstone, 12. Aufl. 2011.

[E879] Boenninghaus, Lenarz: HNO. Springer, 12. Aufl. 2005.

[E883] Gershon A et al. Krugman's Infectious Diseases of Children. Elsevier Mosby, 11. Aufl. 2003.

[F1011-001] Wick C C, Lin S J et al. Treatment of ear and bone disease in the Phex mouse mutant with dietary supplementation. American Journal of Otolaryngology 2017; 38(1): 44–51.

[F1012-001] Biesinger E, Heiden C, Greimel V et al. HNO, 1998; 46(2): 157–169.

[F1129-002] Roy S, Patel PK, Tomita T. The LeFort I Transmaxillary Approach to Skull Base Tumors. Clinics in Plastic Surgery, 2007; 34(3): 575–583. Elsevier.

[F282-004] Cillo JE, Caloss R, Wendelken J A. Excision of Subcutaneous Facial Cysts and Lipomas Using Cosmetic Approaches. Journal of Oral and Maxillofacial Surgery, 2006; 64(11): 1603–1616. Elsevier.

[F320-005] Agostini T, Agostini V. Further experience with adipofascial ALT flap for oral cavity reconstruction. Journal of Plastic, Reconstructive & Aesthetic Surgery, 2008; 61(10): 1164–1169. Elsevier.

[F428-001] Johnston D, Schmidt R, Barth P. Parapharyngeal and retropharyngeal infections in children: Argument for a trial of medical therapy and intraoral drainage of medical treatment failures. International Journal of Pediatric Otorhinolaryngology, 2009; 73(5): 761–765. Elsevier.

[F437] Hamilton-Farrell M et al. Barotrauma. Injury, 2004; 35(4): 359–370. Elsevier.

[F438-4] Hamilton B E, Weissmann J L. Imaging of chemosensory loss. Otolaryngologic Clinics of North America, 2004; 37(6): 1255–1280. Elsevier.

[F438-5] Neskey D, Eloy J A, Casiano R R. Nasal, Septal, and Turbinate Anatomy and Embryology. Otolaryngologic clinics of North America, 2009; 42(2): 193–205. Elsevier.

[F438-6] Durden DD, Williams D W. Radiology of skull base neoplasms. Otolaryngologic Clinics of North America, 2001; 34(6): 1043–1064. Elsevier.

[F438-7] Haack J, Papel I D. Caudal Septal Deviation. Otolaryngologic Clinics of North America, 2009; 42(3): 427–436. Elsevier.

[F439] Cummings C W et al. Cummings Otolaryngology: Head and Neck Surgery Vol. 1. Elsevier/Mosby, 4. Aufl. 2004.

[F442-001] Carlson E R, Miller I. Surgical Management of the Neck in Oral Cancer. Oral and Maxillofacial Surgery Clinics of North America, 2006; 18(4): 533–546. Elsevier.

[F443-001] Ye et al. Use of allogenic acellular dermal matrix in prevention of Frey's syndrome after parotidectomy. British Journal of Oral and Maxillofacial Surgery, 2008; 46(8): 649–652. Elsevier.

[F444-002] Friedman M et al. Central Neck Dissection. Operative Techniques in Otolaryngology – Head and Neck Surgery, 2011; 22(2): 169–172.

[F524] Prof. Dr. med. A. Berghaus, München.

[F853-003] Koo B S, Lee S W, Lee Y M et al. Sialolithiasis in a stump of Wharton's duct of an aplastic unilateral submandibular gland. International Journal of Oral and Maxillofacial Surgery, 2009; 38(1): 93–95. Elsevier.

[G272] Hermanek P, Hutter RVP, Sobin LH et al. TNM-Atlas: Illustrierter Leitfaden zur TNM/pTNM-Klassifikation maligner Tumoren. International Union Against Cancer (UICC), Springer, 4. Aufl. 1998.

[G924] Wittekind C, Brierley J, Gospodarowicz M. TNM classification of malignant tumours. published by UICC. John Wiley & Sons, 8. Aufl. 2017.
[J787] colourbox.com
[L106] Henriette Rintelen, Velbert.
[L126] Dr. med. Katja Dalkowski, Buckenhof.
[L138] Martha Kosthorst, Borken.
[L141] Stefan Elsberger, Planegg..
[L157] Susanne Adler, Lübeck
[L190] Gerda Raichle.
[L231] Stefan Dangl, München.
[M375] Prof. Dr. med. Dr. rer. nat. Ulrich Welsch, München.
[M477] Dr. Achim Franzen, Ruppiner Kliniken GmbH, Klinik für Hals-Nasen-Ohrenkrankheiten/Plastische Operationen, Neuruppin.
[M500] Prof. Dr. med. Günter W. Kauffmann, Radiologische Universitätsklinik, Universität Heidelberg.
[M509] PD Dr. med. Ulrich Kramer, Tübingen.
[M551] Prof. Dr. med. Dr. h.c. Enno Christophers.
[O530] Prof. Dr. med. Dr. sci. nat. Christoph Klein.
[O639] Prof. Dr. med. Robert Gürkov, München.
[P445] Dr. Ralph Magritz, MD, Prosper-Hospital, Recklinghausen.
[R201] G. Böhme, München 2003.
[R234] Bruch H-P, Trentz O. Berchtold Chirurgie. Elsevier, 6. Aufl. 2008.
[S700] Sobotta-Archiv: Sobotta. Atlas der Anatomie des Menschen, div. Aufl., Elsevier Urban & Fischer.
[S700-L126] Dr. med. Katja Dalkowski, Buckenhof in Sobotta Atlas der Anatomie.
[T1019] Dr. med. Wilhelm Flatz, Radiologische Klinik, Universität München.
[T522] Prof. Dr. med. Thomas Lempert, Berlin.
[T523] Professor Yair Sharav, Jerusalem.
[T525] Prof. Dr. med. Georg Mathias Sprinzl.
[T526] Prof. Dr. med. Viktor Bonkowsky, Hals-Nasen-Ohrenklinik, Klinikum Nürnberg..
[V544] MED-EL Elektromedizinische Geräte Gesellschaft m. b. H., Innsbruck, AT